JN496184

명쾌한 총의치 제작

효율화를 지향하는
총의치 규격 제작법

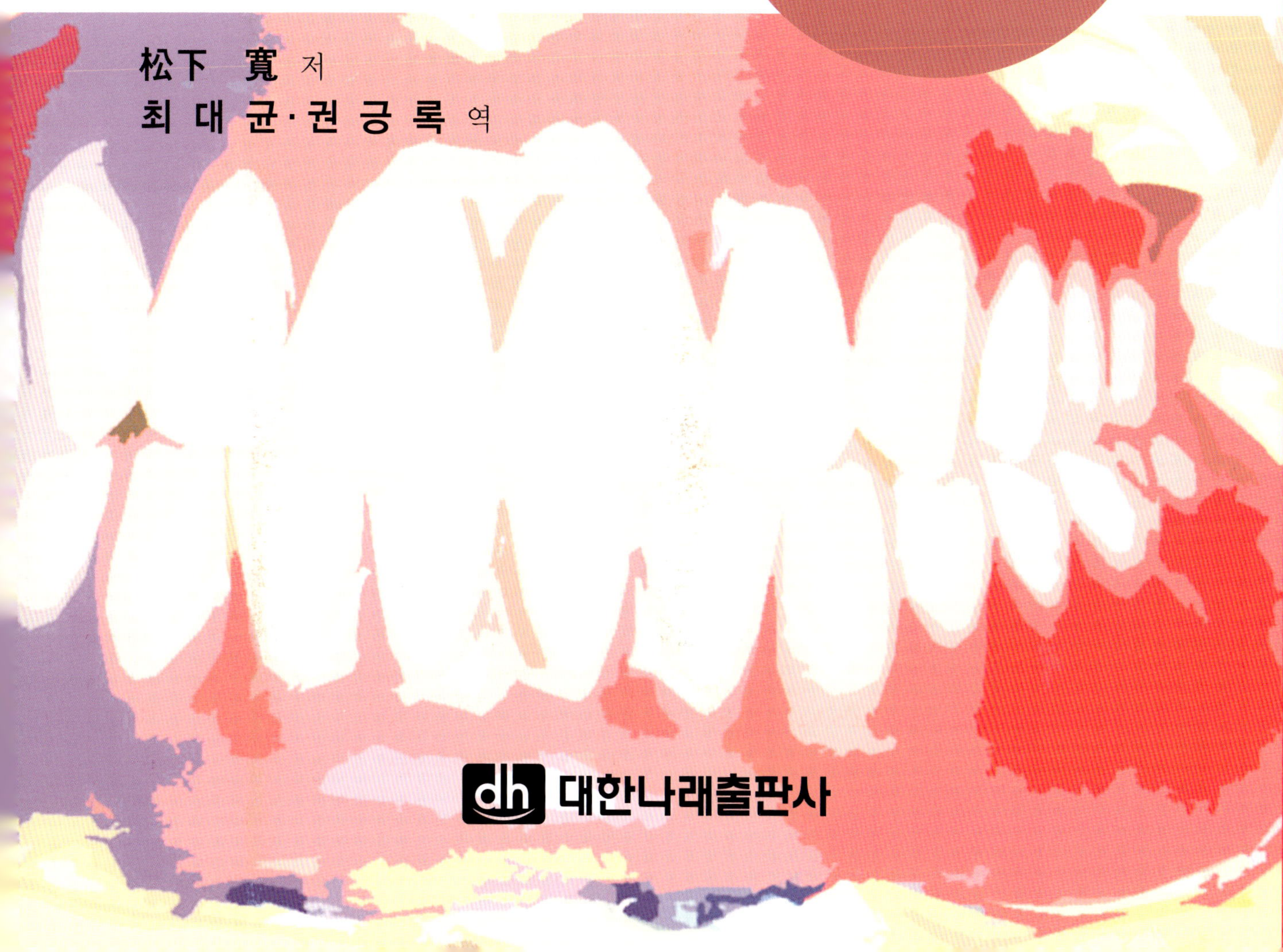

松下 寛 저
최 대 균·권 긍 록 역

dh 대한나래출판사

DaehanNarae Publishing, Inc.

Deokwon Bldg. #202
102-65 Yongdu-dong
Dongdaemun-gu
SEOUL 130-820, KOREA
TEL: +82-2-922-0840
FAX: +82-2-922-0841
E-mail: dhpub@chol.com
Website: www.dhpub.com

Title of the original Japanese language edition:
これならできる明快総義歯作り－効率化を目指した総義歯規格作製法－
松下寛著
Copyright © 2003 by Sunashobo Publishing, Co. Ltd.
Tokyo, Japan

Translated into Korean by DaehanNarae Publishing, Inc.
Copyright © 2010 by DaehanNarae Publishing, Inc.
Seoul, Korea

All Rights Reserved. No part of this publication may be reproduced, stored in a retrieval system, or transmitted in any form or by any means, electronic, mechanical, photocopying, recording or otherwise, without prior permission of the publisher.

ISBN 978-89-5741-187-2

Printed in Korea

서문

'이 정도라면 해 볼 수 있어' 라는 제목을 보고 과장된 이미지를 떠올리는 분도 계실지 모릅니다. 그러나 이 제목에는 필자 나름의 총의치 제작에 대한 자부심이 담겨 있습니다.

주제와는 다소 벗어나는 것 같지만, 음식점에는 값이 비교적 저렴하지만 일정 수준 이상의 맛을 제공해서 손님이 넘치는 가게가 있는가 하면, 그런 곳을 찾아다니는 사람들도 있으며, 이들을 통틀어 'B급 미식가' 라고 부릅니다. 말하자면 '가격은 B급, 맛은 A급' 이라고 할 수 있겠지요. 그들의 내면을 들여다보면 다양한 제약을 극복하고 끊임없는 효율성과 맛의 한계를 추구해 왔다고도 볼 수 있겠지요.

필자의 총의치 제작도 같은 입장에 있다고 생각합니다. 시간적 및 제도적인 제약을 받으면서도 최대한 환자를 만족시킬 수 있고, 학술적으로 그다지 모순이 없는 총의치를 제공하고 싶은 마음입니다. 그런 생각을 품고 시행착오를 거쳐 온 것이 필자의 임상경험일지도 모릅니다.

과서 총의치 임상에 정통한 선인들의 업적을 답습하면서, 제 나름의 연구들을 통합하여, 총의치에 대한 하나의 정리된 형태를 완성해 왔다는 것이 솔직한 심정입니다. 같은 생각으로 고군분투하고 계신 치과 임상가 여러분에게 본서가 조금이나마 참고가 되기를 바랍니다.

본서의 내용은 필자 혼자서 완성한 것은 아닙니다. 함께 고민해 준 직장 동료, 진찰에 응해 주신 환자분들이 계셨기에 가능했습니다. 진심으로 감사드립니다.

또한 은사이신 福島의 鹽田博文 선생의 도움이 없었다면 이 책의 탄생은 없었다고 생각합니다. 지면을 빌어 감사의 마음을 전합니다.

2003년 5월 어느 좋은 날

松下 寛

역자 서언

"과거 총의치 임상에 정통한 선인들의 업적을 답습하면서, 제 나름의 연구들을 통합하여 총의치에 대한 하나의 정리된 형태를 완성해 왔다는 것이 솔직한 심정입니다"라는 본서의 서두에서 밝히고 있는 바와 같이, 본 서는 시간적 및 제도적인 제약을 받으면서도 최대한 환자를 만족시킬 수 있고, 학술적으로 그다지 모순이 없는 총의치를 제공하고 싶은 마음으로, 여러 가지 시행착오를 거치면서 필자 나름의 임상경험을 토대로 저술한 책자라고 생각됩니다. 본 서의 제목에서 느껴질 거라고 생각됩니다만, 총의치 치료를 어렵게만 생각하지 말고 치과의사라면 누구라도 한 번 해볼만하다는 인식을 가지고 도전해 볼 수 있도록 필자 나름의 임상적 경험을 토대로 이루어진 책자라고 생각되어 번역하게 되었습니다.

실제 보철 임상에서, 완전 무치악 환자를 대할 때 임상가로서 예후에 대한 불안감을 떨칠 수가 없습니다. 아마도 총의치 치료란 보철술식이 무에서 유를 창조하는 작업이기에 더더욱 어렵게 느껴지는지도 모르겠습니다. 환자에 적합한 총의치를 제작하기 위해서는 여러 가지 기본 지식, 즉 환자의 구강 내 상태를 정확히 파악하고, 적절한 재료와 술식을 사용해야 됩니다. 여러 진료단계를 거쳐서 어렵게 완성된 의치가 환자의 구강 내에서 정상적인 기능을 할 때 비로소 임상가로서 보람을 느끼게 됩니다. 하지만, 실전에 있어서는 예상하고 있는 바와 같은 결과가 도출되지 않기 때문에 "총의치 치료" 하면 무조건 "어렵다"라는 인식과 함께 총의치 치료를 회피하는 치과의사가 많은 것 같습니다.

기존의 많은 임상관련 책들에서는 총의치 제작법에 관한 이론적인 방법들만을 일방적으로 나열해 놓은데 비해, 이 책은 알기 쉽고 습득하기 쉬운 시스템의 소개와 100%의 완성도까지는 못할지라도 80% 정도의 완성도는 가능할 수 있도록 하는 방법 등의 제작 기준을 비교적 명쾌하게 정리하였다고 생각됩니다.

총의치가 어렵게 느껴지시는 분, 혹은 총의치를 잘 만들어보고 싶으신 분, 총의치 환자에 대한 두려움과 경험 부족 등 총의치 치료에 관한 궁금증 해소에 이 책이 다소나마 도움이 될 것으로 기대합니다.

물론 부분적으로 역자와는 다소 다른 견해의 내용도 포함되어 있으나, 임상에 통용되기에는 별무리가 없을 것으로 생각되어 원래의 내용에 충실히 따랐음을 밝힙니다.

아무쪼록 임상실전에서 고군분투하고 계신 치과 임상가 여러분에게 본 서가 조금이나마 참고가 되시기를 바랍니다.

2010년 4월

역자 **최 대 균 · 권 긍 록**

목차

제1장

필자의 총의치 제작에 대한 기본 견해

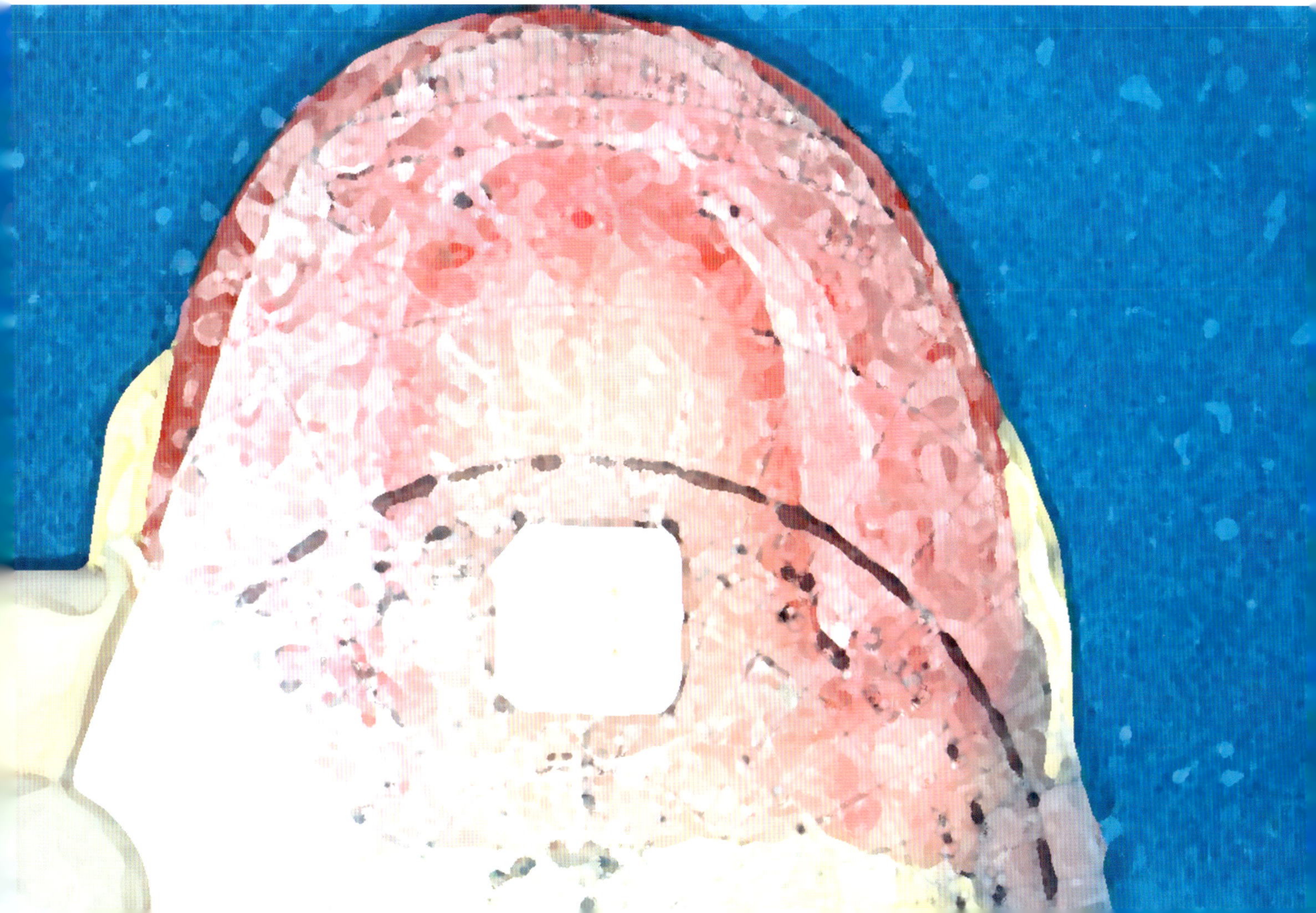

먼저 필자가 총의치 제작에 임하는 자세에 대해 말씀드리겠습니다. 보다 많은 분들에게 좀 더 자신감을 가지고 총의치 제작에 임할 수 있도록 배려해 보았습니다.

1 필자가 총의치 제작 시에 목표로 하는 지향점

1 가르치기 쉽고 습득하기 쉬운 시스템을 지향한다

총의치 제작방법은 지금까지 많은 임상가들에 의해 유용한 술식이 발표되어 왔습니다. 각각의 장점을 인정하면서도 특별한 기재를 사용하거나 초보자가 습득하기 어려운 술식이 있다는 일면을 부정할 수 없다고 생각합니다.

이번에는 핵심이 되는 총의치의 진단설계 및 구체적인 술식을 가능한 한 명쾌하게 기술하고, 초보자도 일정한 성과를 기대할 수 있는 술식이 되도록 고민해 보았습니다.

2 "80%의 완성도"를 지향하는 시스템

어려운 증례에도 적응할 수 있는 세련된 기법을 지향하기보다 오히려 대다수의 보통 또는 다소 난이도가 있는 증례에 적응할 것을 목표로 삼았습니다.

이것은, 필자가 임상에서 접할 수 있는 부적절한 총의치의 대부분은 기본적인 진단과 제작술식 과정에서의 잘못으로 발생한 것이라고 생각하기 때문입니다. 이런 일반적인 증례의 성공률을 높이는 것이 총의치 의료의 수준을 끌어올린다고 믿고 있습니다.

3 제작기준을 가능한 한 명쾌하게 설정한다.

이후 장에서 구체적으로 기술하는 총의치의 제작기준을 생각하며, 형태와 크기의 규격화를 시도해 보았습니다.

총의치 의료의 특징은 제작한 총의치를 생체에 기능적, 심리적으로 순응시키는 이른바 rehabilitation 요소가 강하다고 일찍부터 지적되어 왔습니다. 그러나 그런 rehabilitation이라는 의료를 달성하기 위해서는 기능을 발휘할 수 있는 기본적인 형태가 총의치 그 자체에 부여되어 있어야 한다고 필자는 생각합니다.

초보자가 총의치를 제작함에 있어서 한계에 부딪히는 것 중 하나는 총의치의 기본적인 형태부여 자체에 문제가 있다는 것입니다. 이 점을 개선한다면 총의치에 의한 구강기능의 rehabilitation도 순조롭게 이루어질 것으로 생각합니다. 바꿔 말하면 이 글의 주안점은 '얼마만큼 생체에 적합하는 준비된 표준적인 총의치의 기본 형태를 만들 것인가' 이며, 그것을 가능한 한 명쾌하게 기술해 보고자 하였습니다.

4 '협의' 의 진단이라는 발상

총의치학에서 '진단' 이라고 하면 의치 그 자체에서부터 치조제, 교합상태까지의 상세한 진단항목 등 대학에서 배운 protocol을 떠올리는 분도 많겠지요.

필자는 그러한 다양한 진단항목을 과감하게 간소화하고, '총의치 형태' 를 만들기 위해 필요한 진단에 힘을 쏟을 것을 제안하고 싶습니다. 이것을 필자는 '협의' 의 진단이라 명명하고 있습니다. '협의' 의 진단에는 다음에 열거하는 요소를 구의치의 진단, 치조제 검사, 모형 상에서의 검사 및 신의치 제작에 이르기까지 항상 고려하고, 그것들을 최종적으로 신의치 제작에 반영하는 것을 목적으로 하고 있습니다.

필자가 '협의' 의 진단이라 생각하는 것은 다음의 네 가지입니다.

① 의치상연의 외형

② 의치상연의 두께

③ 교합고경

④ 인공치배열의 위치

이들 설정기준을 표준화하여 제작과정에 도입함으로써 총의치 제작이 합리적으로 진행되며 초보자에게도 합리적으로 가르칠 수 있으리라 생각합니다.

2 필자가 생각하는 총의치 제작 시스템의 개요

각론에 들어가기 전에, 필자가 생각하는 총의치 제작 시스템의 개요와 술식의 특징을 기술하겠습니다. 대체적인 이미지는 이 부분에서 파악하면 되리라 생각합니다.

1 기본술식의 과정

소위 wax denture에 의한 교좌인상법을 응용해 총의치를 제작하는 방법이 기본이 됩니다. 구체적으로 다음과 같습니다.

① 인상(알지네이트 적층인상법을 위주로)

② 교합채득

③ 필요하다면 gothic arch tracing

④ Wax denture 시적, 동시에 하악의 교좌인상

⑤ 장착

물론 실제로 신의치 제작에 임하기 전에는 구의치의 검사, 치조제의 검사 및 환자의 문진이 시행되어야 하고, 신의치에 대하여 어느 정도 스케치해 둘 필요가 있습니다.

스케치 제작(필자가 말하는 '협의' 의 진단)에 대해서는 다음의 장을 순서대로 읽으면 되리라 생각합니다.

2 상악의 인상은 간단히

심각한 난증례가 아니라면, 상악 총의치의 경우, 어느 정도 거칠게 인상해도 흡착하는 의치를 제작할 수 있다는 점은 다소 경험이 있는 술자라면 이해할 수 있으리라 생각합니다. 그렇다면 상악과 하악을 같은 인상법으로 진행할 필요가 있을까요?

그래서 필자의 경우 상악 의치의 인상법과 관련하여 대부분의 증례는 기성 트레이와 알지네이트를 사용해 인상을 채득하고 있습니다. 물론 정통적인 인상술식으로 제작된 의치가 더 정밀함은 말할 필요도 없겠지만, 이런 간단한 제작법도 실제 사용함에 있어서는 큰 문제가 없음을 알 수 있습니다.

3 하악의 인상에 더 공을 들이자

상악과 하악 총의치에서 환자가 불편함을 호소하는 예는 대부분 하악입니다. 그렇다면 어려운 쪽에 더 공을 들이는 편이 전체적인 성공률을 높인다는 것이 필자의 생각입니다.

하악 인상법에 대해서는 상악과 구별하고 있으며, wax denture를 시적할 때 하악 교합상 내면에 기능인상재(필자의 경우는 tissue conditioner)를 이장하여 최종인상을 채득하는 소위 교좌인상법을 이용하고 있습니다. 초보자도 일정한 훈련을 거치면 활용할 수 있는 술식이라고 생각하며, 의치를 장착한 후 조정 횟수도 적은 것 같습니다.

4 교합채득의 규격화

교합채득의 목적은 크게 두 가지로 생각할 수 있습니다. 첫 번째는 교합고경의 결정이며, 두 번째는 인공치 배열위치의 결정입니다.

전자는 맥그렌의 방법을 기준으로 하면서도 총의치 환자의 연령, 일본인의 악안면 골격 양상을 고려해 교합고경의 설정방법을 생각해 보았습니다.

후자는 Schleich(문헌 3), 阿部(문헌 3), 早川(문헌 4)의 고찰에 기초하고 chair side에서 간단한 기재를 사용해 표준적인 인공치 배열위치대로 상악 wax rim을 조정하는 방법을 고안했습니다.

5 적절한 총의치 교합의 부여

자주 강조되는 말 중에 '상연이 다소 짧은 의치일지라도 교합이 정확하게 재현되면 의치는 나름대로 기능을 하지만, 교합이 틀어지면 아무리 상연이 적절하더라도 의치는 사용할 수 없다' 는 말이 있습니다. 이것은 제가 임상에서 실감하는 바와 일치합니다.

초보자는 인상과 의치의 외형에 관심을 쏟기 쉽지만, 정말로 어려운 부분은 적절한 교합의 부여입니다.

이 책에서는 특별히 한 장을 할당하여 의치 교합에 관한 견해와 판정 및 조정방법 등을 기술해 보았습니다. 단순히 교합채득의 유도를 운운하는 것이 아니라 의치검사 전반에 걸쳐 교합에 주의하는 것이 총의치의 임상성적을 높이는 데 도움이 된다는 것을 기억하기 바랍니다.

또한 빈도는 그다지 높지 않지만, 틀어진 교합을 판정할 때 gothic arch가 유효할 때도 있으므로 그 증례도 적절하게 제시하겠습니다.

6 적응증에 대한 견해

'필자가 생각하는 총의치 제작의 목표' 항에서도 언급했지만, 모든 증례에 적응하는 제작기법은 없으며 80% 증례에서 성공하는 술식을 지향하고 있습니다.

기본적으로는 치조제의 흡수가 중등도까지이며 교합에 현저한 문제가 관찰되지 않는 증례를 대상으로 생각하고 있습니다.

소위 난증례는 치료의치의 제작과 조정이 전제되는 과정이 필요하다고 생각합니다.

다만 난증례도 치료의치적인 성격을 띠고 필자의 시스템으로 제작할 수는 있습니다. 그런 증례의 경우 사전에 예후에 대한 충분한 설명이 필요하다는 점에 주의하시기 바랍니다.

3 필자의 총의치 제작과정

이번에는 실제 증례를 제시하고 어떤 과정으로 필자가 총의치를 제작하고 있는지 제시하겠습니다.

환자는 70대 여성입니다. 현재의 총의치에 큰 불만은 없지만 오래 사용했고 다소 헐거워진 것 같다며 신규 제작을 희망하며 내원했습니다.

검사

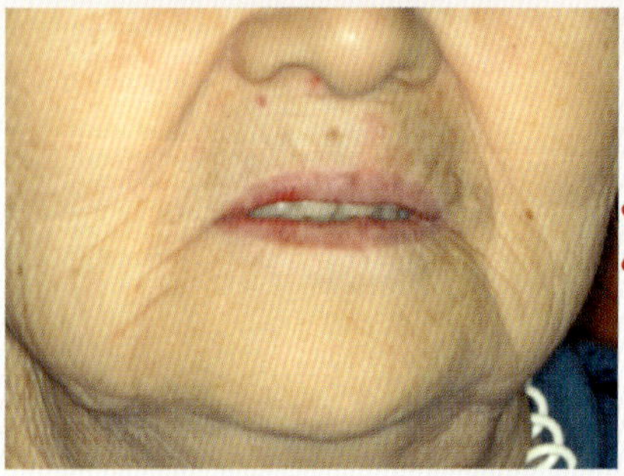

그림 1. 환자의 정면.

Lip support가 약간 부족하다는 생각이 듭니다.

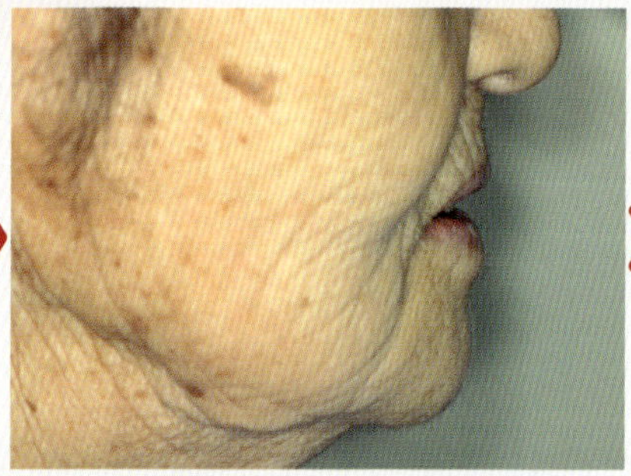

그림 2. 환자의 측면.

측면을 확인하는 습관을 꼭 갖도록 합시다. Lip support의 부족은 옆에서 보면 잘 알 수 있습니다. 부수적으로 확인할 포인트는 상악전돌 및 하악전돌 경향의 유무와 하안면은 길지 않은지(교정학에서 말하는 high angle 경향의 유무) 등을 관찰합니다.

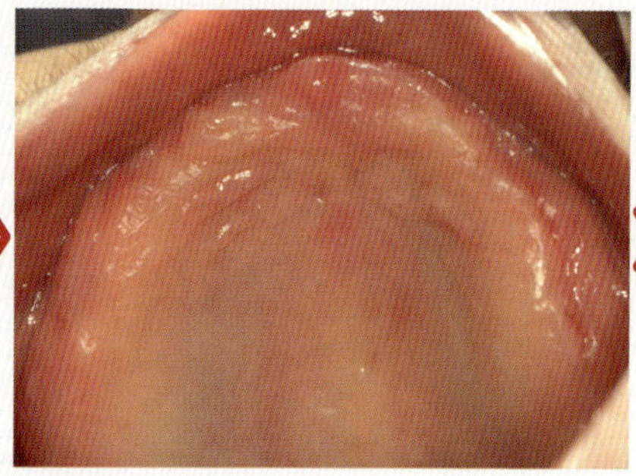

그림 3. 상악의 치조제.

전치부에 다소 flabby 경향이 있는데 큰 문제는 없는 것 같습니다.

인상

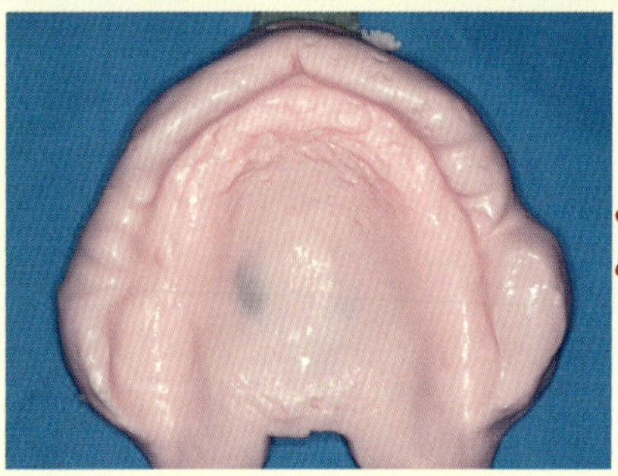

그림 7. 상악의 1차 알지네이트 인상.

기포가 관찰되었지만 이어서 적층인상을 진행했습니다. 기포가 없다면 1차 인상을 작업모형으로 사용합니다.

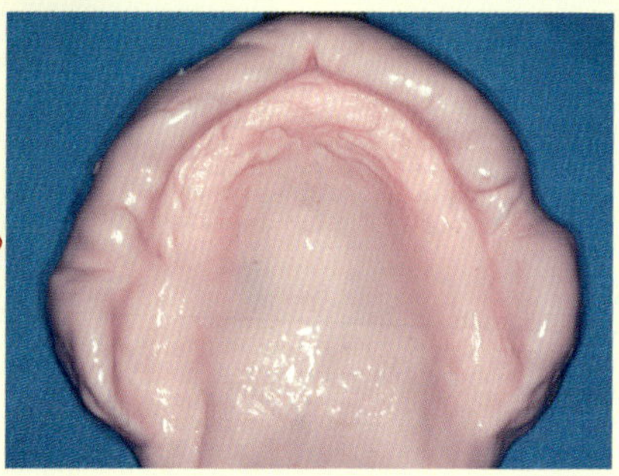

그림 8. 상악의 2차 인상.

1차 인상 내면에 얇게 알지네이트 인상재를 도포하고 적층인상을 채득합니다. 기포가 사라지고 활택한 인상면이 완성되었습니다. 이 상태에서 작업모형으로 사용합니다.

POINT

단, 상연 선을 확실하게 기록하지 않으면 너무 큰 의치가 완성되기 때문에 이 상태에서 대충 제작해도 된다는 뜻은 아닙니다. '인상은 크게 채득하고 그 내측에 다소 좁게 상연을 설정한다'는 것이 알지네이트 인상에서의 철칙입니다.

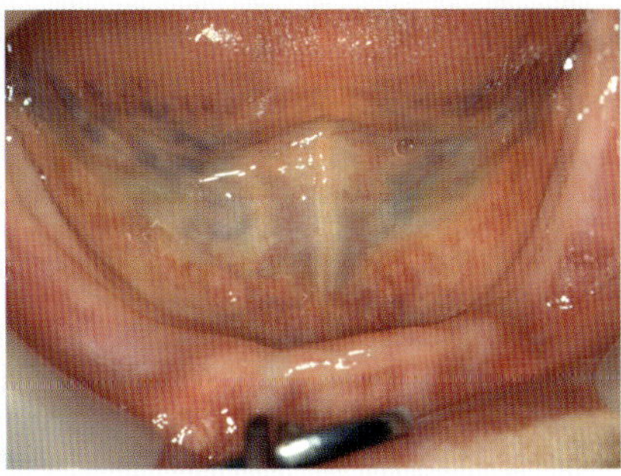

그림 4. 하악의 악제.

중등도의 흡수가 관찰됩니다. 전치부 치조제에 골의 예연(鋭緣)이 의심되었지만, 촉진 시 통증을 호소하지 않아 특별히 처치하지 않았습니다.

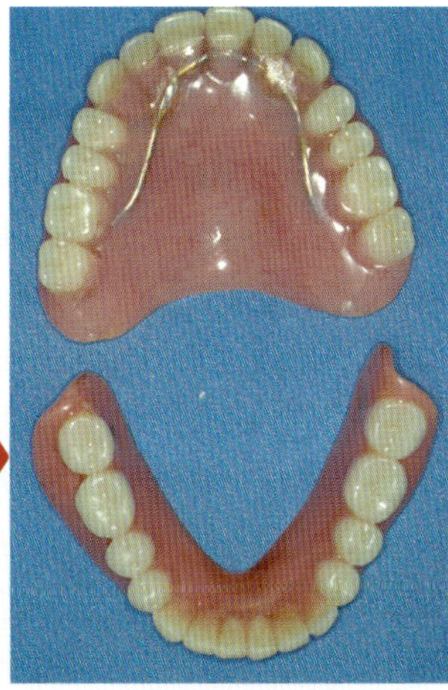

그림 5. 상하악의 구의치.

구치부 교합관계는 안정하고 있지만, 상악 전치부 인공치의 설측면에 압흔이 있는 것을 보면 전치부의 교합접촉이 강하다는 것을 추측할 수 있습니다. 상(床)의 외형은 하악 구치부가 다소 작다는 것을 이 사진에서 알 수 있습니다.

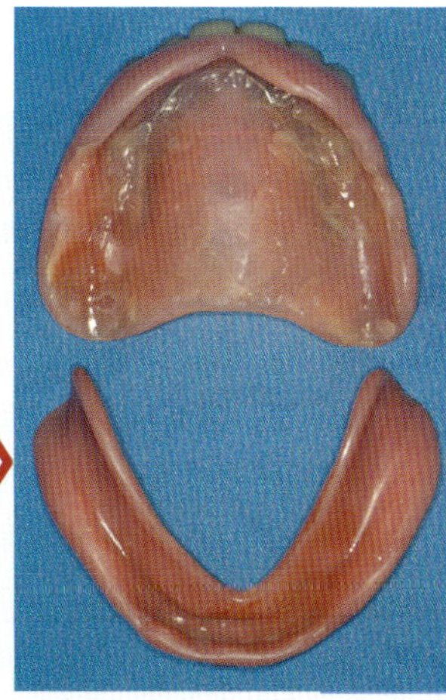

그림 6. 구의치의 점막면.

하악 의치의 외형에 관해서는 의치상 내면에 구후융기, 외사선 및 악설골근선이 포함되어 있는지가 상 외형을 판단하는 정보가 됩니다. 그 점에서 보면 구치부의 상 외형이 약간 작은 것 같습니다. 상악은 전치부의 상변연에서 관찰할 때 좀 더 보여도 좋겠다는 느낌입니다. 이런 관점에서 볼 때 전치부에서의 lip support가 부족함을 엿볼 수 있습니다.

POINT

의치를 진단할 때 반드시 상변연 쪽에서 관찰하기 바랍니다. 상변연 쪽에서 관찰하면 상 외형의 적절성 여부 및 상악 전치부의 전후적인 위치가 적절한지를 알 수 있습니다.

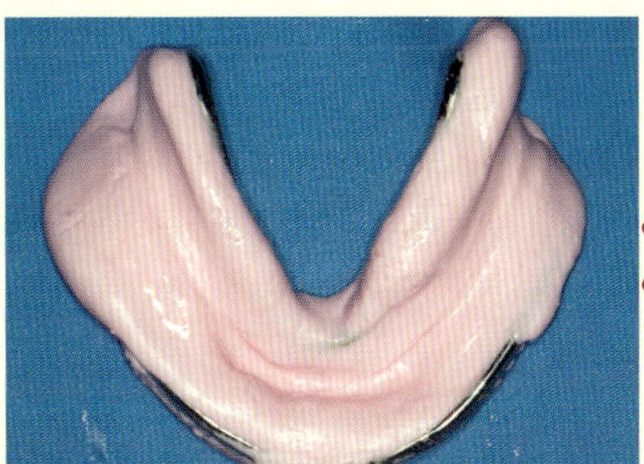

그림 9. 하악의 1차 인상.

필요한 부분은 거의 포함되어 있지만 트레이 금속이 노출되어 있어 2차 적층인상에 들어갑니다. 하악의 경우에는 보통 2회법으로 인상할 때 좋은 결과를 얻을 수 있는 것 같습니다.

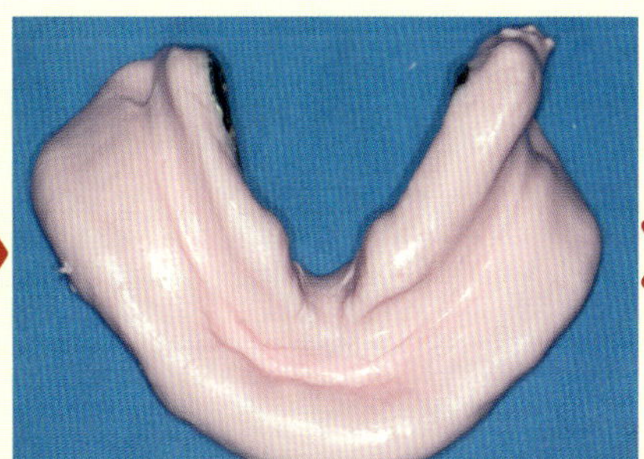

그림 10. 2차 적층인상.

하악 1차 인상 내면에 알지네이트 인상재를 도포하고 2차 인상한 상태입니다. 점막면이 더 연장되고 골의 표면성상이 충분히 재현되었습니다. 좌측 설측의 상연은 좌우 대칭성을 고려하면 짧지만, 이 정도라면 이후에 수정한 후 교좌인상해서 최종 상연을 결정할 수 있습니다.

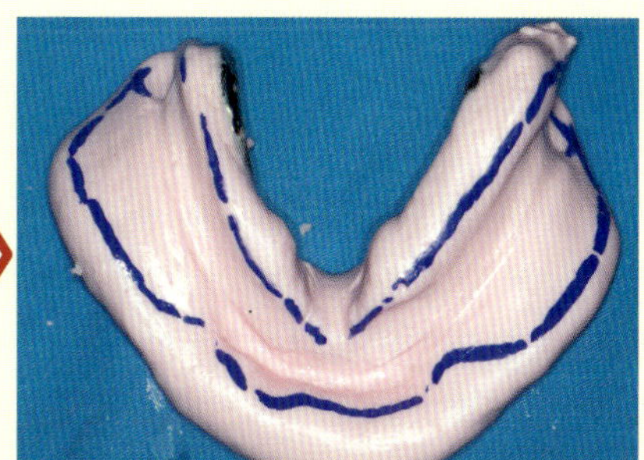

그림 11. 외형 기록.

그림 10의 인상에 매직으로 의치 외형을 기록합니다. 인상을 크게 채득하고, 그 내측에 의치상연을 설정하는 것이 대원칙입니다. 이것은 상악도 마찬가지입니다.

교합평면의 설정

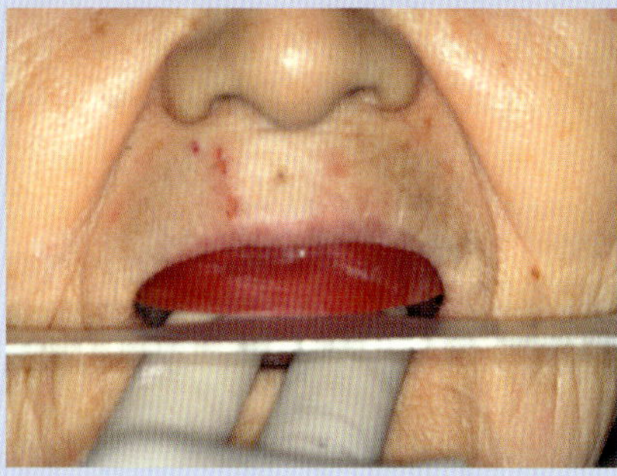

그림 12. 교합평면의 평행성 확인.

교합평면 그림입니다. 먼저 교합평면판으로 교합평면의 수평도를 확인합니다. 좌우 동공을 연결한 선과 교합평면판이 평행해지도록 합니다. 만약 틀어져 있다면 상악 작업모형을 수정합니다(수정방법은 137쪽에 기술).

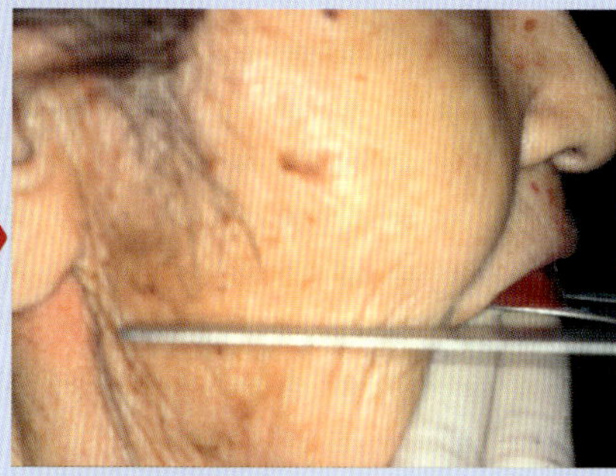

그림 13. Camper' s plane과의 평행성도 확인.

측면에서 관찰하여 camper' s plane에 평행한지를 확인합니다. 이것은 교합을 채득하고 교합기에 모형을 부착한 후에 하악을 기준으로 수정합니다.

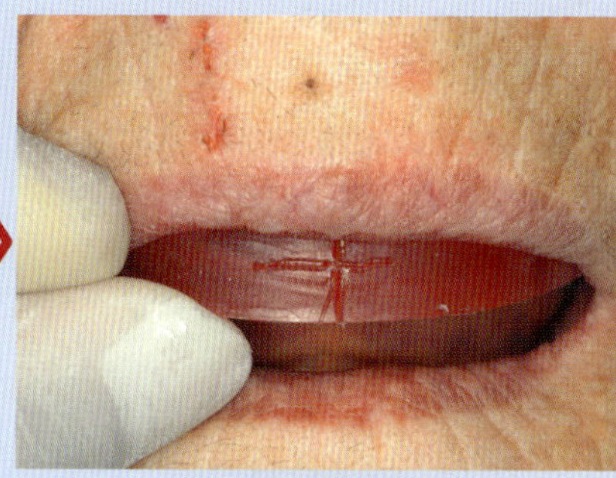

그림 14. 정중선과 구순선의 기록.

상악 전치부의 wax rim에 정중선과 구순선을 기록합니다.

상악 전치부 인공치 배열위치의 결정

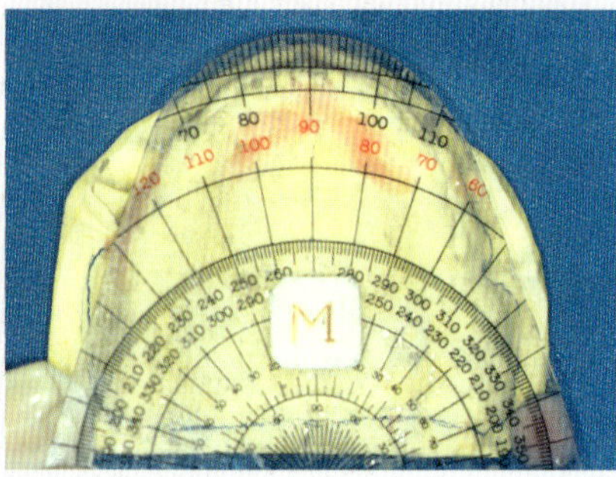

그림 17. 상악 인공치의 크기 결정.

상악 전치부 인공치의 배열위치를 결정하는 조작법을 소개합니다. 제가 고안한 상악 전치부 인공치배열 가이드(114쪽 참조)를 작업모형 상에 올리고 검사하고 있는 사진입니다. 이것으로 배열하고자 하는 인공치의 크기를 결정합니다.

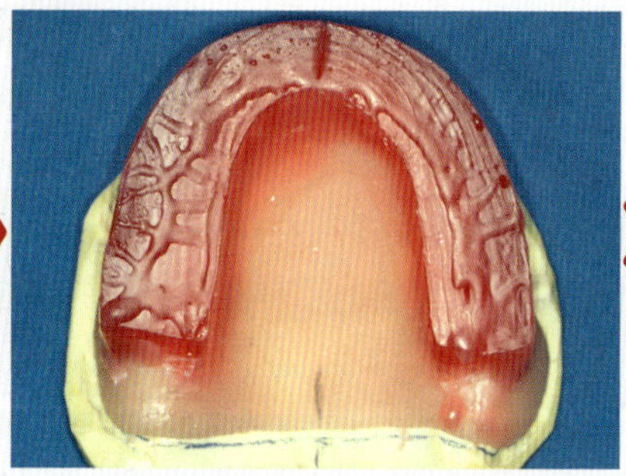

그림 18. 상악 wax rim을 모형 상에 재위치.

교합평면을 설정한 상악 wax rim을 상악 작업 모형에 올린 사진입니다.

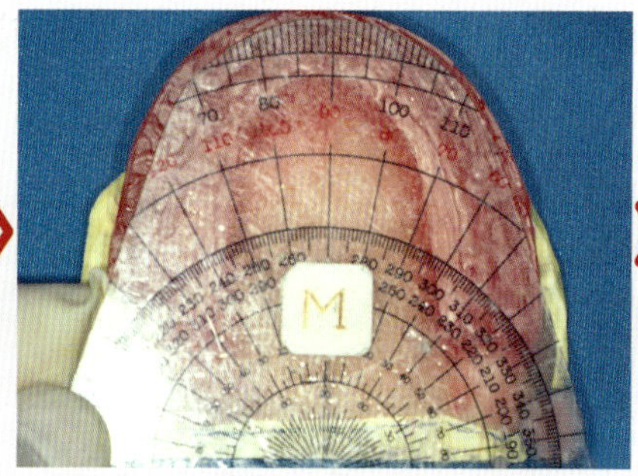

그림 19. 인공치배열 가이드를 맞춰 본다.

상악의 wax rim 위에 상악 전치부 인공치배열 가이드를 맞춰 봅니다. 가이드를 댈 때 전후적인 위치는 절치유두 중앙에서 9mm, 정중은 모형의 구개정중봉합을 따라 인체의 정중선을 기준으로 사용합니다.

교합고경 및 수평적 하악위의 설정

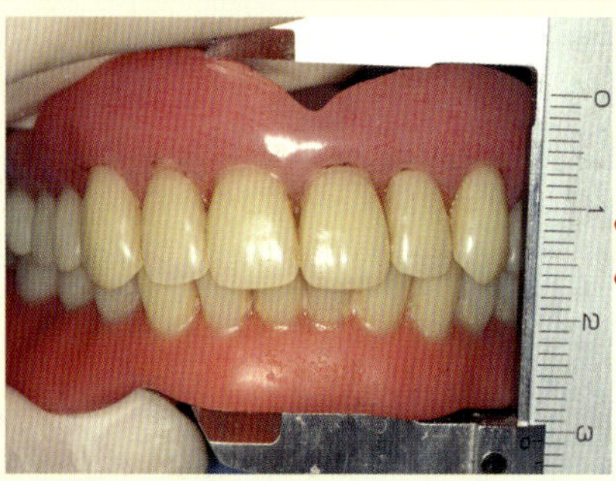

그림 22. 구의치의 교합고경 측정.

교합고경을 설정합니다. 맥그렌의 견해에 따라 구의치의 전치부는 상하 의치의 상연간 거리를 측정하고 그 곳에서 몇 mm 정도 수정할지 미리 추측합니다. 이 증례는 상하 상연간 거리가 약 32mm였습니다(상세한 내용은 117쪽, '교합고경 설정의 견해' 항 참조).

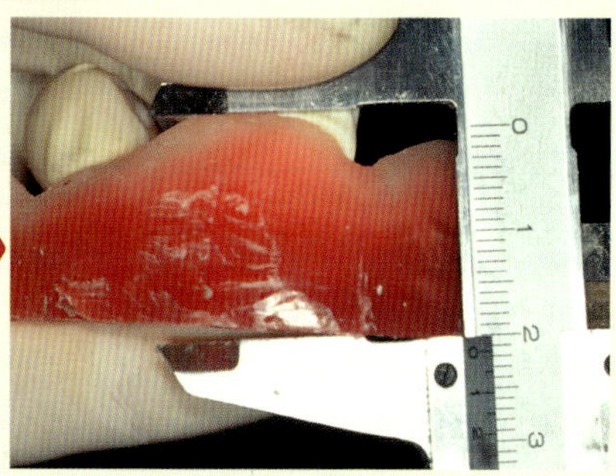

그림 23. 상악 교합상의 높이 측정.

그림 22와 같은 견해로, 상악 교합상의 전치부 상연에서 wax rim 순측선까지 거리를 측정합니다. 이것으로 하악의 높이를 추측하고 상하 의치를 합쳤을 때의 교합고경을 설정합니다.

POINT

이 증례에서는 구의치보다 3~4mm 정도 길게 설정했습니다. 그 만큼 교합을 거상해 안모를 회복하고자 생각했습니다.

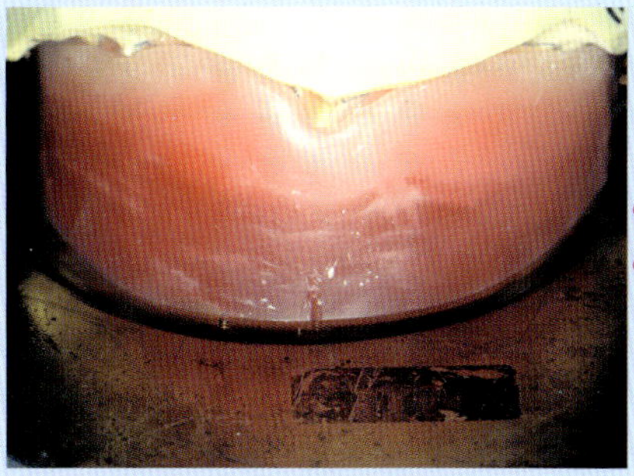

그림 15. **Wax rim의 연화 수정.**

교합평면 guide spatula로 wax rim을 구순선까지 연화 수정합니다.

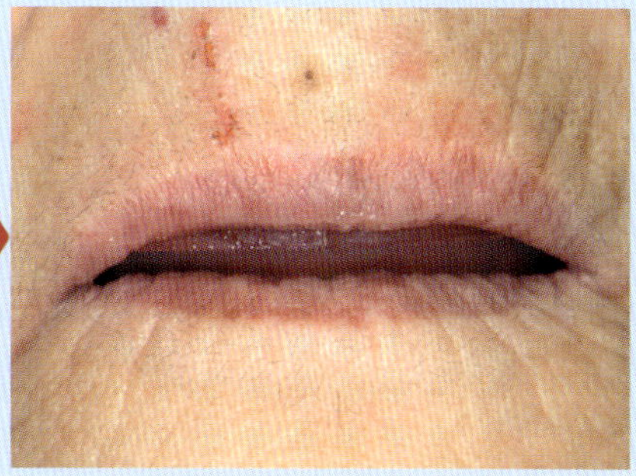

그림 16. **구강 내에서 확인.**

상악의 wax rim을 구순선에 맞춰 수정한 상태입니다.

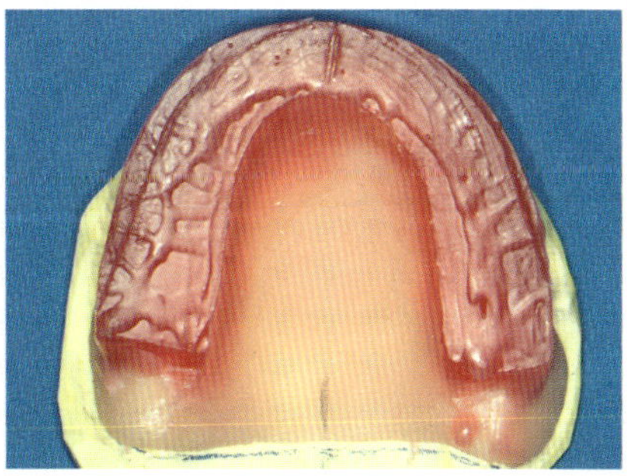

그림 20. **배열 가이드를 따라 선을 표시한다.**

배열 가이드의 외측 선을 따라 나온 부분에 선을 그립니다.

POINT

이 조작에서 알 수 있듯이 wax rim은 약간 크게 제작하여 작게 수성하는 것이 포인트입니다. 작은 wax rim을 크게 수정하는 작업은 시간이 걸리지만 그 반대로 작업하면 효율적입니다.

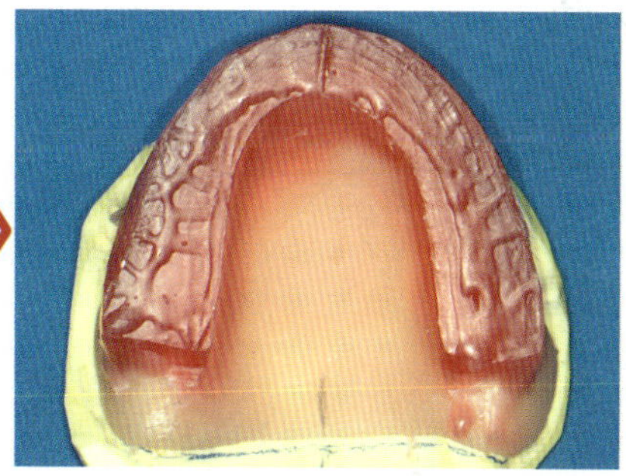

그림 21. **나온 부분의 트리밍.**

배열 가이드의 외형을 따라 wax rim을 트리밍한 상태입니다. 상악 전치부의 배열위치가 거의 확정됩니다.

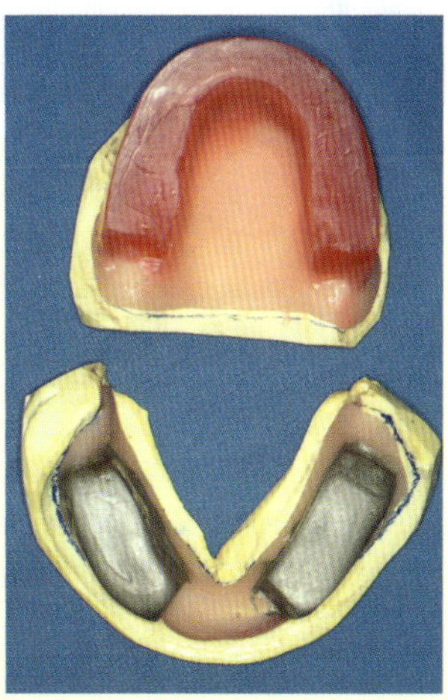

그림 24. **상하 교합상.**

상악은 일반 파라핀왁스, 하악은 구치부에만 Alu wax(동경치과산업)를 올렸습니다. 하악에서 구치부에만 올린 이유는 상하악을 물렸을 때 전치부에서 교합하는 것을 피하기 위해서입니다.

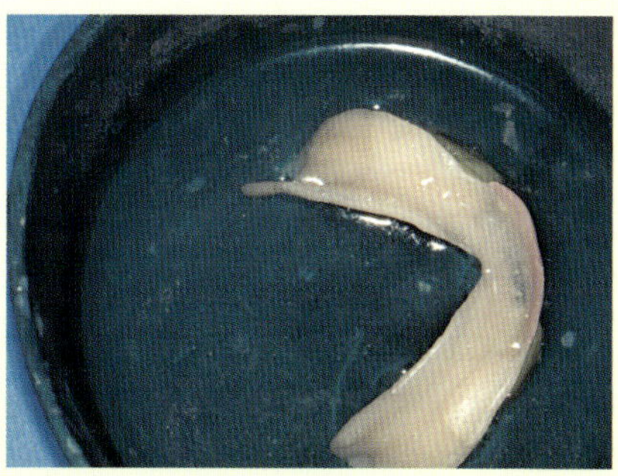

그림 25. **Alu wax의 연화.**

하악 교합상을 미리 45℃의 따뜻한 물에 담그면 Alu wax 전체가 균등하게 연화됩니다. 이 조작으로 5분 정도의 시간이 단축됩니다.

POINT

교합채득할 때의 핵심은 wax rim의 균일한 연화인데 Alu wax라면 비교적 쉽게 연화할 수 있습니다.

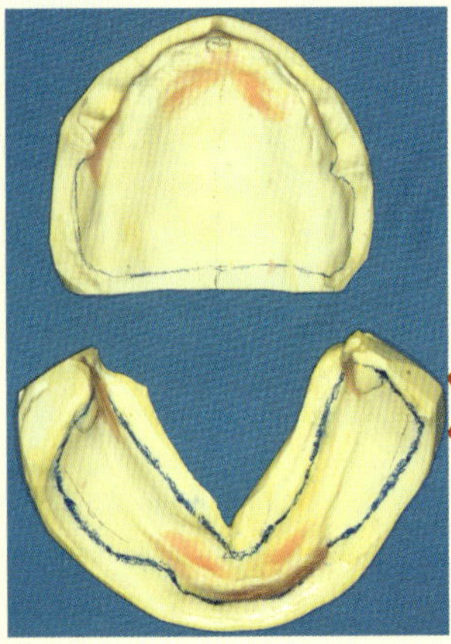

그림 26. 모형에 외형선을 기록.

상하 작업모형에 미리 외형선을 반드시 기록합니다.

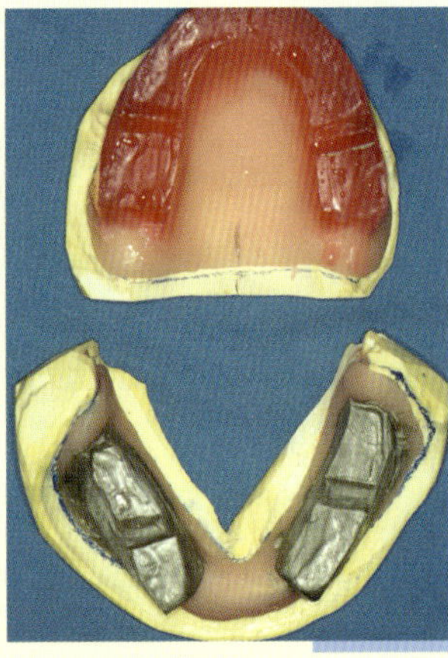

그림 27. 교합채득.

상하 교합상을 구강 내에 넣고 환자에게 가볍게 물게 한 후 꺼낸 상태입니다. 하악 구치부의 wax rim에 압흔이 생긴 것을 알 수 있습니다.

POINT

물 때는 환자를 이완시키고 가볍게 폐구시키는 것이 요령입니다. 필자는 '꽉 무세요' 가 아니라 '가볍게 입을 다물어 보세요' 라고 부드러운 어조로 말을 겁니다.

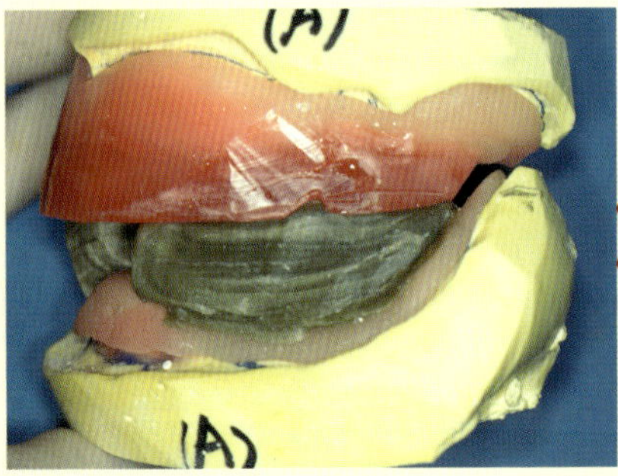

그림 31. 반대측에서도 확인.

반대측도 확인합니다.

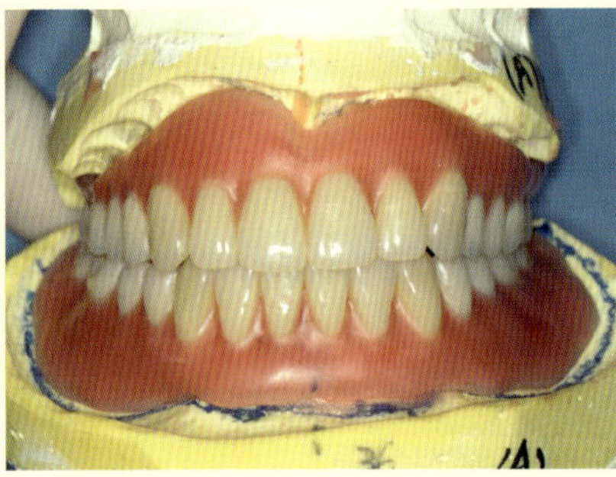

그림 32. 인공치 배열.

인공치를 배열한 상태입니다. 시적 단계에서 하악에 교좌인상을 채득하므로 모든 인공치를 배열합니다.

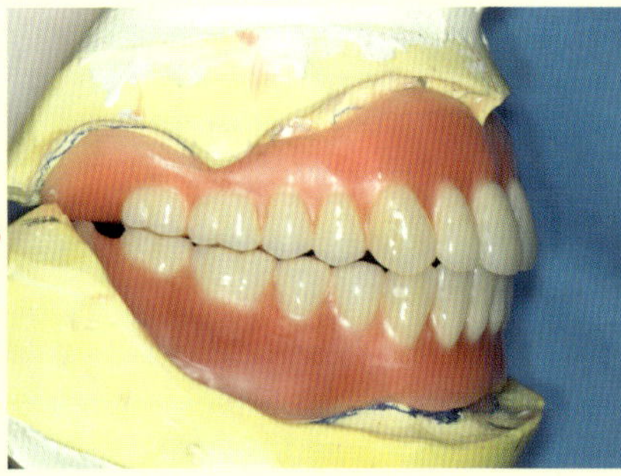

그림 33. 측면에서 확인.

측면에서 배열을 확인하고 설정한 교합평면에 일치하는지 확인합니다.

모형의 수정

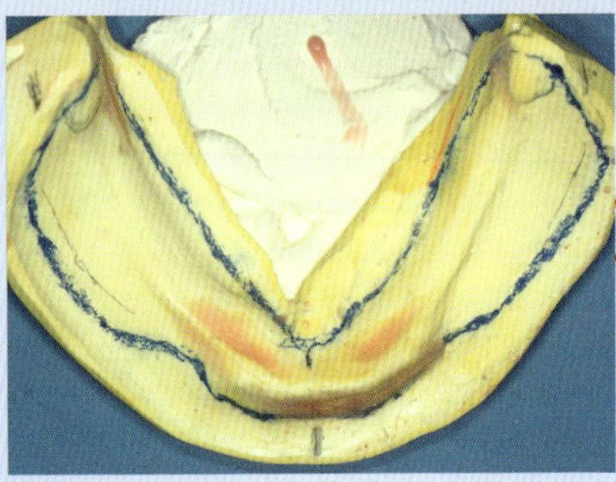

그림 35. 상연의 조정.

이 증례의 경우 하악 좌측 구치부 설측 최후방부에 상연이 약간 짧은 부분이 있으므로 미리 조정하고 최종 교좌인상으로 상연을 확정합니다.

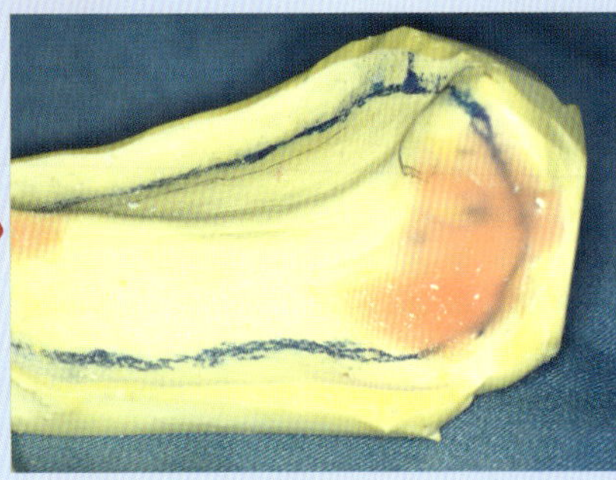

그림 36. 기준이 되는 상연.

우측 설측 구치부 상연입니다. 이것을 기준으로 생각합니다.

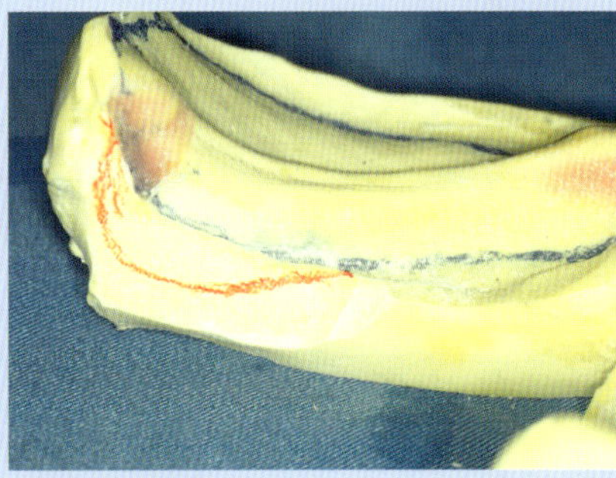

그림 37. 수정.

좌측 설측 구치부의 상연입니다. 다소 짧다는 것을 알 수 있으리라 생각합니다. 붉은 선으로 표시한 부위까지 우측과 같은 형태가 되도록 석고모형을 버로 삭제하면서 수정합니다.

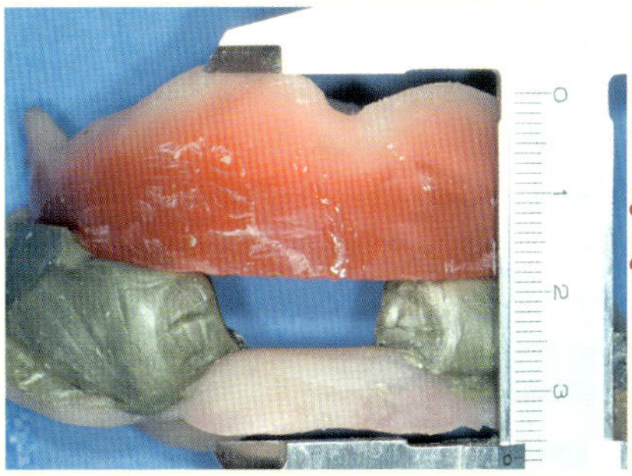

그림 28. **전치부 상연간의 거리 측정.**

상하 wax rim을 맞춘 상태에서 전치부 상연간 거리를 측정합니다. 사전에 설정한 교합고경이 될 때까지 구강 내에서 가볍게 물게 합니다. 이 증례에서는 일단 36mm를 기준으로 정해 보았습니다.

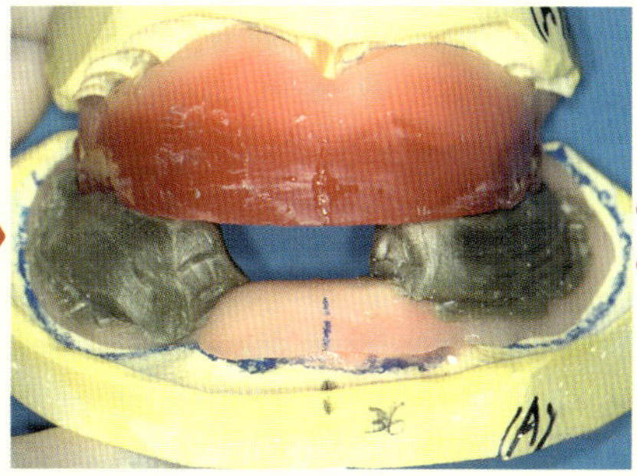

그림 29. **상하정중의 확인.**

교합상과 작업모형에 상하 정중선을 표시하고 이것이 일치하는지 보면서 교합채득의 타당성을 확인합니다.

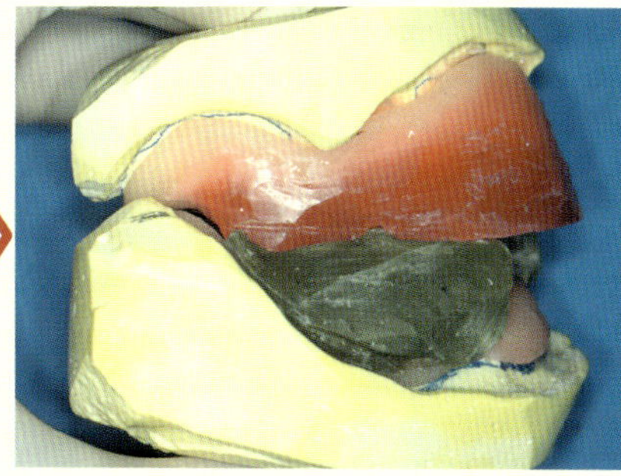

그림 30. **측면에서 확인.**

교합채득한 모형을 옆에서 보고 구치부 교합평면의 타당성을 확인합니다. 후방기준은 구후융기의 1/2 높이로 정합니다. 여기에서 벗어나면 수정선을 표시하여 기공실에 지시를 내립니다.

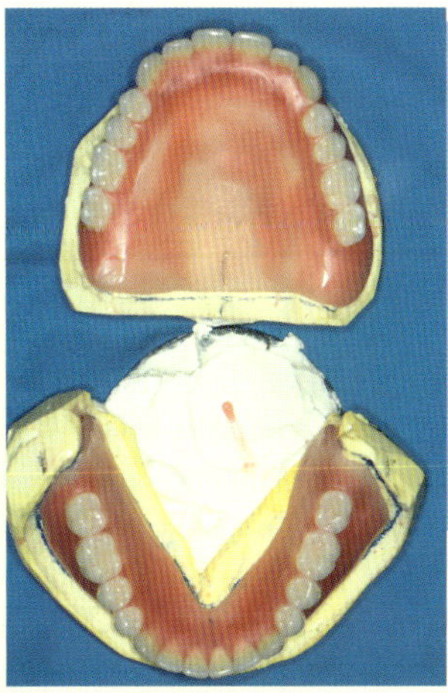

POINT

하악 구치부의 협설적 배열은 Pound의 선(148쪽 '하악 구치 협설적 위치의 결정' 항에서 기술)을 기준으로 진행합니다.

그림 34. **교합면에서 확인.**

교합면에서 배열 상태를 점검하고 협설적 배열의 위치관계가 타당한지 확인합니다. 특히 하악 구치부에 혀가 들어갈 공간이 충분히 확보되어 있는지에 주의합니다.

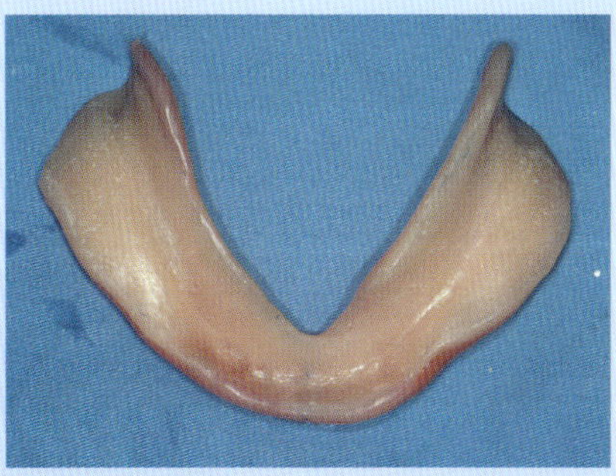

그림 38. **교합상의 수정.**

좌측 교합상을 수정한 곳은 즉시중합레진으로 연장합니다.

POINT

이러한 방법이 가능한 경우는 2~3mm 범위에서 편측 구치부 설측 최후방부가 짧게 채득된 경우에만 가능하다고 기억하기 바랍니다.

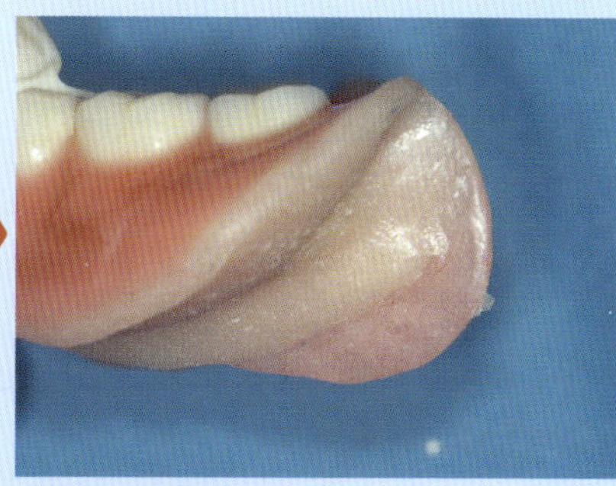

그림 39. **확인.**

수정한 하악 교합상의 좌측 설측상연입니다. 이후 교좌인상을 채득해 최종 의치의 상연을 확정합니다.

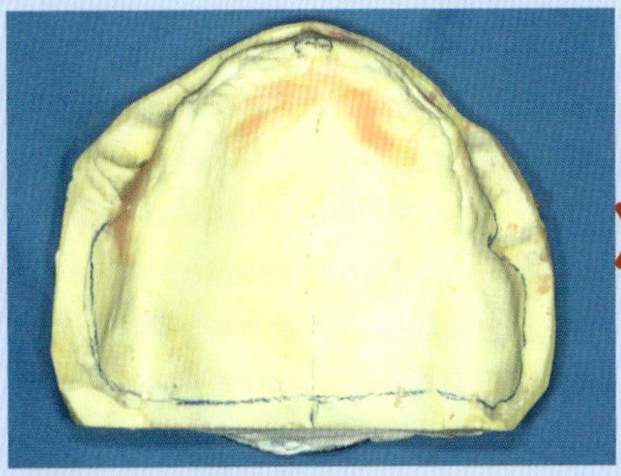

그림 40. 상악 상연의 재확인.

상악의 상연도 재확인합니다. 알지네이트 인상에 의한 모형이므로 변연보다 약 3mm 짧은 위치에 상연을 설정하는 것이 기본입니다.

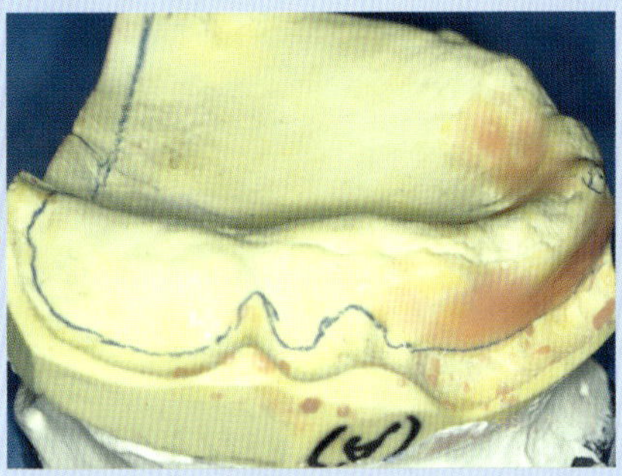

그림 41. 소대부분의 설정.

소대부분은 모형에 재현되어 있는 소대를 충분히 피하는 정도로 설정합니다.

POINT

재현되어 있는 변연 길이 그대로 의치를 제작하면, 의치가 너무 커져서 장착할 수 없게 되므로 주의가 필요합니다. 누차 강조하지만 '인상은 크게, 상연은 작게' 입니다.

하악 wax denture의 상연 및 내면의 수정

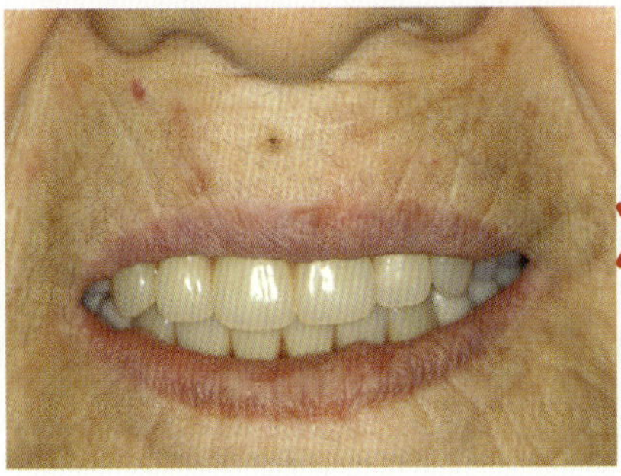

그림 42. 시적.

일반 방법대로 시적합니다. 눈으로 확인하는 것도 중요하지만 항상 교합이 틀어지지 않았는지 확인하시기 바랍니다. 교합이 틀어졌는지 확인할 때는 손가락을 이용한 촉진(26쪽 참조)이 기본입니다.

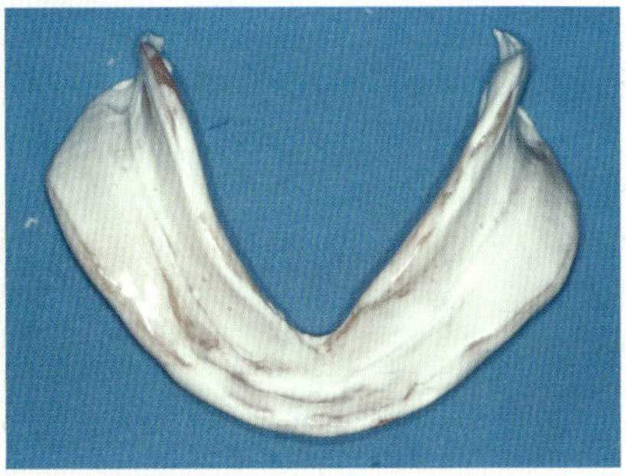

그림 43. Fit checker에 의한 수정.

하악 교좌인상을 채득합니다. 갑자기 교좌인상을 채득하는 것이 아니라 교합상 변연과 내면 적합을 충분히 수정하는 것이 중요합니다.

POINT

교좌인상을 채득하기 전에 wax denture의 상연과 내면을 반드시 수정합니다. Fit checker를 교합상 내면에 올리고 환자의 구강 내에 삽입하여 간단한 기능운동을 시킵니다. 운동에는 연하, 구순의 돌출, 구각의 견인 및 혀로 하악 전치부 설측을 가볍게 누르는 등의 운동이 있습니다. Fit checker가 경화하면 꺼내어 내면의 접촉부와 변연의 과연장된 부분을 확인합니다. Fit checker로부터 분홍색 레진이 비쳐 보이는 부분은 접촉하거나 또는 너무 긴 부분입니다.

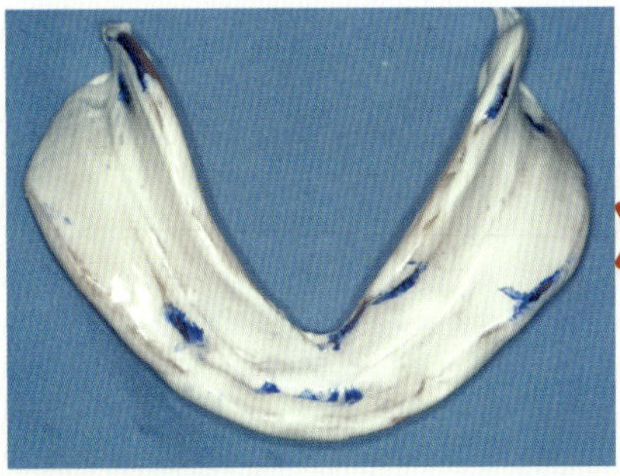

그림 47. 접촉하는 부분 표시.

내면의 접촉하는 부분과 상연이 너무 긴 부분은 매직으로 진하게 표시합니다.

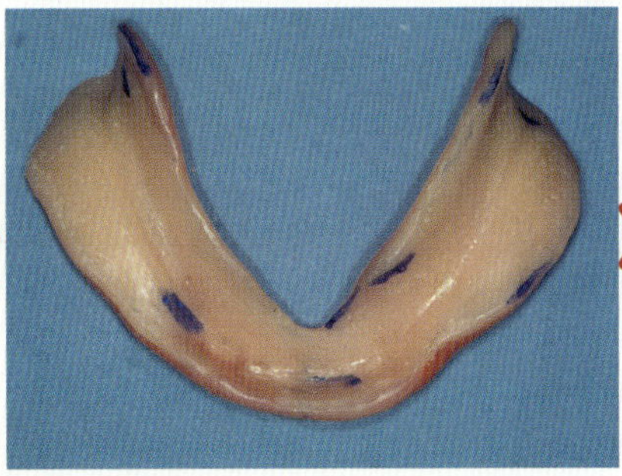

그림 48. 삭합.

Fit checker를 벗기면 매직으로 표시한 부분이 노출되므로 이곳을 삭제합니다.

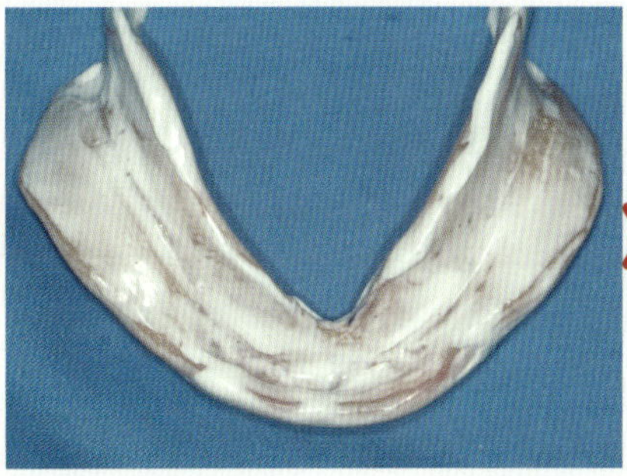

그림 49. 다시 진행.

재차 fit checker를 교합상 내면에 올리고 구강 내에 삽입해 기능운동을 시킨 후 꺼낸 사진입니다.

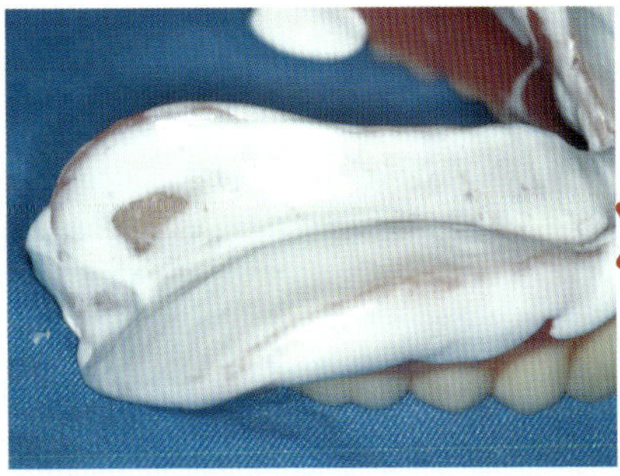

그림 44. **좌측 확인.**

좌측은 악설골근선부 내면이 접촉하고 설측 상연의 후방부가 깁니다.

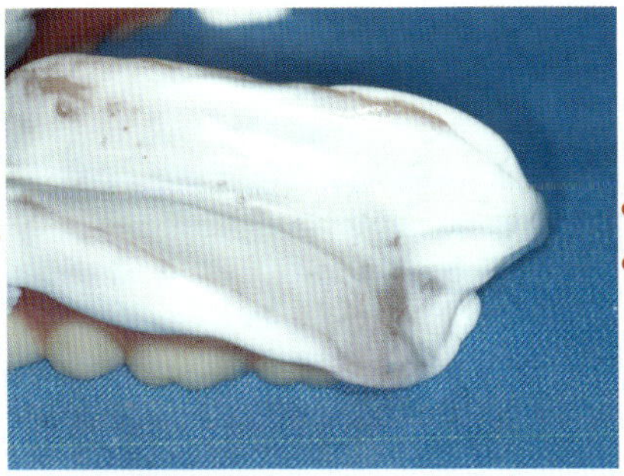

그림 45. **우측 확인.**

우측은 설소대부 부근의 상 내면이 접촉하고 설측 상연 최후방부가 깁니다.

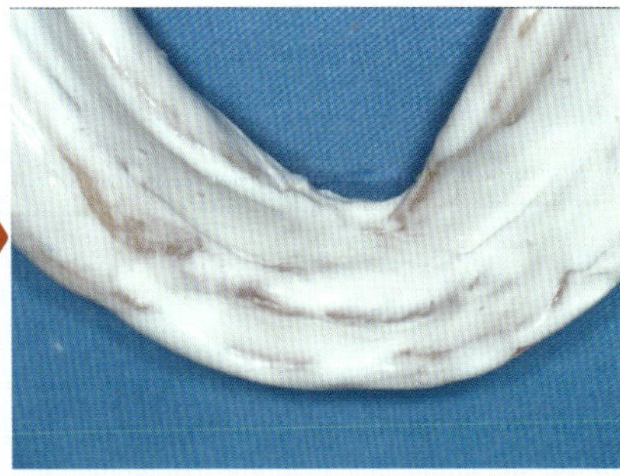

그림 46. **전치부 확인.**

전치부는 상 내면에 접촉부가 있습니다. 순측 상연이 너무 긴 경우도 있으므로 주의가 필요합니다.

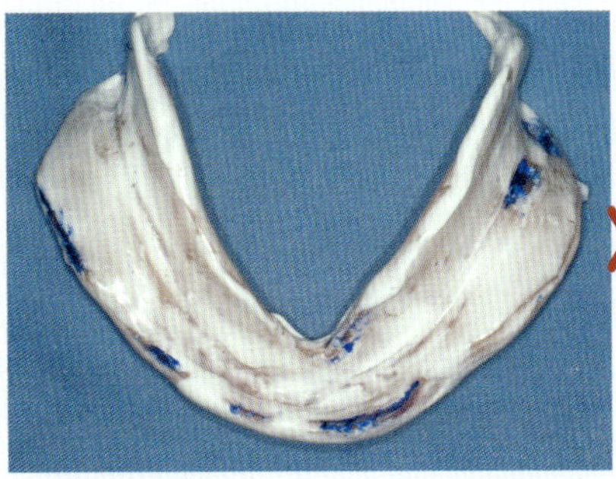

그림 50. **다시 표시.**

접촉부와 과장부분이 또 생기므로 확인해 매직으로 표시합니다.

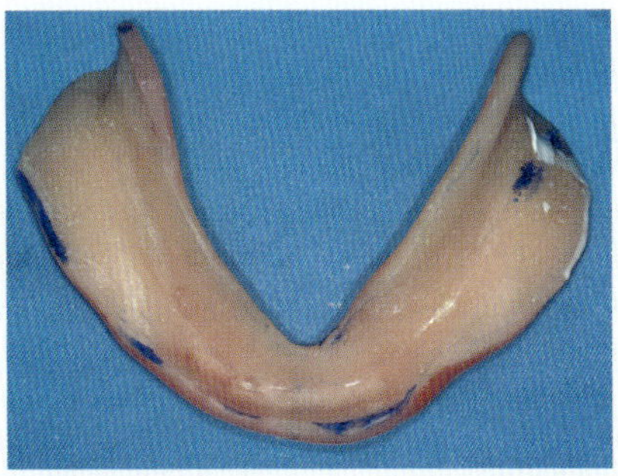

그림 51. **다시 삭합.**

Fit checker를 벗기면 1차와 다른 부분에 표시부분이 생깁니다.
그림 43~51에 소개한 조작을 2~3회 반복하여 교합상 내면, 상연이 fit checker로 균일하게 도포되면 wax denture의 수정은 종료됩니다.

하악 교좌인상

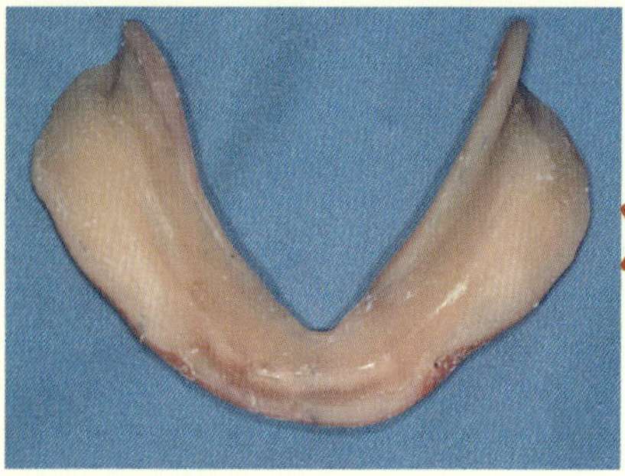

그림 52. 표면을 한 층 삭제한다.

Fit checker를 벗기고 표면을 한 층 삭제하면 깨끗한 면이 노출됩니다. 클로르포름을 발라 교좌인상재가 잘 붙도록 합니다.

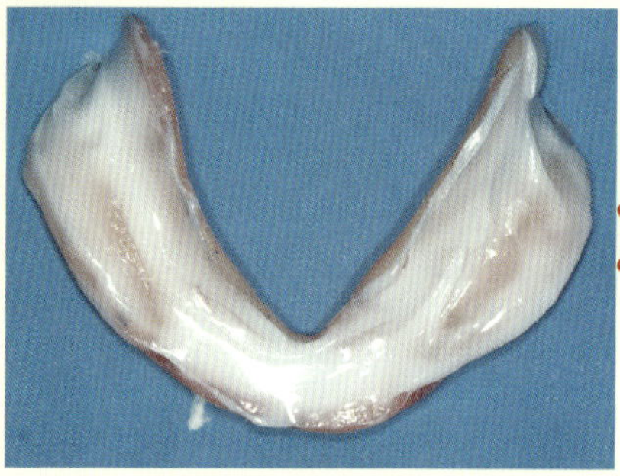

그림 53. Tissue conditioner.

교좌인상의 인상재로 松風의 tissue conditioner를 사용하고 있습니다. 정해진 분액비로 연화해 교합상 내면에 도포한 후 유동성이 없어질 때까지 기다립니다.

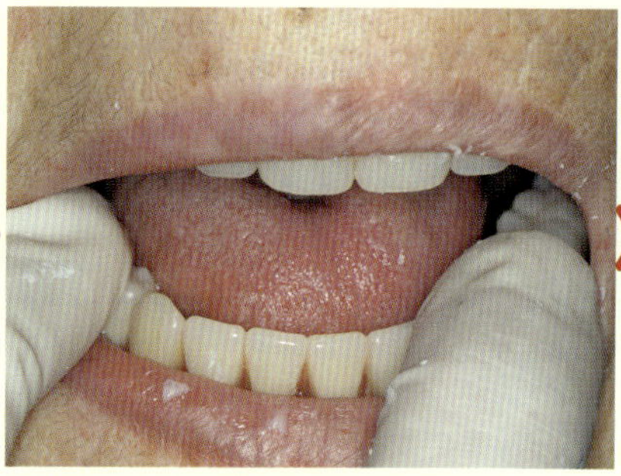

그림 54. 구강 내 삽입.

교합상을 삽입하고 술자의 양손으로 진동을 주면서 압접합니다. 이후 환자에게 기능운동을 시켜 변연을 만들어 갑니다.

교합조정

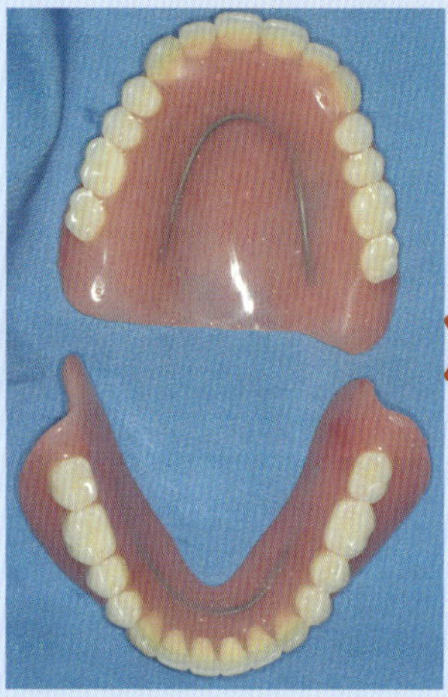

그림 58.

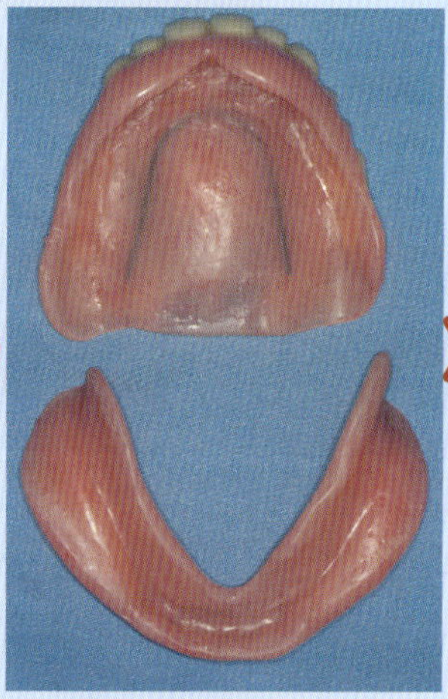

그림 59.

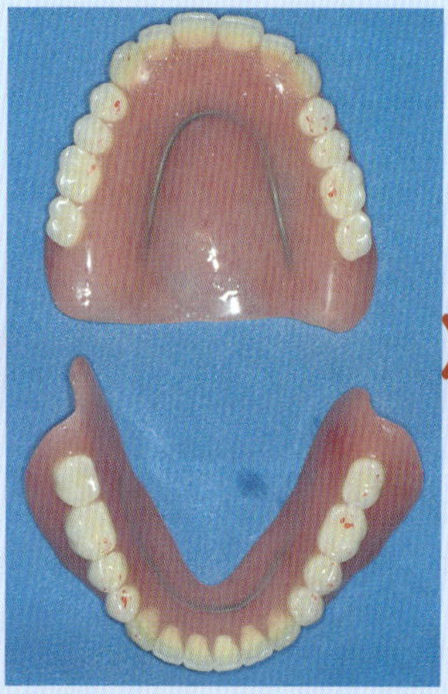

그림 60.

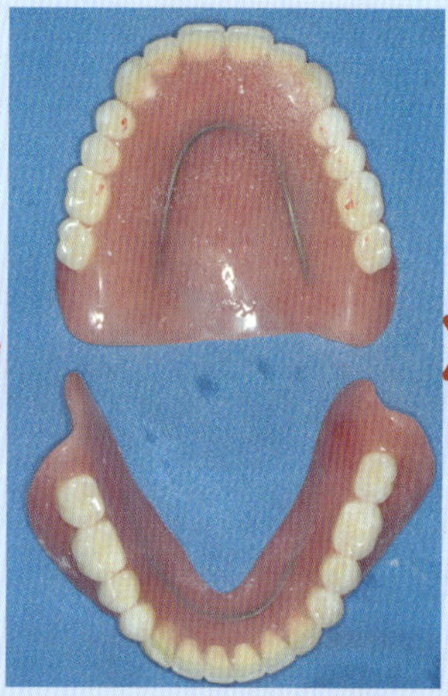

그림 61.

장착

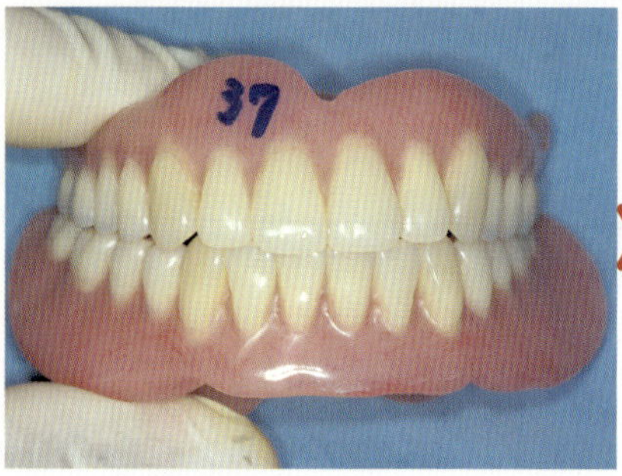

그림 65. 교합고경의 확인.

완성한 의치의 교합고경을 맥그렌 값으로 표시했습니다. 37mm이며 구의치보다 5mm 정도 거상되었습니다.

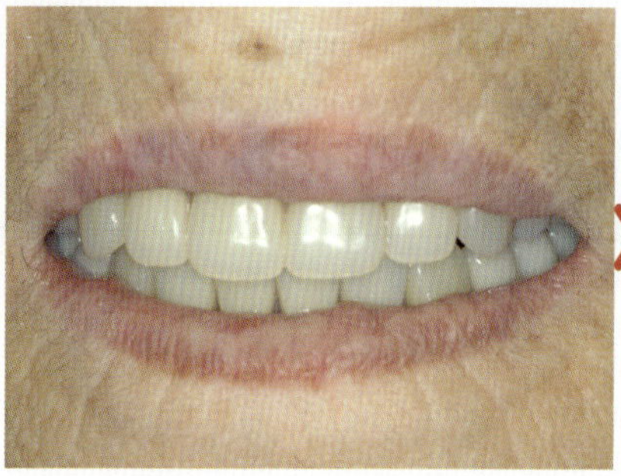

그림 66. 장착.

구강 내에 장착한 상태입니다.

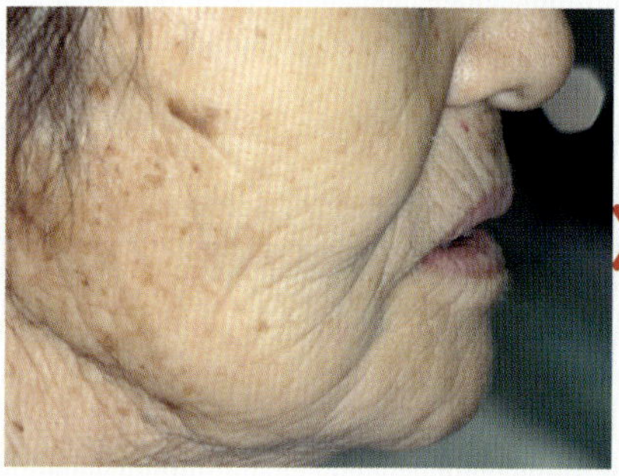

그림 67. 측면.

신의치를 장착한 상태에서 환자의 측모를 관찰했습니다. 그림 2와 비교해 보기 바랍니다.

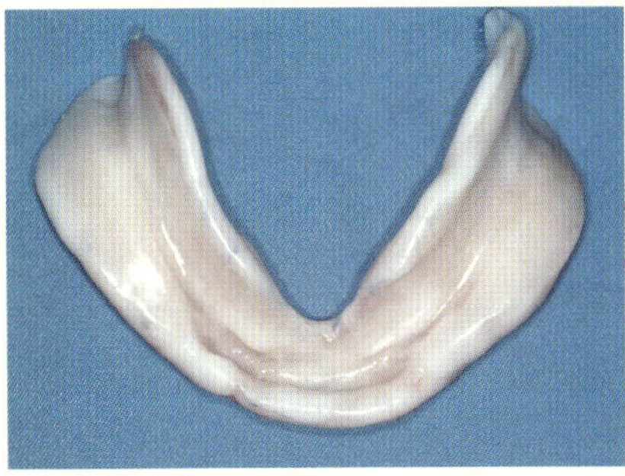

그림 55. 구강 내에서 꺼낸다.

구강 내에 몇 분간 방치해 경화시킨 후 꺼냅니다. 교합상 내면에서 변연에 걸쳐 교좌인상재가 균일하게 얇게 코팅되어 있으며, 적절한 인상이 얻어진 것으로 생각됩니다.

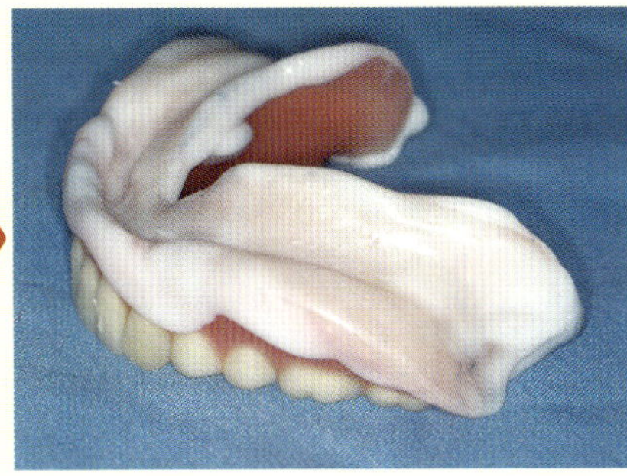

그림 56. 측면.

측면에서 인상상태를 관찰했습니다.

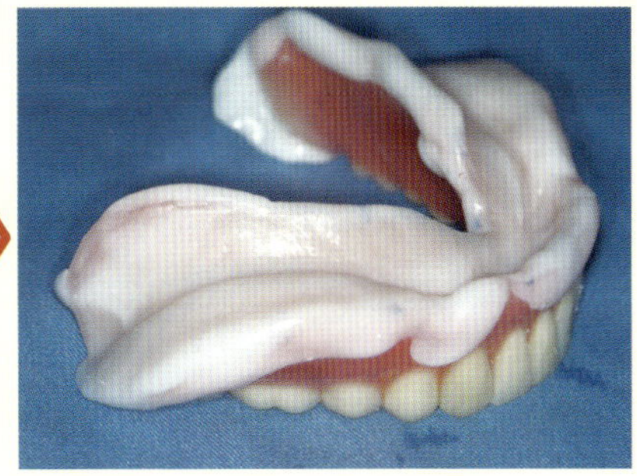

그림 57. 반대측.

반대측 측면 상태입니다.

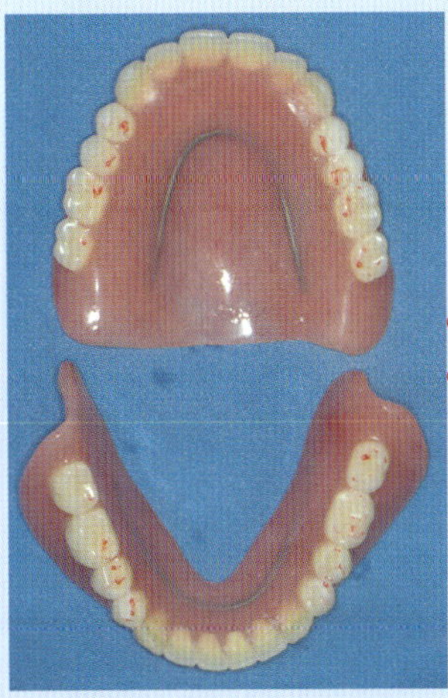

그림 62.

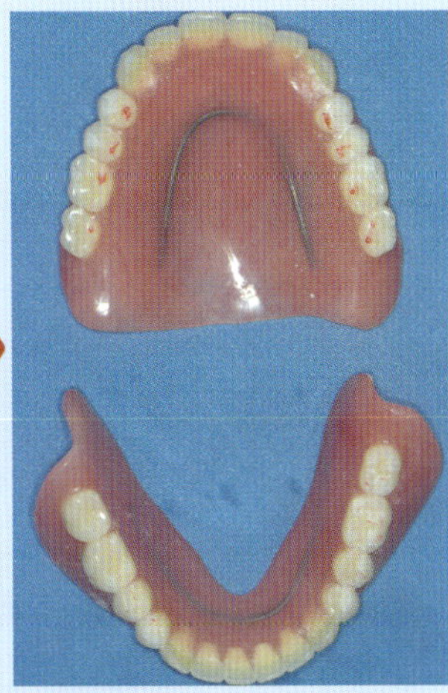

그림 63.

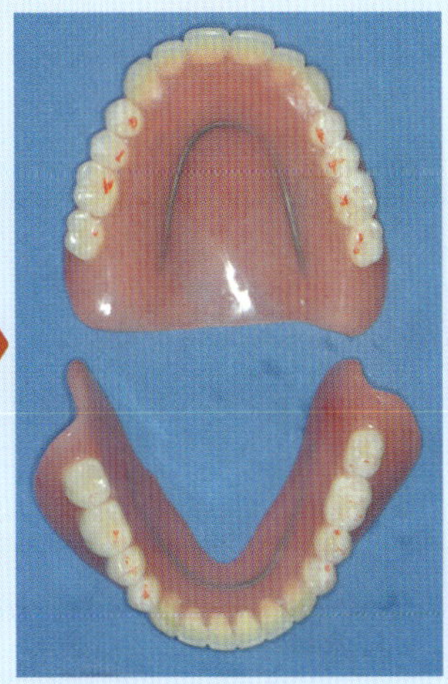

그림 64.

완성한 신의치를 구강 내에서 교합조정 할 때 교합면 상태의 변화입니다. Lingualized occlusion을 기본으로 하고 있으며, 상악 협측교두 내사면을 주로 삭제하면서 상악 설측교두만 맞물리도록 마무리해 갑니다.

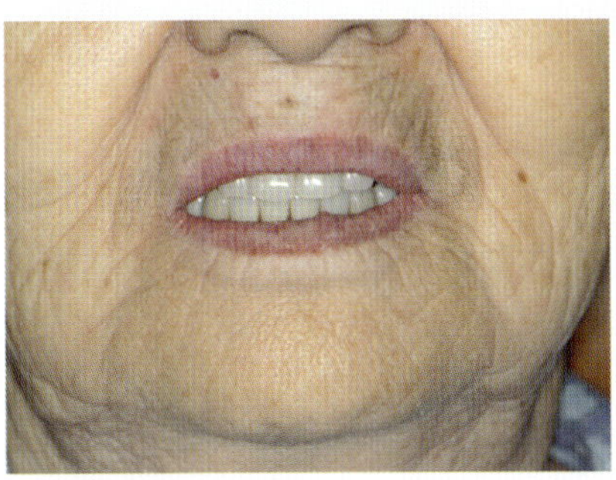

그림 68. 정면.

신의치 장착 시 환자의 정면관입니다. 긴장감이 있는 안모가 완성되었습니다.

이상으로 필자가 평소 실천하고 있는 총의치 제작과정을 제시했습니다. 다음 장에서는 이들 하나하나의 과정에 대해 구체적으로 소개하겠습니다.

1 손해를 보면서 이익을 취하라. column

교과서적인 내용은 아니지만 임상에 큰 도움이 되는 "현장 지식"이라는 것이 있습니다. 지금까지 선배로부터 배웠거나 개인적으로 깨달은 내용을 칼럼형식으로 정리해 보았습니다.

필자는 음식업계 잡지를 읽는 취미가 있는데 음식점의 영업철칙은 치과의원과 공통된 부분이 상당히 많은 것 같습니다. 최근 가장 인상 깊었던 내용은 플러스 포인트를 쌓기보다 먼저 마이너스 포인트를 없애는 것이었습니다.

확실히 음식점이나 의원은 한 마디의 악평에 상당한 타격을 받을 수 있다는 것입니다. 음식업계에서는 손님이 어떤 가게에 대해 나쁜 인상을 갖게 되면 주변 20명에게 자기의 생각을 말하게 됩니다. 치과의원의 경우에도 사정은 같다고 봅니다.

한 가지씩 호평을 쌓아가는 것도 중요하지만, 그 이상으로 악평을 만들지 않는 것도 매우 중요합니다. 그것이 환자의 확보로 이어집니다.

'한 명 정도라면 불평해도 괜찮다. 다음 환자한테 잘 하면 되니까' 는 잘못된 태도입니다. 모든 환자에게 100점 만점을 받을 필요도 없지만 가능하지도 않습니다. 다만 한 명이라도 불합격점을 받아서는 안 된다는 것입니다. 그러기 위해 모든 환자를 배려하고, 겨우 낙제점만 면하는 60점이라도 좋으니 모든 환자로부터 합격점을 받도록 노력해야 합니다.

이러한 노력은 몇몇 환자에게 만점을 받기 위해 정성을 쏟는 것보다 더 많은 노력이 필요할지 모릅니다. 그러나 시간이 지나면 확실한 평가로 이어집니다.

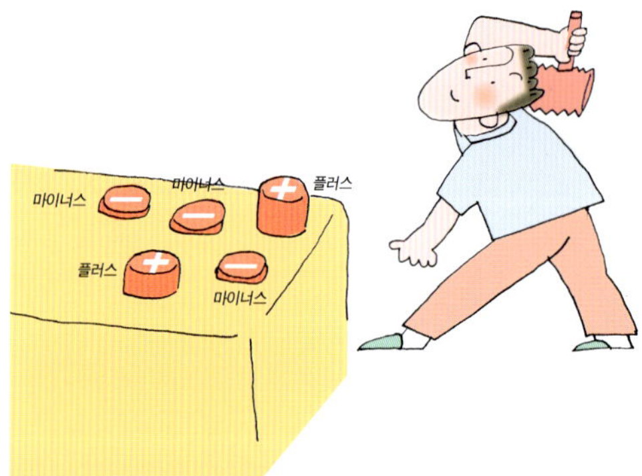

제Ⅱ장

총의치의 교합 채득법과 조정방법에 대해

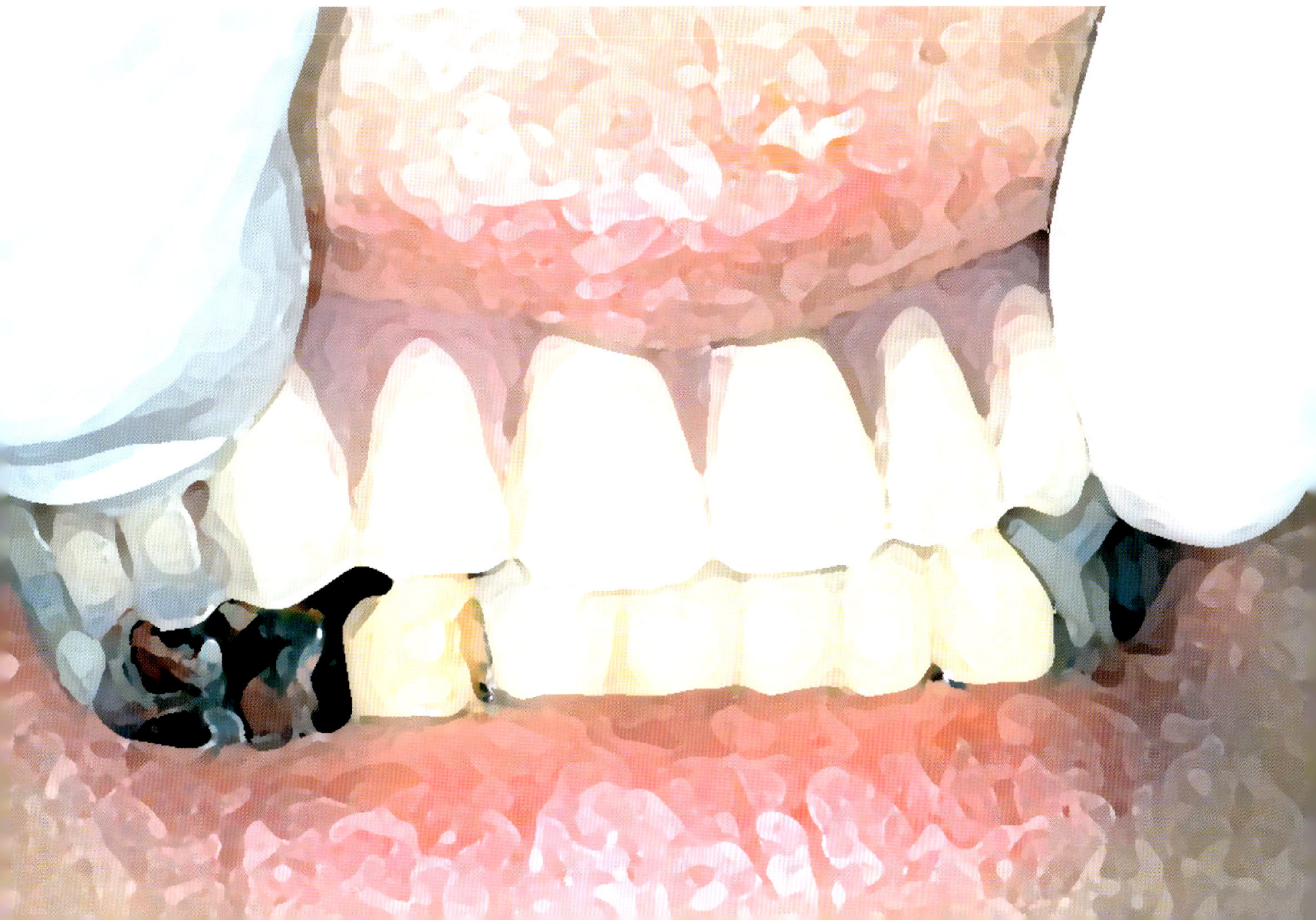

1 총의치 교합의 중요성

이 장에서는 총의치(이에 준하는 다수치 결손 의치를 포함한 것입니다) 교합에 대해 고찰해 보겠습니다. 총의치를 제작할 때 인상과 외형설정 부분이 강조되기 쉬운데 임상에서 느끼기에 총의치는 교합의 적절성 여부가 예후에 영향을 미치는 결정적인 요소라고 생각합니다. 또한 이 장에서는 총의치와 그에 준하는 다수치 결손의 의치를 일괄적으로 '의치'라 표기하겠습니다.

상 외형에 미비한 부분이 있는 의치라도 교합이 정확하게 재현되어 있다면 그 의치는 사용할 수 있을 가능성이 높습니다. 그러나 반대로 상 외형이 제대로 완성되어 있어도 교합에 문제가 있다면 그 의치는 절대로 사용할 수 없습니다. 왜냐하면 교합이 좋지 않은 의치는 씹을 때마다 의치가 동요하고 그 때마다 통증 · 저작 곤란 · 흡착불량 등을 유발하기 때문입니다. 따라서 의치의 검사, 구의치의 조정 · 개조 및 신의치의 장착 · 조정 등 모든 단계에서 의치의 교합을 확인하고 적합도를 판정하여 필요하다면 교합 조정 또는 수정을 시행하는 것이 대단히 중요합니다.

그러면 의치 교합채득의 실질적 방법, 필자 나름의 검사방법 및 구강 내 조정방법에 대해 소개해 보겠습니다. 또한 재부착법 등 다른 방법들과도 비교하면서 말씀드리도록 하겠습니다.

2 이 장에서 말하는 '교합' 이란

한마디로 '교합' 이라 해도 여러 요소가 있습니다. 중심교합위, 교합평면, 교합고경 및 교합면의 형태부여가 되겠지요. 이 장에서 '교합' 이라 말할 때는 특별한 주석이 없는 한 '수평적인 하악위' 를 의미합니다. 더 알기 쉽게 말하면 의치를 탁탁 tapping 시켰을 때 상하 의치의 전후좌우적인 위치관계를 의미합니다.

3 의치에 있어서 바람직한 교합관계란

전 항에서 기술한 의치의 교합, 즉 '수평적인 하악위' 의 안정은 사용이 가능한 의치가 되기 위한 제일의 조건이라 하여도 과언이 아니라고 생각합니다. 물론 그 외에도 교합고경, 교합평면 및 의치의 외형 등 여러 조건도 중요하지만, 가장 중요한 것은 '교합=수평적인 하악위' 라 해도 틀림이 없다고 생각합니다.

그렇다면 안정된 교합이란 어떤 교합을 말하는 걸까요? 학문적인 내용은 일단 차치하고 이해하기 쉽게 표현하면 '환자가 tapping 했을 때 구치부가 전후좌우로 균등하게 교합접촉하여 의치가 옆으로 움직이지 않는 상태이며, 이 때에 전치부는 접촉하지 않거나 아주 살짝 접촉하는 정도' 라고 말할 수 있습니다(표 2-1).

표 2-1 임상적으로 바람직한 의치의 교합이란

① 탁탁 tapping시켰을 때 구치부가 좌우균등하게 접촉하는 상태

② 교합 시에 의치가 옆으로 움직이지 않는 상태

③ 교합 시에 전치부는 접촉하지 않거나 아주 살짝 접촉하는 정도

Full balance, 전방 가이드 및 중심위 등 교합학에서 말하는 전문적인 요건을 생각하기에 앞서, 먼저 표 2-1에 열거한 안정적인 교합 조건을 만족하는 것이 무엇보다 중요합니다. 통증이 없는 의치 및 흡착하는 의치 제작도 여기에서부터 시작한다고 해도 과언이 아닙니다.

필자가 열거한 의치 교합의 요건은 말로 표현하면 간단합니다. 홀더에 끼운 교합지로 교합을 확인하면 되지 않을까라고 말하겠지만 그렇게 엿장수 마음대로 되지는 않습니다. 구체적인 문제점을 이제부터 소개하겠습니다.

4 의치 교합의 어려움과 판정기준

의치 교합의 어려움과 기본적인 판정방법에 대해 순서대로 설명하겠습니다.

1 교합지로 의치 교합의 조기접촉을 판정할 수는 없습니다.

이것은 치조제에 고정되지 않는 의치의 특징이며, crown bridge와는 결정적으로 다른 점입니다.

교합지를 사용했을 때 균등하게 교합하는 것처럼 보이는 의치 중에 교합이 균등하지 않은 증례는 얼마든지 있습니다. 교합지에 의한 접촉점을 보고 교합을 조정하여도 의치인 경우는 절대 좋은 결과를 얻을 수 없습니다. 왜냐하면 구강 내에서 교합의 불균형이 있어도 의치는 잘못된 교합에 따라 미끄러져서 움직이기 때문입니다. 그리고 구강 내에서는 마치 교합이 균형을 이루고 있는 것처럼 보이기 때문입니다(그림 2-1, 2-2).

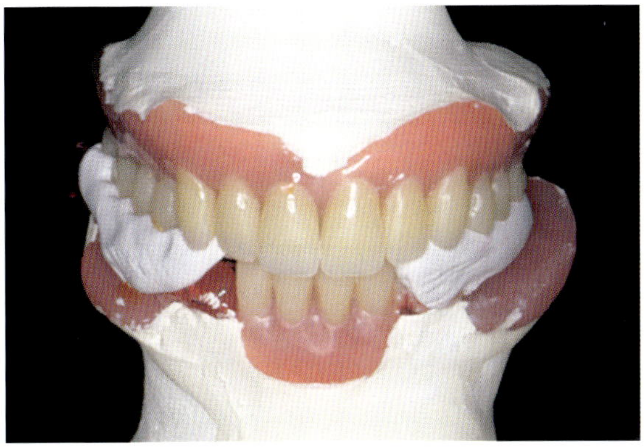

그림 2-1. 교합상태가 좋은 의치처럼 보였지만 불편함을 호소해 check bite를 채득해 교합기에 부착해 보았습니다.

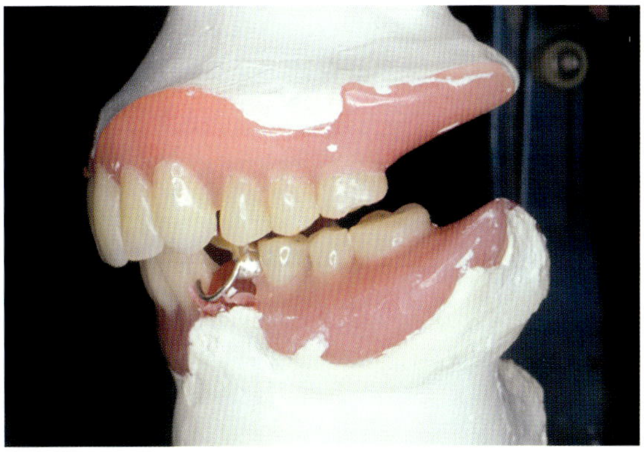

그림 2-2. Check bite를 제거하고 측면에서 관찰했습니다. 구치부가 크게 떠 있는 것을 알 수 있는데 이 상태는 구강 내에서 교합시켜도 찾아낼 수가 없습니다.

2 오감을 사용해 의치 교합의 조기접촉을 찾아내자!

조기접촉이 있으면 의치는 동요합니다. 동요의 유무를 찾는 것이 진단의 시작이며 가장 중요한 수단입니다.

그렇다면 어떻게 할까요? 기본은 술자의 감각입니다. 술자가 환자의 상악 의치 양측 3번 부근에 엄지와 검지를 대고 가볍게 tapping하도록 지시합니다. 이때 의치의 동요를 손가락 끝으로 느끼는 촉진, 그때 의치의 동요를 눈으로 확인하는 시진(상순 소대 부근을 보면 됩니다), 이 두 가지가 중요합니다(그림 2-3, 2-4).

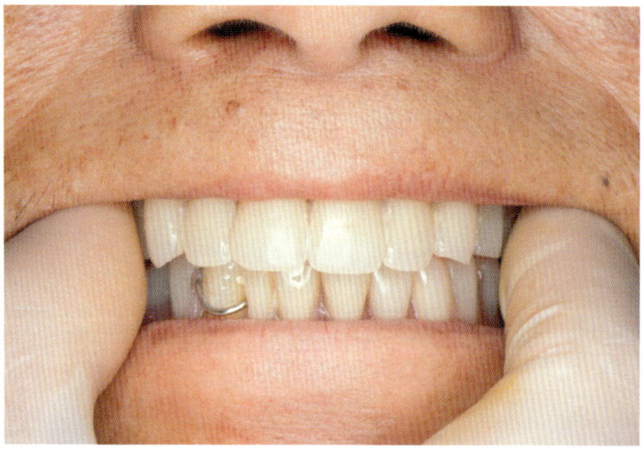

그림 2-3. 의치 교합의 적합도를 판정하는 방법 중에서 가장 유효한 것은 이렇게 상악 의치의 양측 견치부 부근에 술자의 손가락을 대고 환자에게 tapping을 지시한 후 이때 의치의 동요를 관찰하는 방법입니다.

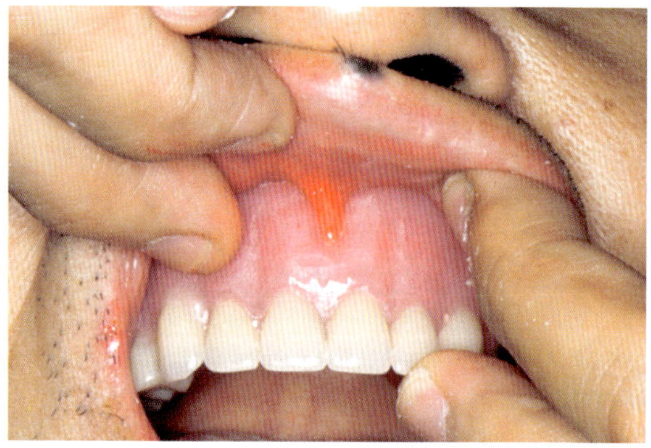

그림 2-4. 상순 소대 부근의 움직임을 보면 의치 교합의 적합도를 판정할 수 있습니다.

그리고 더 부가하면 tapping 시 의치의 교합음에도 주의하기 바랍니다. 이 소리가 맑은지, 길게 끌면서 탁한지를 들으면 의치 교합의 적합도를 어느 정도 추측할 수 있습니다.

이들 진단방법으로 의치가 동요하거나 미끄러지거나 회전하는 것을 알게 되면 교합의 조기접촉을 추측할 수 있습니다. 반대로 의치에 큰 동요가 없고 tapping해도 전후좌우 균등한 교합접촉감각을 얻는다면 교합은 균형이 잘 잡혀 있다고 추측할 수 있습니다.

의치 교합을 판정하고 조정할 때에 물론 교합지도 사용합니다. 다만 이것이 첫 번째 선택이 되어서는 안 됩니다. 필자의 주관적인 판단이기는 하지만 교합 판정방법의 중요성을 비율로 표시하면 손가락에 의한 의치 동요의 촉지가 50%, 눈에 의한 의치 동요의 확인이 30%, 의치의 교합음이 10%이고 나머지 10%가 교합지에 의한 확인이라고 생각합니다(표 2-2).

표 2-2 의치 교합의 적합도를 판정하는 데 유효한 수단

① 의치의 촉진	③ 청진(의치의 교합음)
② 의치의 시진	④ 마지막으로 교합지로 확인

3 교합의 조기접촉에서 의치는 어떻게 움직이는가?

교합의 조기접촉에 의한 의치의 동요에는 크게 두 가지 기본 패턴이 있습니다.

(a) 교합이 단순하게 높아 해당부의 의치상이 침하 및 회전하는 패턴(그림 2-5).

(b) 인공치의 사면과 사면이 접촉하면서 교합하므로 의치상이 전후, 좌우 방향으로 미끄러지는 패턴(그림 2-6).

이 두 타입의 조기접촉이 단독 또는 복합적으로 발현할 때 실제 의치의 조기접촉이 됩니다. 이것을 실제 의치의 동요와 관련시켜 보면 구체적으로 다음과 같이 분류됩니다.

① 하악 전치부 조기접촉에 의한 상악 의치의 가압(그림 2-7)

이때 의치는 전후적 회전운동(pitching)을 일으킵니다. 상악 의치의 흡착불량 및 상악 전치부의 치조제가 flabby가 되는 큰 요인 중의 한가지입니다.

전형적인 예로, 의치를 오랫동안 사용하면 구치부의 교합면이 마모되어 교합이 낮아지고 그 결과 하악 전치부가 교합할 때마다 상악 전치부에 압력을 가하는 예가 있습니다.

또 다른 전형적인 예로, 상악은 총의치이고 하악은 전치부가 남아 있는 예입니다. 하악 의치가 제대로 설계되지 않으면 하악 구치부가 침하하고 상대적으로 남아 있는 하악의 전치는 정출합니다. 이 증례도 하악 전치가 상악 전치부를 압박하는 형태입니다.

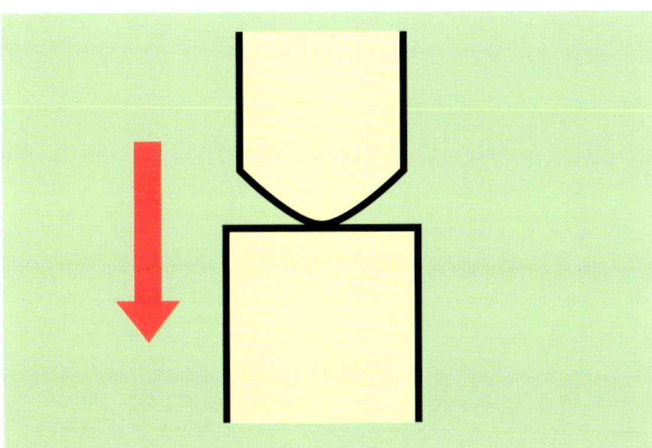

그림 2-5. 조기접촉의 기본 패턴 중에 단순히 높이가 높아 접촉부가 침하하는 타입입니다.

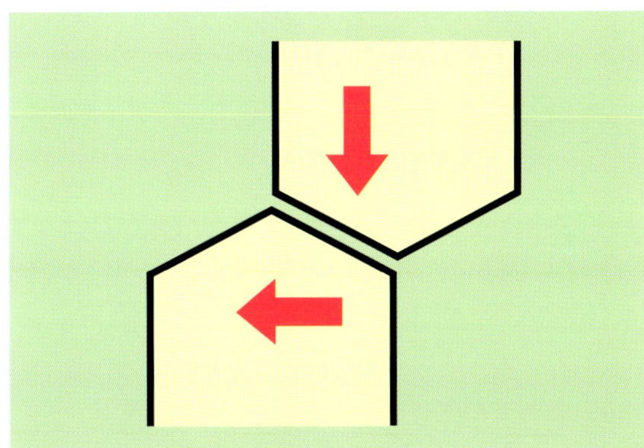

그림 2-6. 또 다른 조기접촉의 패턴은 사면과 사면이 조기접촉 해 의치가 옆으로 이동하는 패턴입니다.

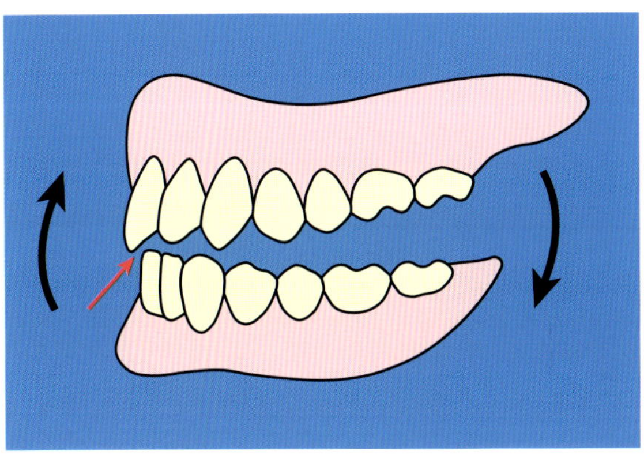

그림 2-7. 하악 전치부가 조기접촉 해 상악 의치를 압박하는 패턴입니다.

이들 증례에 대해 흔히 접할 수 있는 잘못 처치된 증례로서는 상악 의치의 흡착불량에 대해 리라이닝을 하는 예가 있습니다. 그러나 이런 경우 처치의 첫 번째 선택은 하악 전치부의 접촉부를 제거하는 교합조정이 중심이 되어야 합니다. 교합을 수정하는 것만으로 흡착이 개선되는 증례가 꽤 높은 비율로 있습니다. 교합을 조정하지 않고 리라이닝하는 처치는 주소가 개선되지 않을 뿐만 아니라 상황을 더 악화시킬 가능성이 있으므로 주의하기 바랍니다(그림 2-8~2-13).

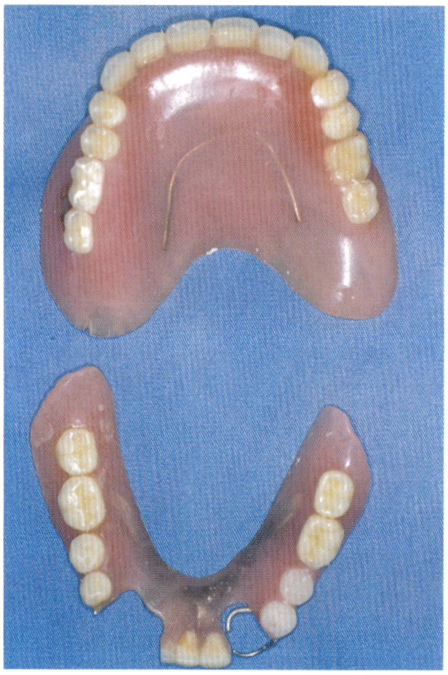

그림 2-8. 그림 2-7의 구체적인 예를 소개합니다. 상악 의치의 흡착불량을 호소하며 내원한 증례입니다.

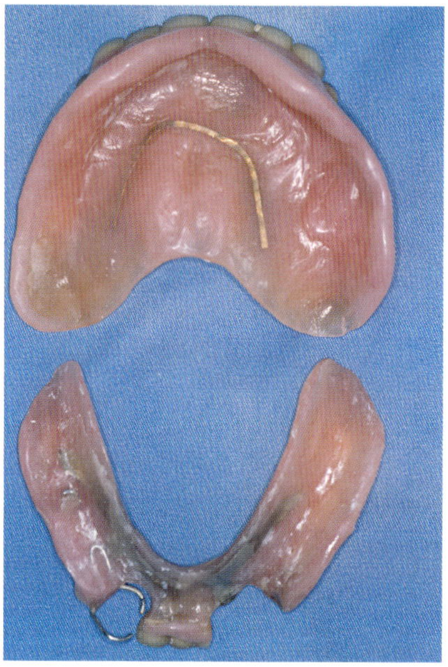

그림 2-9. 같은 증례의 점막면 모습입니다. 상악 의치의 외형이 다소 불량하지만 이 상태에서 상을 연장하고 리라이닝하는 방법은 대책이 아닙니다. 첫 번째 선택은 교합 확인입니다.

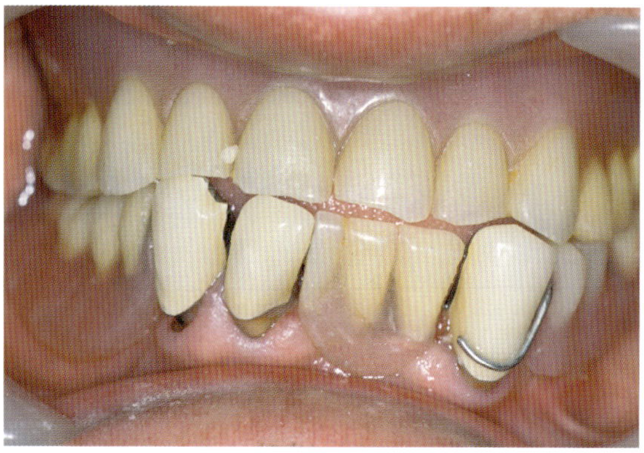

그림 2-10. 구강 내에서 교합시킨 상태입니다. 그림을 보면 하악 잔존치가 상악 전치부와 충돌해 상악 의치를 압박하고 있습니다. 술자가 손가락을 대고 tapping을 지시하면 상악 의치에 대한 압박이 손가락 감각으로 전해집니다.

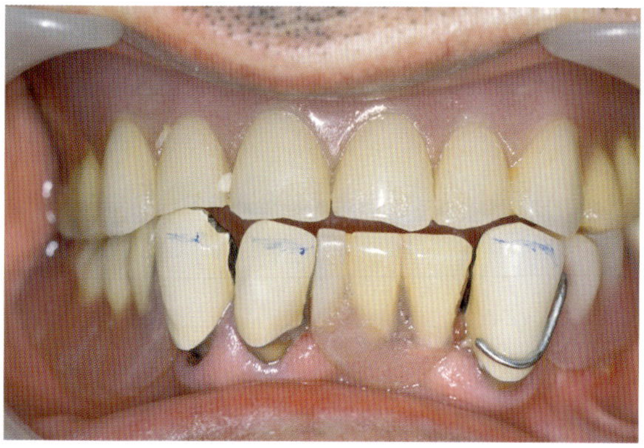

그림 2-11. 그래서 잔존치를 중심으로 하악 전치부의 절연을 삭합합니다. 절연에 선을 긋고 삭제할 길이를 표시했습니다.

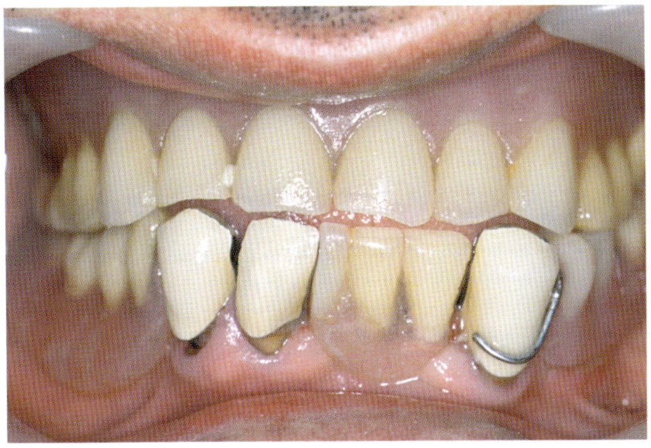

그림 2-12. 선을 따라 삭제한 그림입니다.

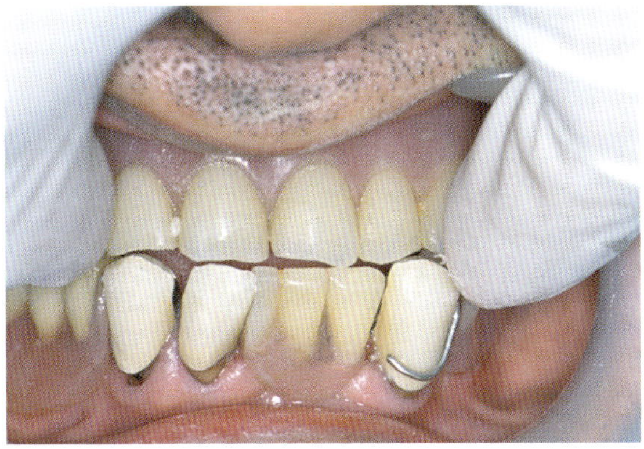

그림 2-13. 삭제 전후에 술자는 손가락을 대고 의치의 움직임을 수차례에 걸쳐 확인합니다. 이런 조정만으로 상악 의치의 흡착은 크게 개선됩니다. 이 단계에서 구치부의 교합조정이 필요하다면 계속 진행합니다. 교합은 개선되었지만 상악 의치의 흡착에 여전히 문제가 있을 때에는 비로소 상의 연장과 리라이닝을 고려하기 바랍니다.

② 양측 최후구치부의 조기접촉에 의해 의치 고경이 높아진 경우

소위 말하면, '벌린 입이 닫히지 않는' 상태입니다. 교합채득이 잘못되어 문제가 생긴 증례가 대부분입니다. 이 상태에서 의치는 절대 기능하지 않습니다(그림 2-14).

이와 유사한 경우에는 상하 의치의 최후방부 상이 조기접촉하거나, 총의치에 준하는 다수치결손 증례에서 잔존해 있는 상악 또는 하악 7번이 대합하는 의치상에 조기접촉하는 경우입니다(그림 2-15).

'벌린 입이 닫히지 않는' 상태는 비교적 쉽게 알 수 있지만 상끼리 또는 잔존치와 상이 조기접촉하는 상태는 간과하기 쉽습니다. 그러나 이 상태에서 의치는 안정되지 않습니다. 이런 경우에는 보조적으로 교합지 홀더에 교합지를 끼워 의치 최후방부에 넣고 조기접촉 부위를 확인하는 방법이 예외적으로 있습니다.

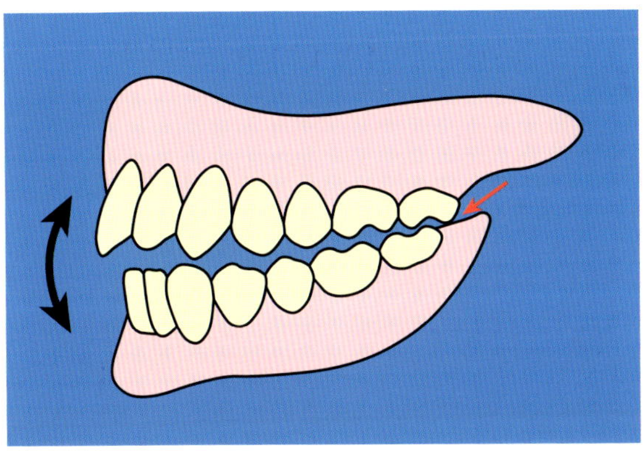

그림 2-14. 상하 7번이 조기접촉해 '벌어진 입이 닫히지 않는 상태'입니다.

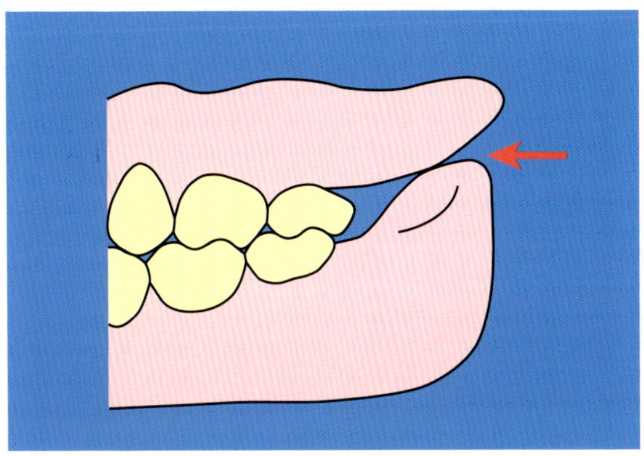

그림 2-15. 상하 의치상의 최후방부가 충돌한 상태입니다. 이 상태가 되면 '꽉 다물 수가 없다'고 호소하게 됩니다. 교합지로 확인 및 거울로 구강 내를 관찰하는 습관을 기르도록 합시다.

③ 좌우 어느 한쪽 구치부의 조기접촉에 의한 의치의 불안정

이때 의치는 정면방향에서 관찰했을 때 좌우적 회전운동(rolling)을 보입니다(그림 2-16).

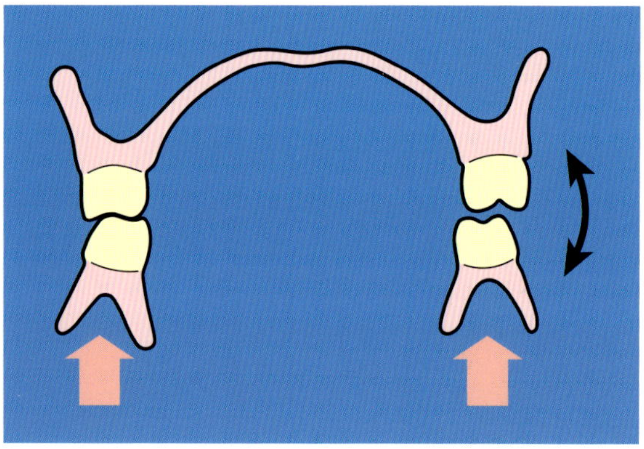

그림 2-16. 좌우 어느 한쪽 구치부의 높이가 단순히 높을 때에는 교합할 때에 높은 측이 가라앉고, 낮은 측이 떠 의치가 회전(rolling)합니다.

이상 ①, ②, ③은 (a) 타입의 조기접촉에 의해 발생합니다.

(b) 타입의 조기접촉에 의해 야기되는 의치의 동요 패턴은 다음과 같습니다.

④ 구치부 교합면의 사면 간 조기접촉에 의한 전후 슬라이드(그림 2-17)

⑤ 구치부 교합면의 사면 간 조기접촉에 의한 좌우 슬라이드(그림 2-18)

⑥ 구치부 교합면의 사면 간 복합적 조기접촉에 의한 수평적 회전(그림 2-19)

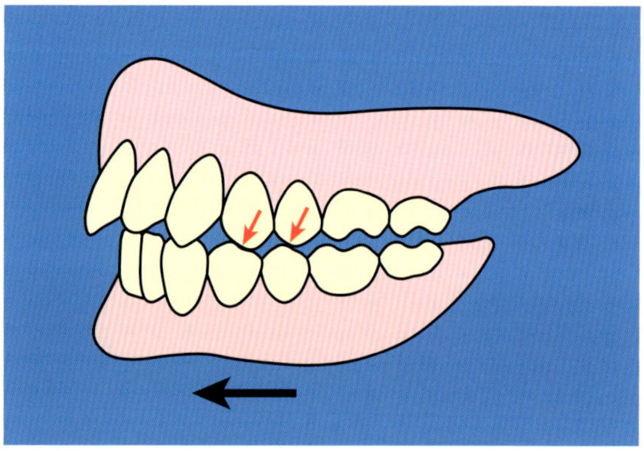

그림 2-17. 인공치 사면의 조기접촉으로 의치가 전후로 슬라이드합니다.

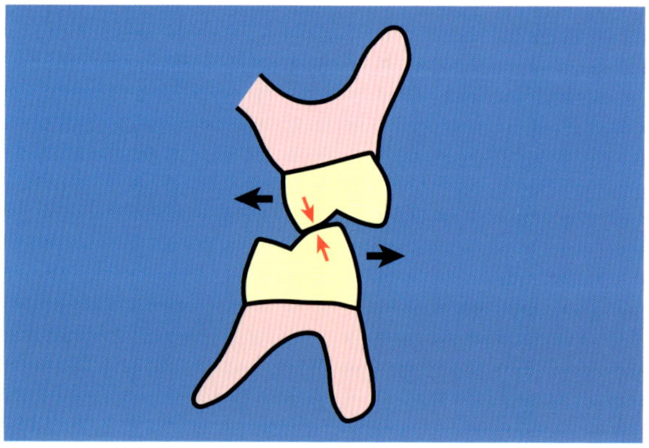

그림 2-18. 인공치 사면의 조기접촉으로 의치가 옆으로 슬라이드합니다.

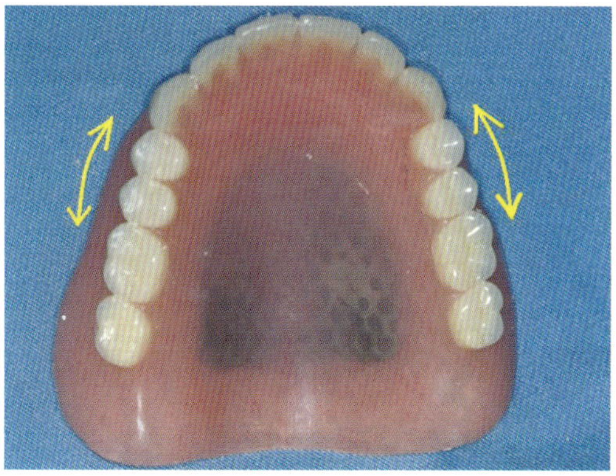

그림 2-19. 복합적 조기접촉의 경우에는 의치 전체가 수평적으로 회전하기도 합니다.

이 외에 하악의 기능이상 등에 의해 특수하게 교합접촉하는 경우도 있습니다. 예를 들어 교합접촉시키면 중심교합위에서 교합한 후 이번에는 하악 전체가 전방으로 습관성으로 이동하는 예가 있습니다. 이런 특수한 예를 제외하면 대부분 6가지 범주에 들어갑니다.

의치 조기접촉을 검사할 때는 이상 설명한 내용을 염두에 두고 손가락의 감각이나 눈으로 확인하면서 의치의 움직임을 검사하는 것이 최우선의 검사방법입니다. 그리고 이하와 같은 순서로 조기접촉을 판단하고 진단해 나갑니다.

4 실제 진단방법

조기접촉에 동반하는 의치의 동요를 염두에 두고 그림 2-3에 있듯이 상악 의치 양측 견치부에 손가락을 대고 환자에게 tapping을 지시합니다. 양 손가락에 전해오는 좌우 감각의 차이, 교합음의 맑은 정도, 의치의 침하, 회전 및 미끄러짐 등의 움직임을 관찰하고 다음의 내용을 추측합니다.

- **전체적으로 균등하게 물리고 있는지, 아니면 어딘가에 조기접촉이 있는지.**
- **조기접촉이 있다면 좌우 어느 쪽인지, 아니면 구치부인지 전치부인지.**
- **구치부라면 비교적 전방인지, 아니면 최후구치부인지.**
- **조기접촉의 종류는 타입 (a)의 의치 침하와 회전이 주체가 되는지, 아니면 타입 (b)인 의치의 슬라이드가 주체가 되는지, 아니면 복합적인지.**
- **의치의 동요는 그 결과 어떤 양상을 보이는지 (앞의 ①…⑥에서 어느 분류에 해당되는지).**

이상의 과정을 확실하게 검토하면 의치 교합의 조기접촉이 어느 부위에서 어느 정도 있는지 대충은 추측할 수 있습니다(물론 전부는 아니지만). 이 단계에서 비로소 교합지로 확인을 합니다. 조기접촉이 있다고 추측한 부분을 중심으로 교합지를 사용해 확인하고 실제 표시된 부분 중에서 진짜 조기접촉이 있는 곳이 어디인지 진단하면서 아래에 소개하는 교합조정 순서대로 작업을 진행합니다.

5 리마운트와 구강 내 조정, 어떤 방법이 정확할까?

이 장에서는 주로 구강 내 의치 교합의 확인과 조정에 주안점을 두고 서술하겠는데, 이 방법으로 모두 해결할 수 있는 것은 아닙니다.

필자의 개인적인 견해이며, 다음의 증례라면 구강 내 교합조정이 가능하다고 생각합니다.

① 의치의 촉진, 시진 시 미끄러지는 교합의 범위가 1mm 이하라고 추측되는 경우

② 구치부 교합이 심하게 저하되지 않고 교합조정을 해도 교합고경이 크게 낮아지지 않는 경우

③ 구치부 교합접촉의 틀어진 패턴이 의치의 침하 및 회전을 주체로 하고, 사면 대 사면의 미끄러짐의 요소가 비교적 적은 경우

①에서 ③의 조건을 충족시키는 예는 임상에서 60~70% 정도가 된다고 생각합니다.

즉, 위의 조건을 충족시키지 않는 증례는 다른 기법을 사용해 대응할 필요가 있습니다. 바꿔 말하면 다음의 증례는 구강 내 교합조정에 적합하지 않다고 할 수 있습니다.

① 촉진, 시진 시 미끄러지는 교합의 변위가 1mm를 넘는다고 추측되는 경우

② 구치부 교합고경이 낮아져 있고, 만약 전악적으로 교합을 조정하면 교합고경이 크게 낮아지리라 예상되는 경우

③ 틀어진 교합접촉이 사면 대 사면의 미끄러짐의 요소가 많은 경우

④ 의치가 미묘하게 틀어지고 미끄러지지만 촉진과 시진으로 조기접촉의 위치를 정확하게 짐작하기가 곤란한 경우

이와 같이 구강 내 교합조정이 곤란하다고 생각되는 증례에 유효한 기법은 check bite에 의한 의치 리마운트와 교합기 상의 교합조정입니다. 鹽田은 이 기법을 '연화 파라핀왁스 구치부 교합법'이라 명명하고 의치를 안정시키는 방법으로 적극적으로 권장하고 있습니다(문헌 7).

의치의 리마운트는 번잡하게 생각되는 측면도 있지만, 얻을 수 있는 교합의 정밀도는 구강 내에서 진행하는 방법에 비해 확실히 한 단계 위에 있습니다. 따라서 구강 내 조정에 구애받지 않고 필요하다면 보다 유효한 수단을 사용하는 신속한 판단이 중요합니다.

또한 초보자에게는 자신이 만든 교합의 적절성을 직접 교합기 상에서 확인하고 판단할 수 있다는 점에서 큰 장점이 있습니다.

필자는 임상현장에서 주로 구강 내에서의 조정을 주로 하면서 증례에 맞게 리마운트법을 적절하게 선택 · 사용하고 있습니다.

리마운트의 참고증례

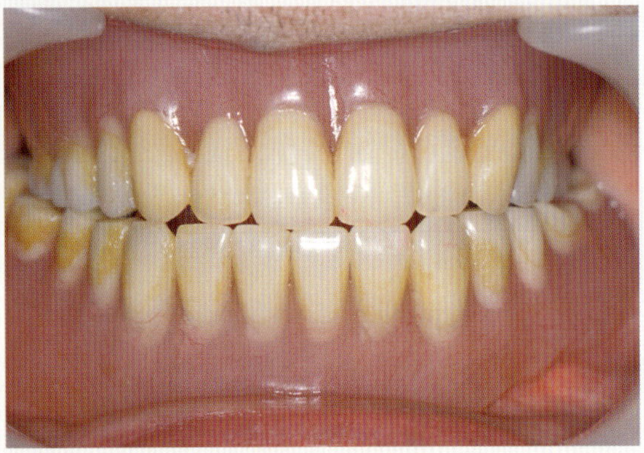

그림 2-20. 필자가 총의치를 제작하고 10여 년이 경과한 증례인데 최근 교합할 때 안정감이 떨어져 내원했습니다.

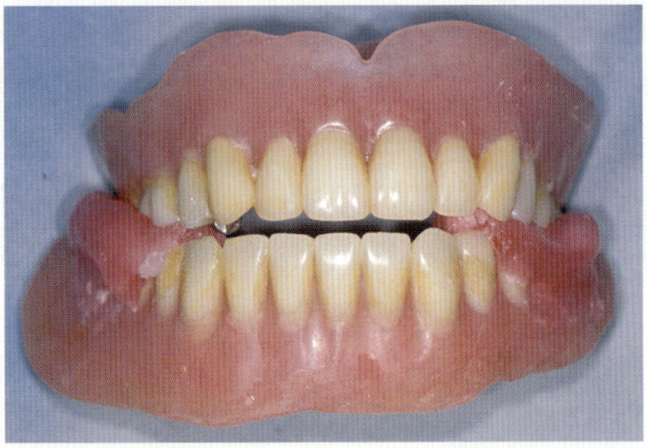

그림 2-21. 구강 내 교합을 확인한 결과 미묘한 변위 정도를 정확하게 짐작하기가 곤란하다고 판단해 파라핀왁스로 check bite를 채득했습니다.

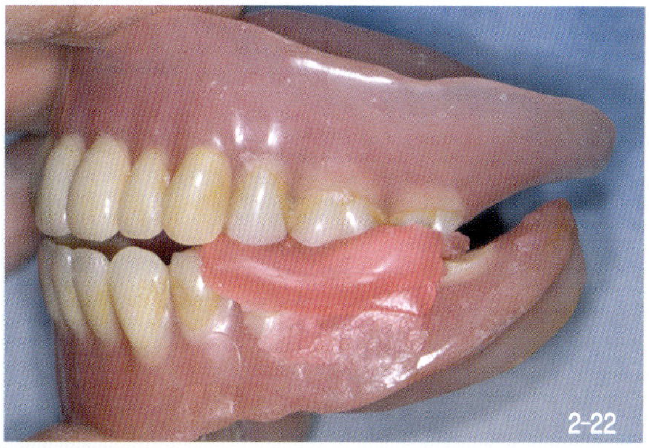

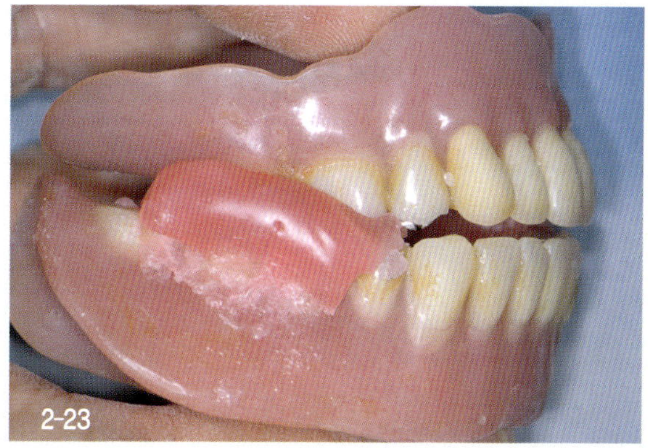

그림 2-22, 2-23. Check bite는 어느 정도 두께가 있고 전치부에 공간이 뜨도록 합니다.

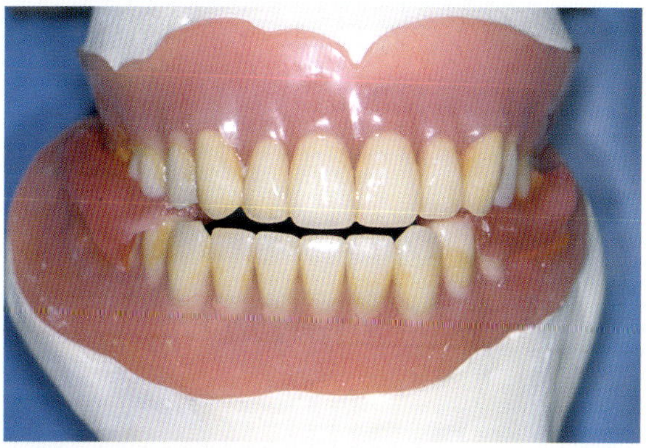

그림 2-24. Check bite를 매개로 교합기에 부착한 상태입니다.

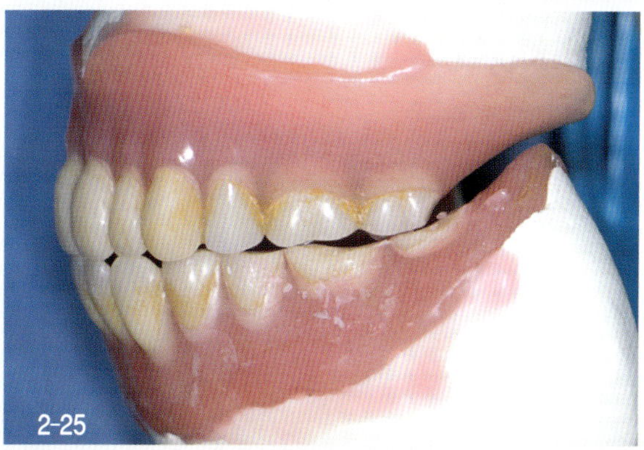

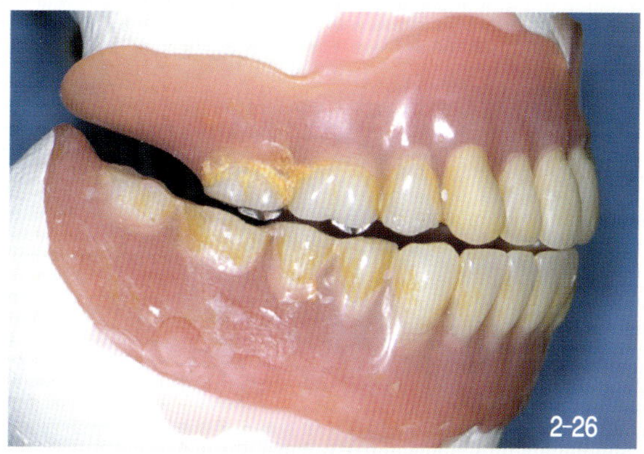

그림 2-25, 2-26. Incisal pin을 풀고 구치부를 교합시켜 보면 전체적으로 교합접촉 관계가 애매하다는 것을 알 수 있습니다.

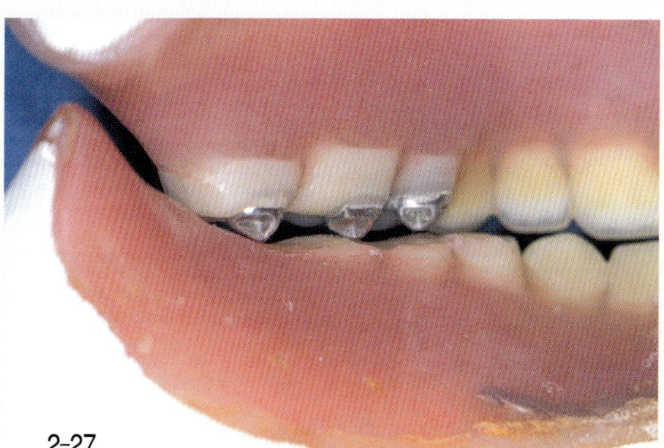

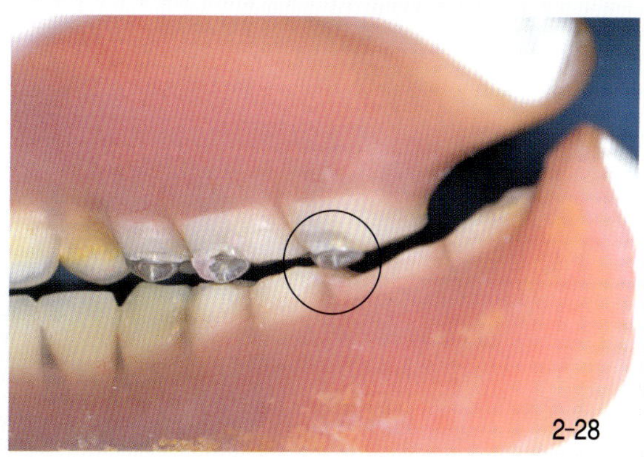

그림 2-27, 2-28. 구치부의 교합관계를 뒤쪽에서 확인한 그림입니다. 우측 대구치부를 보면 상악 설측교두와 하악 구치부 교합면 사면에 조기접촉이 있는 것을 알 수 있습니다.

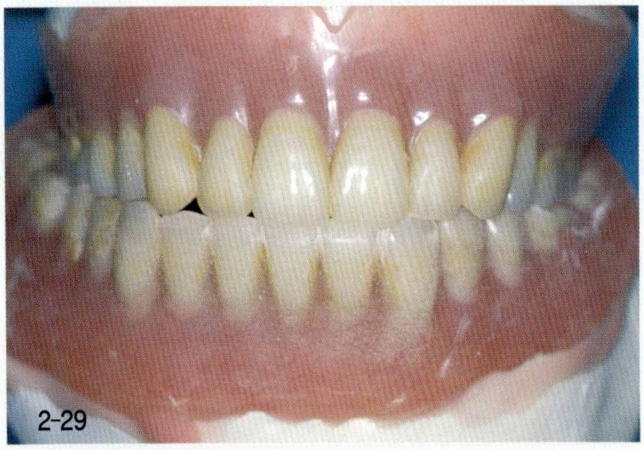

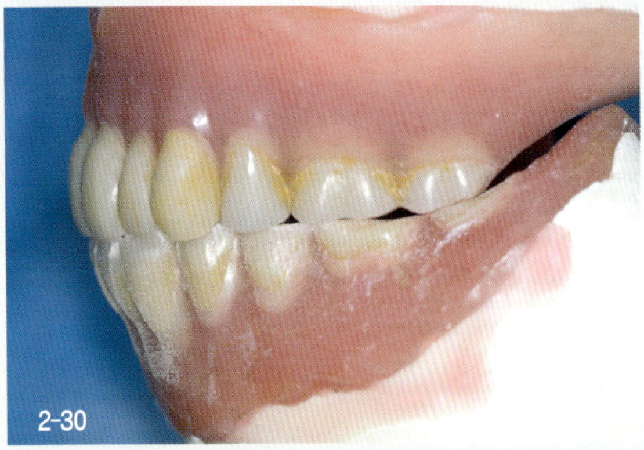

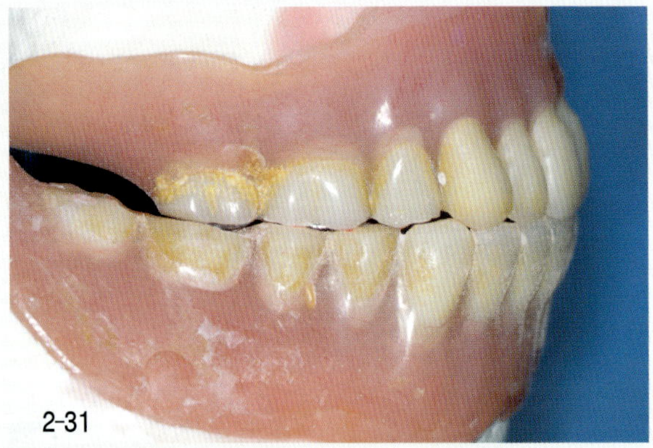

그림 2-29~2-31. 교합기 상에서 교합을 조정하고 균등하게 물리도록 조정한 상태입니다.

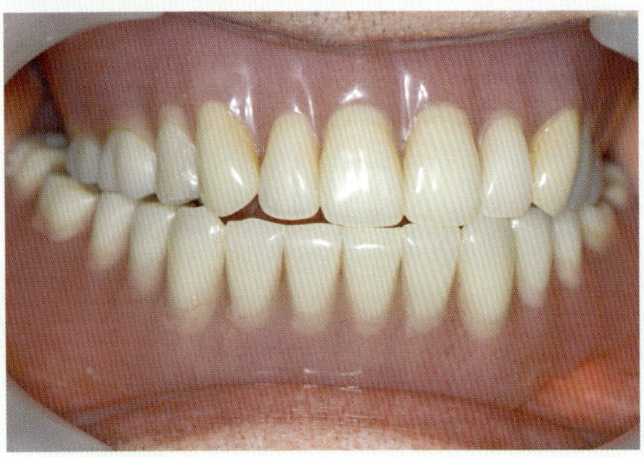

그림 2-32. 조정을 종료하고 구강 내에 장착한 상태입니다. 이 조작으로 교합 시 안정감이 예전보다 개선되었습니다.

이 외에도 구치부 교합이 저하된 증례에 대해 즉시중합레진을 블록모양으로 축성해 교합관계를 균등하게 만드는 의치 개조방법이 있습니다.

이 방법은 구강 내에서 진행하고 리마운트가 필요 없다는 장점이 있지만 즉시중합레진이 마모하고 인공치 형태를 정확하게 부여하기가 곤란한 점이 있습니다.

그래서 필자는 신의치 제작을 전제로 하는 경우, 구의치를 임시로 개조할 때 교합 개선을 위한 수단으로 이 방법을 사용하고 있습니다.

6 어떤 교합면 형태와 양식이 적절할까?

24쪽의 '3. 의치에 있어서 바람직한 교합관계란' 에서 언급했듯이 적절한 교합상태는 의치를 tapping시켰을 때 옆으로 움직이지 않는 상태가 기본이 됩니다. 의치가 옆으로 움직이면 상 내면에 통증이 발생하고 의치 사용을 방해합니다.

이 점을 생각하면 교합 소면이 확실하게 재현된 full balance 교합은 교과서에 소개되고 있지만 실제로는 부여하기가 매우 어렵습니다(그림 2-33).

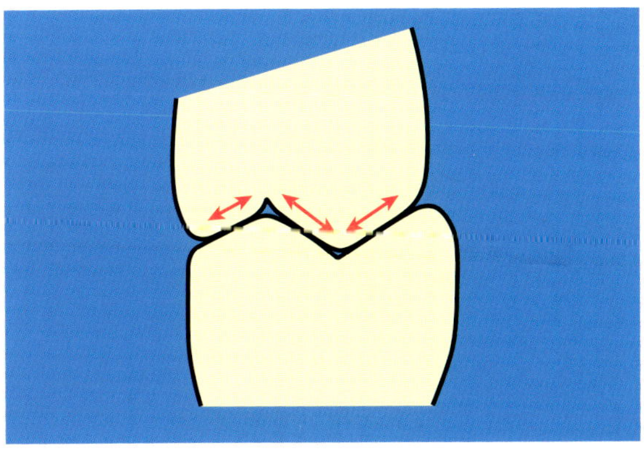

그림 2-33. 교합 소면을 부여한 full balance 교합은 그림과 같은 교합접촉을 보이는데 실제는 곤란한 경우가 있습니다.

그런 노력을 해도 교합면의 사면과 사면이 충돌해 의치가 좌우로 동요하는 증례가 많은 것 같습니다. 마찬가지로 측방가이드도 crown bridge처럼 각도를 주어 부여하면 오히려 측방운동할 때 의치가 전복되어 안정을 방해한다고 합니다.

따라서 필자가 실제 임상에서 의치에 부여하는 교합면 형태와 양식은 교과서에서 소개하고 있는 방법과 차이가 있습니다. 구체적으로는,

① 구치부 한쪽은 교두전개각을 크게 하여, 사면 대 사면의 충돌을 피한다.

이것은 즉, 한쪽 구치는 교두를 남기지만 다른 한쪽은 평평하게 삭제하는 것을 말합니다. 인공치 회사가 만든 해부학적인 교두형태는 결과적으로 없어지지만 이 방법을 이용했을 때 오히려 안정적으로 저작할 수 있는 증례가 훨씬 많은 것 같습니다.

보통은 면 대 점의 발상을 따르는 소위 lingualized occlusion 형태, 즉 상악 설측교두가 하악 구치부의 상대적으로 평평한 교합면에 접촉하는 교합양식을 채용하고 있습니다(그림 2-34). 왜냐하면 교합할 때 의치가 측방으로 동요하는 것을 방지하고 자르는 능력을 유지하기 위해서입니다. 단, 하악위가 일정하지 않은 증례나 상하악 치조제 크기가 다른 증례는 저작능력이 어느 정도 떨어질 것을 각오하면서 무교두치로 배열하고 면 대 면 접촉을 부여하기도 합니다(그림 2-35).

하악 구치가 자연치 및 크라운인 증례는 하악의 교합면 형태를 크게 변경하기가 곤란하므로 하악 협측교두가 기능교두가 되는 buccalized occlusion을 모방해 교합을 부여하고 있습니다(그림 2-36).

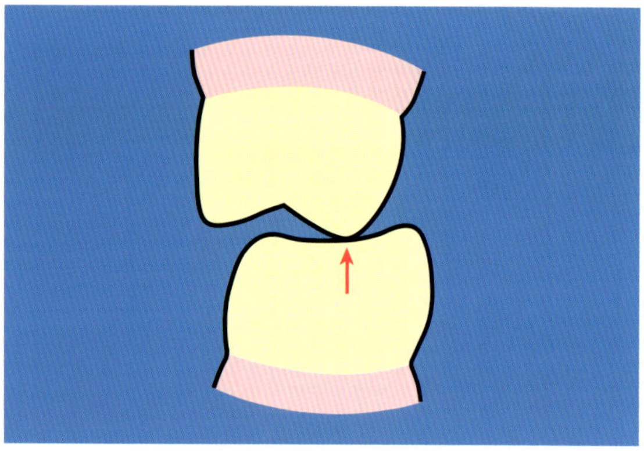

그림 2-34. 임상적으로 무난한 교합양식은 상악 설측교두가 하악 구치부 중심와에 교합접촉하는 lingualized occlusion입니다. 하악은 비교적 평평하게 수정합니다.

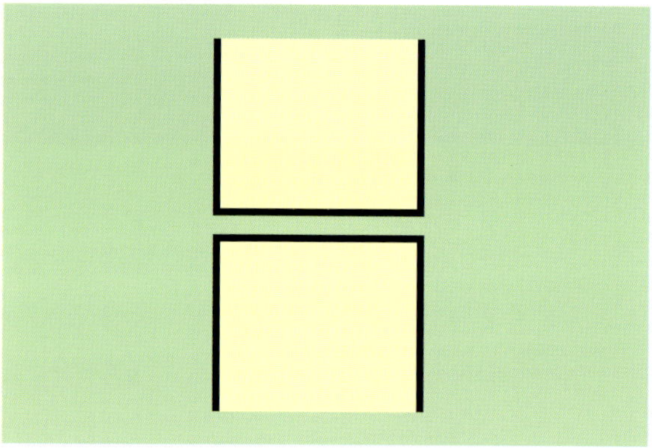

그림 2-35. 교합관계가 불안정한 증례는 교합면을 평평하게 조정해 교두가 없는 상태로 재현하기도 합니다. 단, 저작효율이 다소 떨어지는 것은 부정할 수 없습니다.

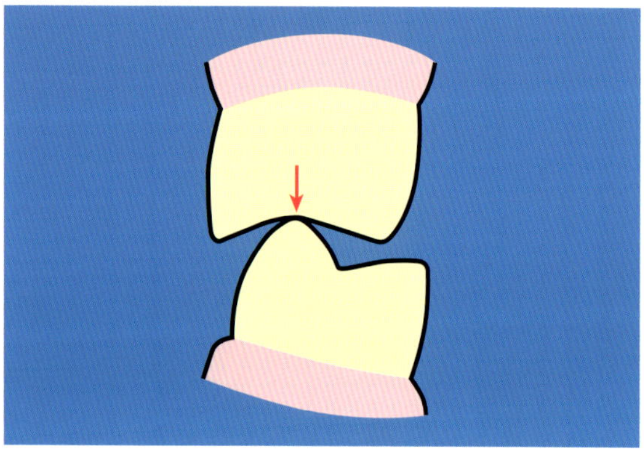

그림 2-36. 하악 구치에 자연치가 있어 삭제가 곤란한 경우에는 하악 협측교두가 상악 교합면에 교합접촉하도록 합니다.

② 구치부 5, 6번이 교합의 중심이 되고, 7번은 강하게 접촉하지 않도록 한다.

교합 시 하악 의치의 안정에 주안점을 두면 인공치 5, 6번 해당부의 치조제는 비교적 평탄하므로 그곳에 교합력을 집중시키는 것이 안정감을 얻기 쉽습니다.

반대로 하악 구후융기 부근에 배열된 하악 7번 인공치는 교합시키면 오히려 하악 의치가 전방으로 활주한다고 합니다. 따라서 7번을 너무 강하게 접촉시키지 않거나 평평하게 삭제하면 교합 시 의치는 안정됩니다(그림 2-37).

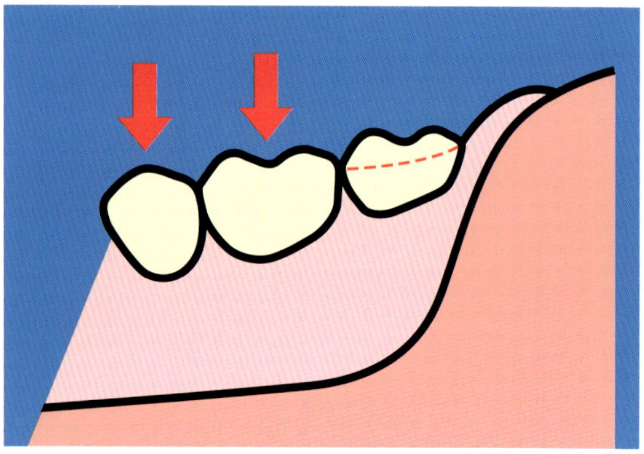

그림 2-37. 구치부는 5, 6번을 중심으로 교합접촉하도록 합니다. 7번은 약하게 교합시키거나 아니면 교합면을 삭제하여 오히려 교합접촉 시키지 않는 것이 무난하다고 생각합니다.

③ 전치부는 교합접촉 시키지 않는다.

구강 내에서 교합시켜 상하 전치부 사이에 0.5mm 정도의 공간이 생기면 의치는 안정됩니다. 이것을 교합접촉 시키면 오히려 상악 의치의 동요 및 이탈을 야기하게 됩니다. 상악 의치의 흡착불량의 많은 원인도 전치부의 교합접촉에 기인합니다. 또한 장기적으로 상악 전치부의 flabby gum을 야기할 확률이 높은 것 같습니다.

장기간 사용해 온 의치 중에서 환자는 저작장애 등을 호소하지는 않지만, 의외로 전치부가 긴밀하게 교합접촉해 있는 예가 종종 있습니다. 구치부의 교모로 인하여 전치가 점점 접촉하게 된 것이라 생각합니다.

이러한 증례의 상악 전치부 치조제를 검사해 보면, flabby gum이 되어 있을 확률이 높습니다. 이런 경우에는 하악 전치부의 절연을 다소 삭제하고 구치부로 교합접촉 하도록 조정하면 의치는 보다 안정됩니다.

전치부의 교합접촉 예

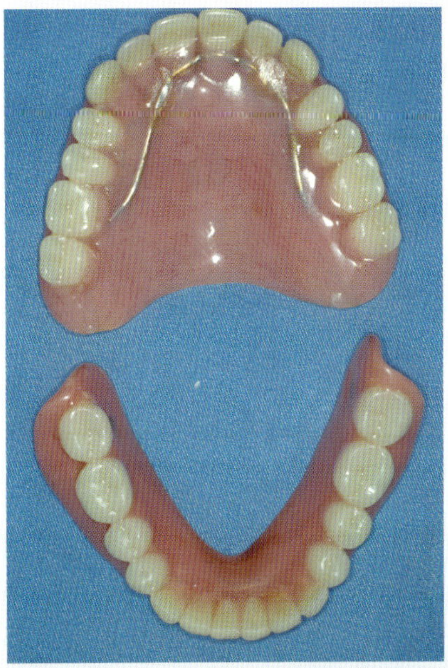

그림 2-38. 상악 의치가 헐거워져 내원한 환자의 상하 의치입니다. 상악 전치부 설측이 하악 전치부와 접촉해 마모된 것을 알 수 있습니다.

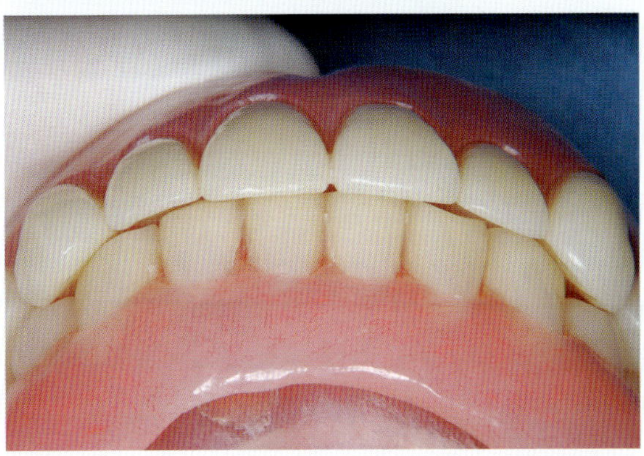

그림 2-39. 전치부의 접촉상태를 보면 하악 전치가 긴밀하게 교합하고 있는 것을 알 수 있습니다.

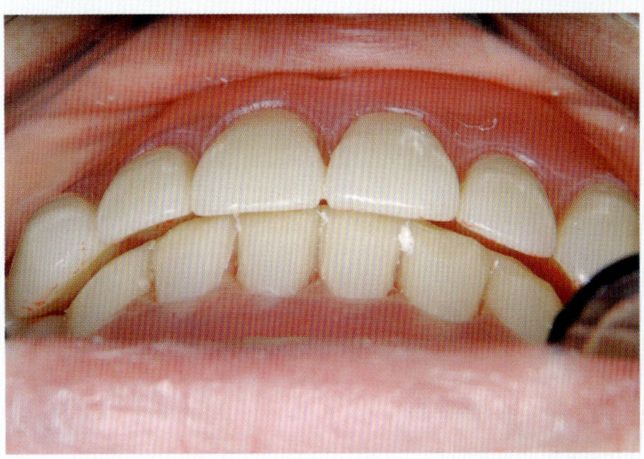

그림 2-40. 하악 전치부의 절연을 1mm 정도 삭제 조정해 공간이 살짝 생길 정도로 처리했습니다. 결과적으로 상악 의치의 흡착이 개선되었습니다.

④ 측방, 전방운동의 가이드는 완만하게 한다.

Crown bridge와 같은 측방 가이드를 부여하면 측방운동 할 때 의치가 동요하는 예가 많은 것 같습니다. 그래서 가이드는 완만하게 부여하는 것이 대책이라고 생각합니다. 평소 인공치를 배열하다 보면 측방운동 시에 3, 4번 부근에서 강하게 간섭하는 증례가 많으므로 미리 조정해 두는 것도 중요합니다. 상악 3번의 설측면, 4번의 협측교두 내사면, 하악 3번의 절연 및 4번의 협측교두 외사면을 삭제하면 좋습니다(그림 2-41, 2-42).

위의 견해에 기초해 실제 교합을 조정하고 있습니다.

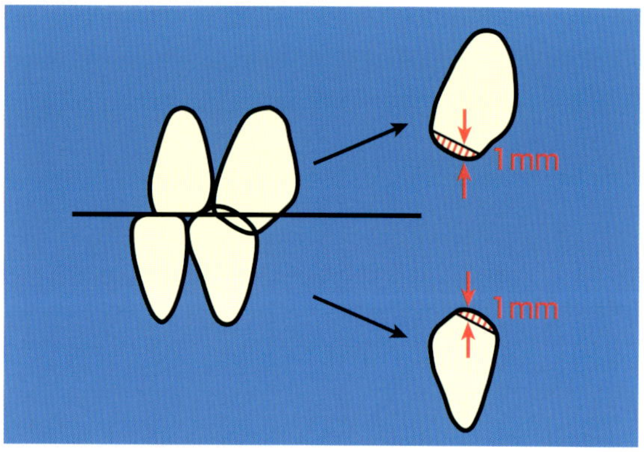

그림 2-41. 측방운동 시 견치는 사선부분에서 간섭이 많이 발생하므로 이것을 의도적으로 삭제해 두는 경우가 많습니다.

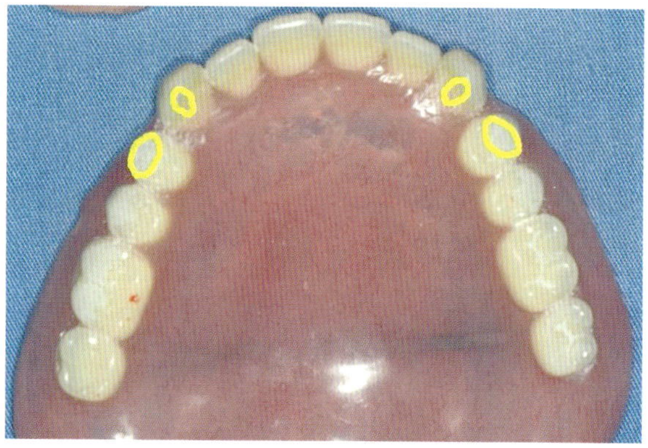

그림 2-42. 측방운동 시켰을 때 상악 의치의 노란 선으로 표시한 부분에서 많이 간섭하므로 이곳을 삭제하는 증례가 많습니다.

7 의치 교합조정의 원칙

'원칙' 이라고 하면 대단한 것 같지만, 교합조정을 함에 있어서 인공치를 삭제해 가는 순서 및 적극적으로 삭제해야 할 인공치 부분을 확인하는 작업은 필요하다고 생각합니다.

필자는 다음과 같은 방법으로 의치의 교합을 조정하고 있습니다.

① 먼저 전후적 간섭을 삭제한다.

가령 전치부에서 교합의 조기접촉이나 7번에서의 조기접촉이 관찰되는 증례(그림 2-7, 2-14, 2-15)에서는 다른 조기접촉부위는 차치해 두고 먼저 전치부와 7번부터 조정하기 바랍니다. 한 번에 모든 조기접촉을 제거하는 것이 아니라, 악영향을 끼칠 요소가 강한 부분의 조기접촉부터 손을 대는 것이 대책입니다. 전후적 간섭이 제거된 후, 구치부의 섬세한 조기접촉을 찾아 조정하는 순서가 경험적으로 타당하다고 생각합니다(그림 2-8~2-13, 2-38~2-40 참조).

② 구치부에서 교합간섭이 예상되는 부위는 처음부터 삭제한다.

일반적으로 대부분의 총의치용 구치부 인공치는 해부학적 형태로 제작되어 있어 조기접촉을 유발할 확률이 높다고 생각합니다. 필자의 경우, 구치부 교합은 lingualized occlusion을 부여하는 것을 기본으로 하기 때문에 상악 구치부의 협측교두 내사면이 접촉하지 않도록 이 부분을 미리 삭제해 둡니다.

Buccalized occlusion을 모방하여 교합을 부여할 때에는 상하가 반대가 되므로 하악 구치부 설측교두의 내사면을 선택적으로 삭제하게 됩니다(그림 2-34, 2-36 참조).

③ 구치부의 사면 대 사면의 간섭을 피할 수 있는 삭제방법을 시도한다.

앞의 항과도 관련이 있는데, 의치 교합에 유해한 사면 대 사면의 조기접촉을 없애려면 교두 대 평면의 교합관계를 만들면 됩니다. 하악 구치부의 교합면은 상악 설측교두가 접촉하는 부위를 남기고 해부학적인 형태가 없어질 것을 각오하면서 비교적 평탄하게 정리해 갑니다(그림 2-43).

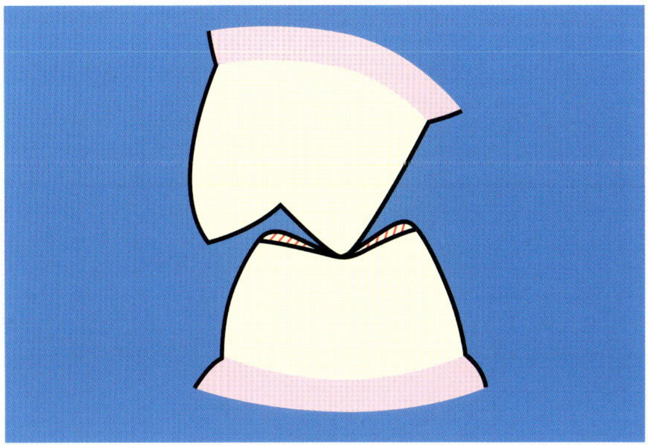

그림 2-43. 의치 교합에 유해한 사면 대 사면의 간섭을 제거하려면 먼저 하악 구치의 중심와 주변을 삭제하는 것이 한 가지 방법입니다. 이것은 lingualized occlusion을 만드는 준비가 되기도 합니다.

④ 구치부 교합 조정이 완료되면 항상 전치부 교합접촉을 확인한다.

전치부에 조기접촉이 있어 이것을 수정한 후 구치부 교합을 조정해 가다 보면 교합고경이 점점 낮아져 전치부가 다시 조기접촉 하는 경우가 종종 있습니다.

따라서 구치부를 조정한 후 항상 전치부 바이트를 확인하고, 다시 조기접촉이 관찰되면 조정하여야 합니다.

표 2-3 의치 교합조정의 원칙

① 먼저 전후적 간섭을 제거한다.

② 구치부에서 간섭이 예상되는 부위는 미리 삭제해 둔다.

③ 구치부에서 사면 대 사면의 간섭을 제거한다.

④ 교합을 조정할 때는 항상 전치부의 바이트를 확인한다.

8 실제 의치의 교합조정 수순

지금까지 소개한 의치 교합조정의 주의점과 원칙에 입각해 실제 수순을 소개하겠습니다.

전치부에 조기접촉이 있고 그것을 조정하면 구치부에 경미한 조기접촉이 관찰되는 증례를 생각해 보았습니다. 실제 예도 소개하므로 비교하면서 보기 바랍니다. 몇 번이고 말씀드리는 것이지만, 모든 증례가 구강 내 조정으로 대응할 수 있는 것은 아니라는 것입니다. 리마운트 술식의 채용 여부도 항상 고려하기 바랍니다.

① 먼저 의치의 조기접촉을 촉진 및 시진으로 검사합니다.

31쪽의 '실제 진단방법' 항목에서 기술한 형태대로 조기접촉의 패턴과 그 부위를 진단합니다.

② 어느 정도의 교합 오차(미끄러짐)가 있는지를 추측합니다.

미끄러짐의 양이 1mm 이내이고, 교합조정으로 대응할 수 있다고 판단되는 증례는 ③ 이후의 공정을 진행합니다. 미끄러짐의 양이 1mm 이상이고, 정도가 심해 교합조정으로 대응이 곤란한 경우에는 리마운트법을 이용해 교합기 상에서 조정 및 인공치 재배열을 선택합니다.

③ 조기접촉을 유발하는 전치부는 눈으로 직접 확인하면서 삭제합니다.

보통은 하악 전치부 절연이 구치부에 비해 상대적으로 긴 증례가 많으므로 교합상태를 확인하면서 하악 전치의 절연을 1~1.5mm 정도 삭제합니다(그림 2-44).

단, 하악을 삭제했을 때 형태에 문제가 생기는 증례라면 상악 전치부의 두께를 측정하면서 상악 전치부 설면을 삭제합니다.

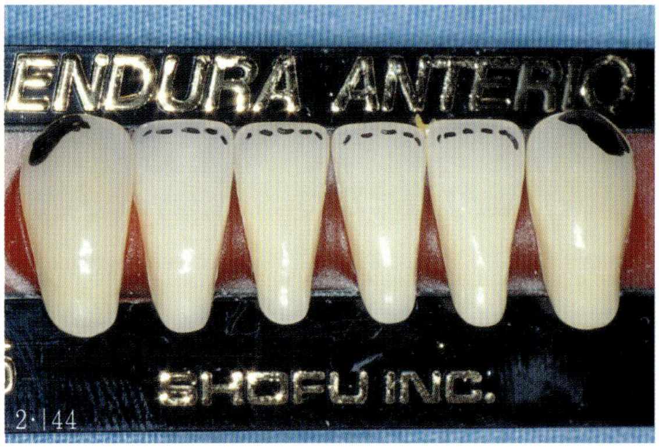

그림 2-44. 전치부 조기접촉이 있는 경우에는 먼저 하악 전치부 절연을 그림처럼 삭제합니다.

④ 다시 촉진 및 시진하고 의치의 조기접촉 유무를 확인합니다.

전치부의 조기접촉이 해결되면 구치부의 조기접촉을 찾을 수 있게 됩니다.

이때 좌우 어느 쪽 구치부가 더 강하게 접촉하는지 확인합니다. 접촉이 강한 측 구치부부터 교합을 조정합니다.

⑤ 조기접촉이 예상되는 구치부의 교합면을 미리 삭제합니다.

이렇게 하면 이후 단계의 교합조정이 편해집니다. Lingualized occlusion을 적용하므로 상악 구치부의 설측교두가 기능교두가 되어 교합접촉하고 나머지 교두는 교합접촉 시키지 않는다는 것이 기본이 됩니다(그림 2-45~2-47).

상악 인공치 협측교두 내사면, 하악 인공치 협측 · 설측교두 내사면, 하악 4번의 원심와의 근심부 교두 사면을 어느 정도 평탄하게 삭제하기 바랍니다(그림 2-48, 2-49).

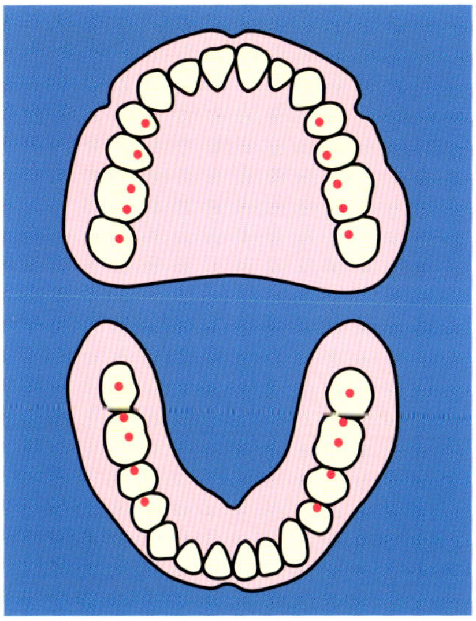

그림 2-45. 구치부의 교합은 상악 설측교두가 접촉하는 lingualized occlusion에 가까운 형태를 지향합니다. 이상적으로 교합접촉점은 좌우 합쳐서 총 10점이지만, 실제는 이것보다 적게 조정하는 경우가 많습니다.

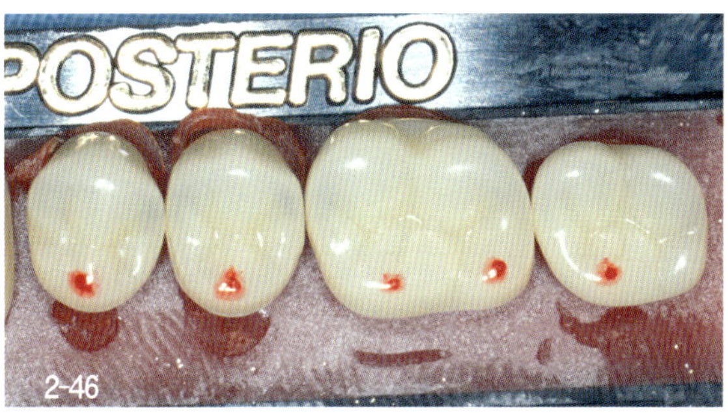

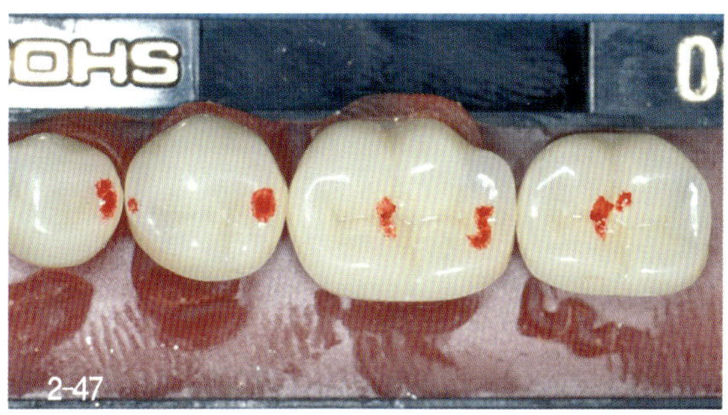

그림 2-46, 2-47. 구치부 인공치에서 교합접촉할 점을 붉게 표시했습니다. 이 점 이외에는 교합간섭이 일어나지 않도록 처음부터 어느 정도 삭제해 둡니다.

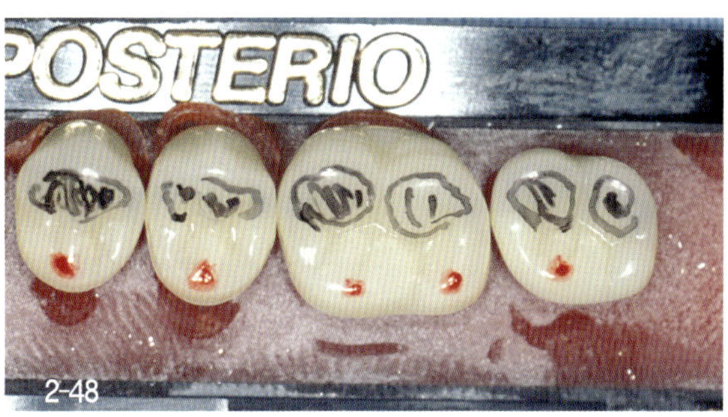

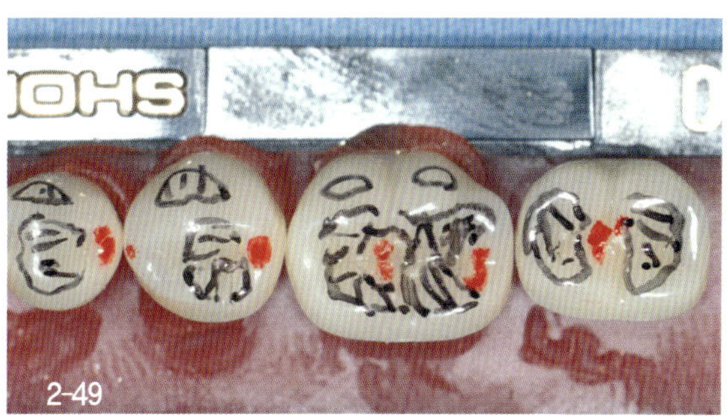

그림 2-48, 2-49. 구치부 인공치에서 처음부터 삭제해야 할 곳을 검정색 사선으로 표시했습니다. 특히 하악 인공치의 해부학적인 형태가 어느 정도 상실되는데 어쩔 수 없다고 생각합니다.

몇 번이고 말씀드리지만, 하악 구치가 자연치 및 크라운인 증례는 이 교합양식을 채용할 수 없으므로 상하 반대의 buccalized occlusion이 되고 삭제할 곳도 상하 반대가 되므로 주의하기 바랍니다.

⑥ 좌우 어느 한쪽 구치부부터 교합을 조정합니다.

조기접촉의 정도가 강하리라 예측되는 좌우 한쪽 구치부 사이에 교합지를 끼우고 tapping을 지시합니다.

이때에 처음으로 교합지를 사용합니다. 상악 구치의 설측교두는 남겨 두고 다른 구치부의 교합면에서 교합지로 인기된 곳을 확인합니다. 그리고 그 중에서 붉은 표시가 강한 부위만 골라 삭제해 갑니다(교합지로 인기된 부분을 모두 삭제해서는 안 됩니다).

이때 단순히 인공치 교합면의 붉은 표시만 보는 것이 아니라, 교합 시 홀더에 전해지는 감촉에도 주의하세요. 이 감촉도 교합의 적합 여부를 판단하는 정보가 됩니다.

삭제할 때는 사면 대 사면의 접촉이 되지 않도록 하악 교합면이 비교적 평평한 절구처럼 되도록 하고, 의치가 측방으로 움직이지 않는 점 대 면의 접촉이 되도록 주의하기 바랍니다. 또한 상악 협측교두 내사면에 접촉부가 계속 나오면 이곳도 삭제하세요.

⑦ 구치부에서 의치의 상하적 침하를 일으키는 조기접촉을 삭제합니다.

전 항에서 기술한 바와 같이 점 대 면의 교합양식을 지향하면서 구치부 교합을 조정하다 보면, 교합 시의 미세한 의치의 미끄러짐이 없어지고, 의치의 움직임은 강하게 접촉하는 구치 부분에서 의치상의 상하적인 침하와 이에 동반하는 미세한 의치의 회전(정면에서 관찰한 롤링운동)이 주로 발생하게 됩니다.

촉진과 시진을 통해 교합 시 의치의 감촉을 확인하면서 교합이 높다고 생각되는 좌우 어느 한쪽의 구치부에 교합지를 물립니다. 그리고 하악 구치부 교합면에서 상악 설측교두와의 교합접촉점이 붉은 색으로 강하게 표시되는 부분을 넓고 둥글게 삭제하기 바랍니다.

이 조작을 진행하면 의치 좌우 교합의 강도가 점점 균등해지는 것을 느낄 수 있게 됩니다. 주의할 점은 항상 촉진과 시진을 통해 의치의 움직임을 감지하는 것입니다.

⑧ 반대측 구치부의 교합도 확인합니다.

교합이 높다고 판단한 측의 교합을 ⑤, ⑥, ⑦ 순서로 조정했다면, 이번에는 반대측도 똑같이 확인합니다. 조기접촉이 감지되면 같은 수순으로 삭제할 부분을 추측, 결정하고 조정합니다.

⑨ 전치부 교합도 수시로 확인합니다.

구치부 교합을 조정하다 보면 교합고경이 점점 낮아지게 되는데, 먼저 삭제해 접촉하지 않게 된 전치부가 다시 접촉하는 경우가 종종 있습니다.

수시로 전치부 교합을 촉진, 시진하고 조기접촉이 관찰되었을 때에는 전치부를 다시 삭제 및 조정합니다.

또한 증례에 따라서는 상하 의치상의 후연부가 충돌하는 경우도 있습니다. 특히 교합고경이 낮게 설정된 증례는 이 부분에 주의하고 접촉이 관찰되면 상을 얇게 조정해 접촉하지 않도록 합니다(그림 2-15).

⑩ 위의 과정을 반복해 교합을 균등하게 만듭니다.

④에서 ⑨까지 과정을 2~3회 반복합니다. 구치부 교합관계가 측방으로 움직이지 않고 균등해지면 교합조정은 거의 완료됩니다.

⑪ 측방운동을 조정합니다.

Tapping 시 교합조정(중심교합위에서 조정)이 거의 종료된 시점부터 측방운동을 진행합니다.

의치 교합에서 중요한 것은 중심교합위에서의 균형입니다. 필자는 이것이 교합의 90%를 차지한다고 생각합니다. 따라서 측방운동은 마지막으로 마무리하는 성격을 갖고 있습니다.

구체적인 기준은 의치를 측방으로 운동시켰을 때에 의치가 전복하지 않아야 합니다. 따라서 인공치 3, 4번 부근의 접촉을 삭제하고 4, 5, 6번에서 완만한 가이드를 부여하고 있습니다(그림 2-42).

⑫ 교합조정 종료의 기준

이상의 과정을 통해 의치의 교합상태는 균형을 잡아가게 됩니다. 교합조정을 완료하는 시점에서는 다음의 조건을 만족시켜야 합니다.

- **Tapping 시 의치의 촉진(觸診)이 좌우균등하게 감지되고 의치의 걸림이나 미끄러지는 느낌이 없다.**
- **Tapping 시 의치를 시진(視診)했을 때 구치부가 좌우균등하게 다소 침하하는 것 외에는 다른 움직임은 없다.**
- **Tapping 시 의치의 교합음이 짧고 가벼우며 맑은 소리를 내고 길어지거나 탁한 소리가 없다.**
- **상악 의치는 조정 전보다 흡착이 개선되었다.**
- **환자에게 tapping을 지시하고 안정감이 느껴지는지를 확인하도록 한다.**

⑬ 그래도 교합이 불안정할 때에는

앞에서도 언급했지만, 구강 내 교합조정으로 모두 해결되는 것은 아닙니다. 교모되어 구치부 교합이 내려가 거상이 필요한 증례는 처음부터 구강 내 교합조정 대상에서 제외됩니다.

또한 처음에 교합을 조정해 대응할 수 있다고 생각해 조정을 반복했는데 잘 되지 않는 증례도 분명히 있습니다. 필자의 경험상 구강 내에서 조정을 반복해도 교합 시 미끄러짐이 남는 증례나 복수의 조기접촉이 있어 의치가 복수의 점을 시소하듯이 동요하는 증례도 있습니다.

이런 증례는 check bite를 채득해 교합기에 리마운트하기 바랍니다. 그러면 발견하지 못한 조기접촉의 포인트를 교합기 상에서 찾아내고 교합관계를 보다 정확하게 부여할 수 있습니다.

이상으로 의치 교합의 진단과 조정방법에 대해 기술해 보았습니다. 이 방법에 익숙해지면 의치상태가 확실히 개선되므로 부디 습득해 두었으면 합니다.

실제 교합조정의 예-1

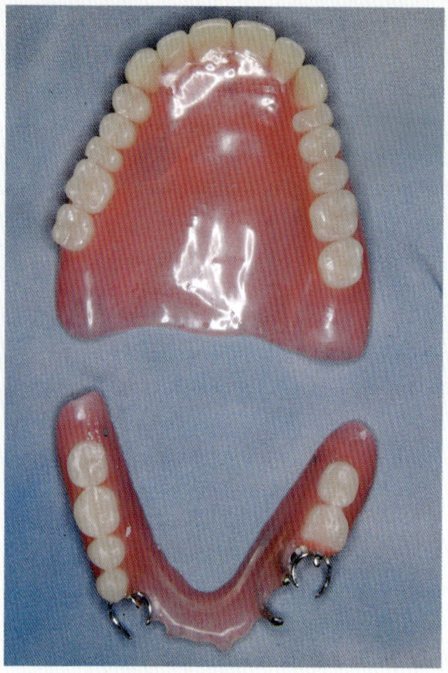

그림 2-50. 의치의 불안정 및 상악 의치의 흡착불량을 호소하며 내원한 환자의 의치입니다. 하악에는 잔존치가 보입니다. 이런 증례는 잔존치 부분에 조기접촉이 관찰되는 증례가 많습니다.

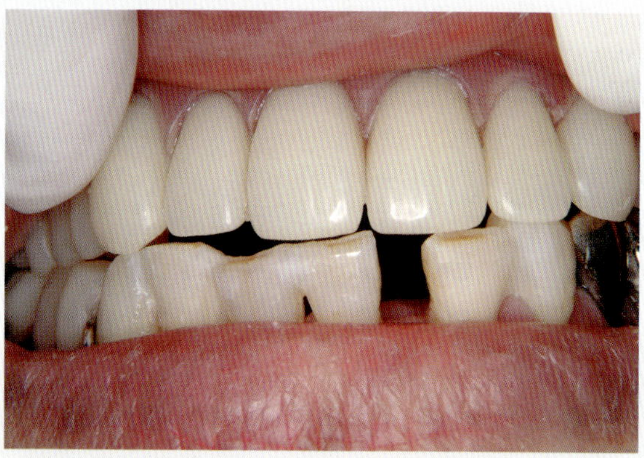

그림 2-51. 교합 시 의치의 움직임을 손가락으로 촉지해 보면 전치부의 조기접촉을 알 수 있습니다.

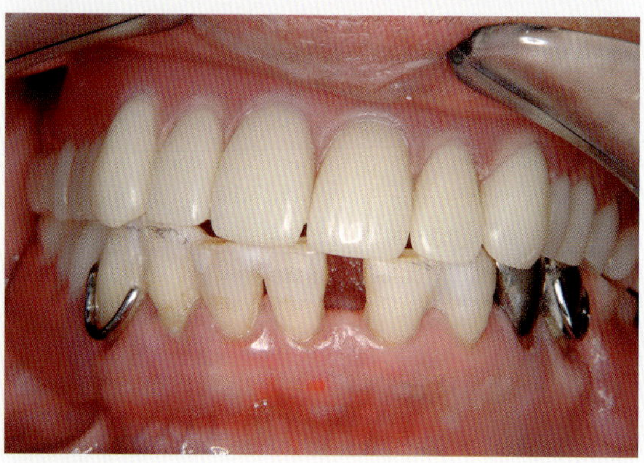

그림 2-52. 하악 좌우 2, 3번의 절연이 길어 상악 의치와 충돌하기 때문에 이 부분을 표시하고 삭제하도록 합니다.

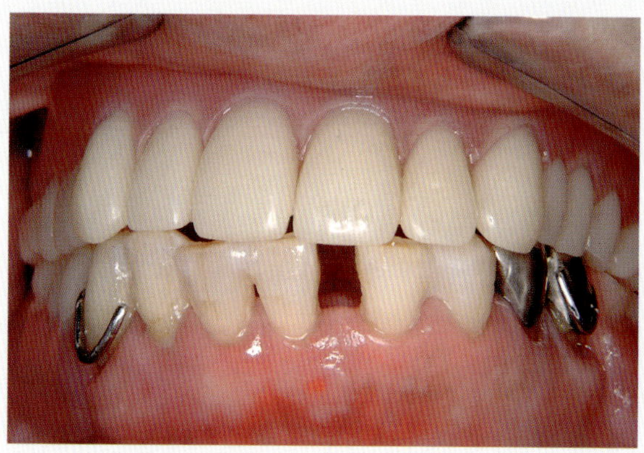

그림 2-53. 하악 전치부 절연을 삭제한 그림입니다.

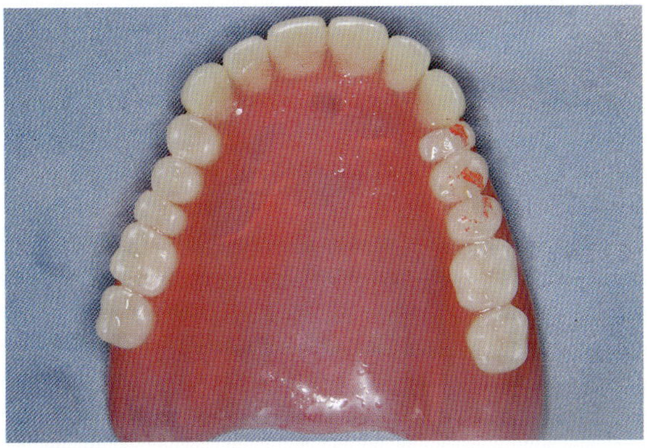

그림 2-54. 전치부의 조기접촉을 제거한 후 구치부 조기접촉의 유무를 확인합니다. 손가락으로 촉지해 좌측 구치부가 높다는 것을 알았습니다. 교합지로 확인했더니 좌측 4, 5번이 강하게 접촉했습니다.

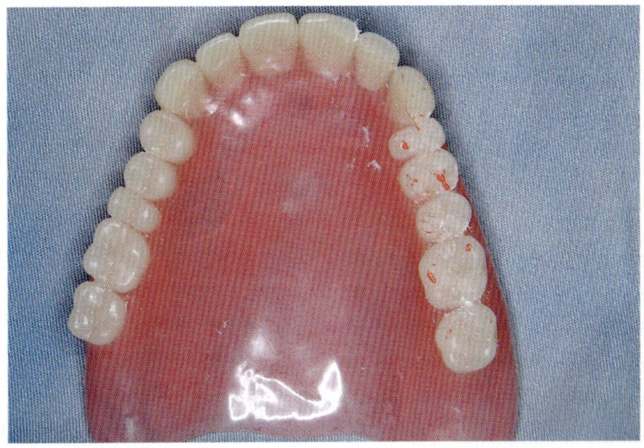

그림 2-55. 상악 4, 5번의 협측교두 내사면을 간섭을 피하는 형태로 크게 삭제하면서 좌측 구치부가 균등하게 교합하도록 조정했습니다.

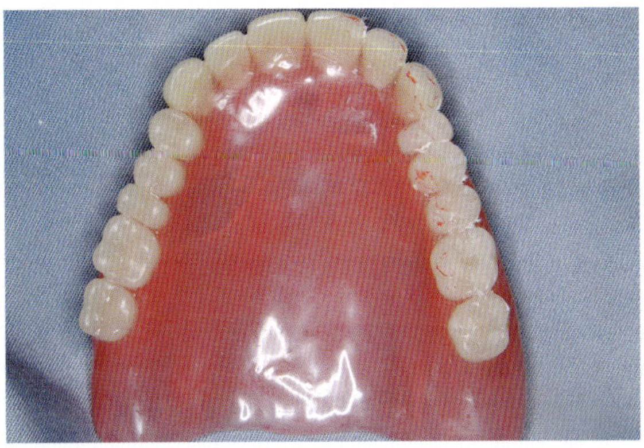

그림 2-56. 측방 가이드도 적절히 확인하면서 좌측 교합을 조정한 그림입니다.

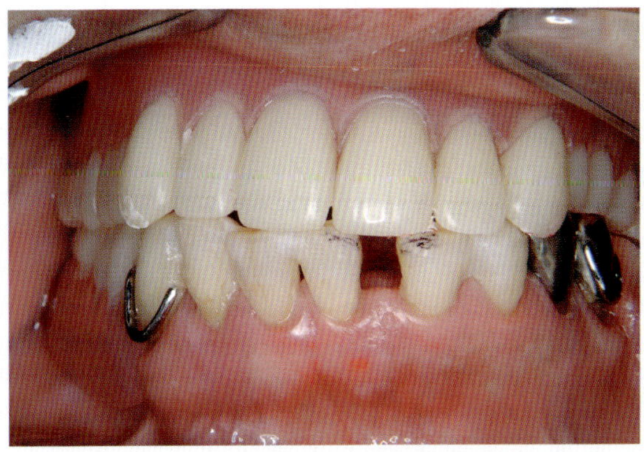

그림 2-57. 구치부의 교합을 조정하다 보면 교합고경이 다소 낮아지게 되고, 전치부에 다시 조기접촉이 생기게 됩니다. 그때에는 전치부 교합을 다시 조정합니다. 그림에서는 하악 전치부 우측 1번과 좌측 2번의 절연을 삭제했습니다.

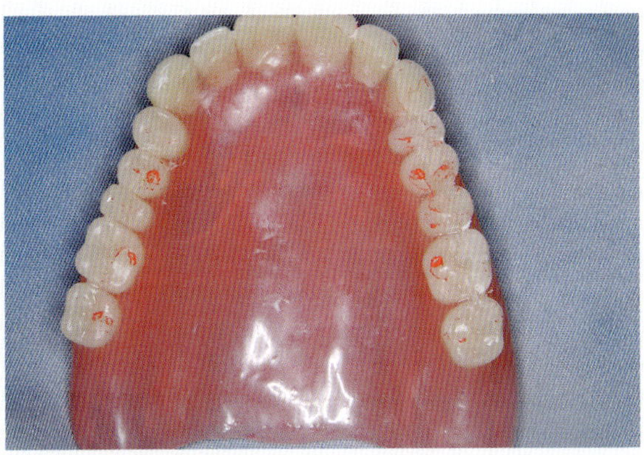

그림 2-58. 촉진으로 좌우 구치부가 균등하게 교합하는 것이 느껴지면 상악 설측교두만 접촉하도록 형태를 수정하면서 교합을 조정해 갑니다. 그림은 조정이 거의 종료된 상태입니다.

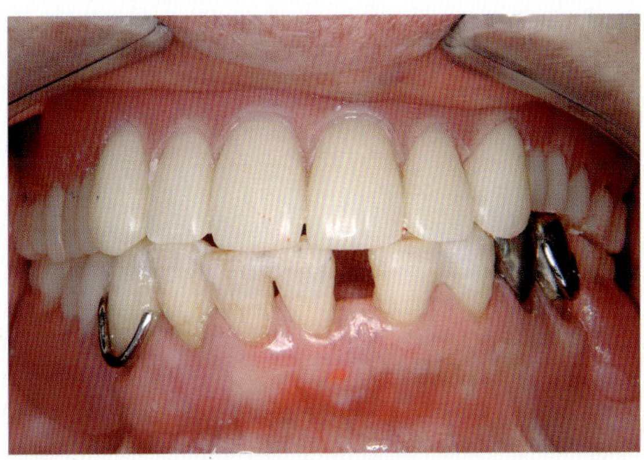

그림 2-59. 전체적인 교합조정이 종료된 후 구강 내 교합상태입니다. 상악 의치의 흡착은 개선되었습니다.

실제 교합조정 예-2

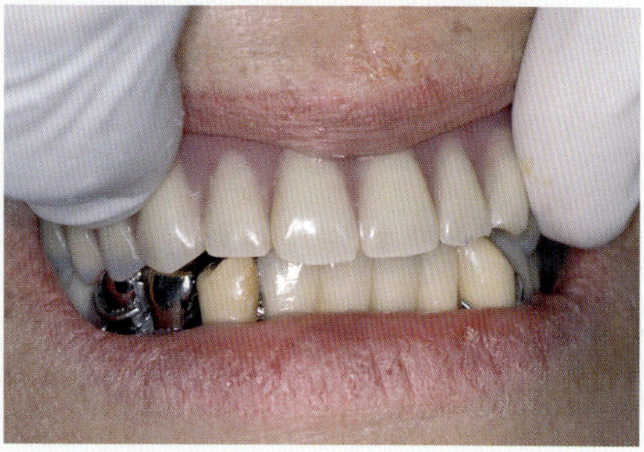

그림 2-60. 상악 의치의 부조화를 호소하며 내원한 환자입니다. 먼저 술자의 손가락으로 의치의 교합을 확인합니다. 촉진해서 우측 구치부의 조기접촉과 의치의 회전을 확인했습니다.

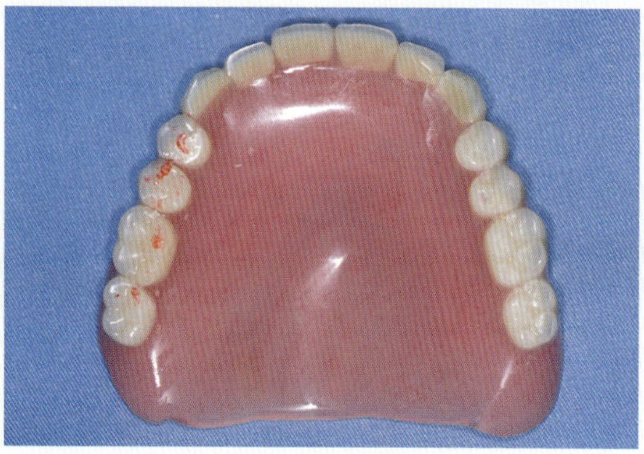

그림 2-61. 교합지로 우측 구치부의 조기접촉을 확인했더니 4, 5번을 중심으로 강한 접촉이 관찰되었습니다.

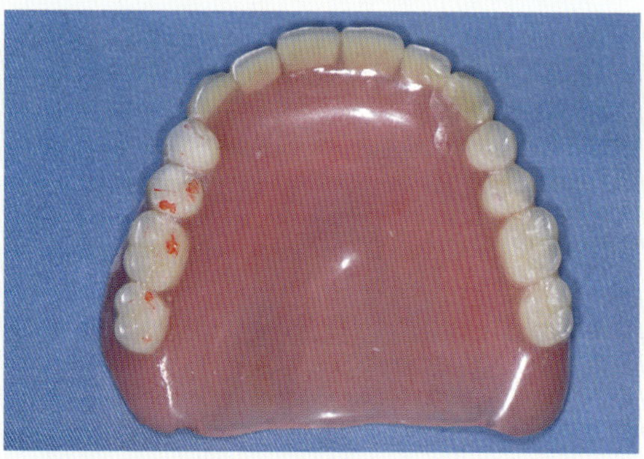

그림 2-62. 우측 상악 4, 5번의 협측교두 내사면을 크게 삭제하면서 우측 구치부만 교합을 조정해 갑니다.

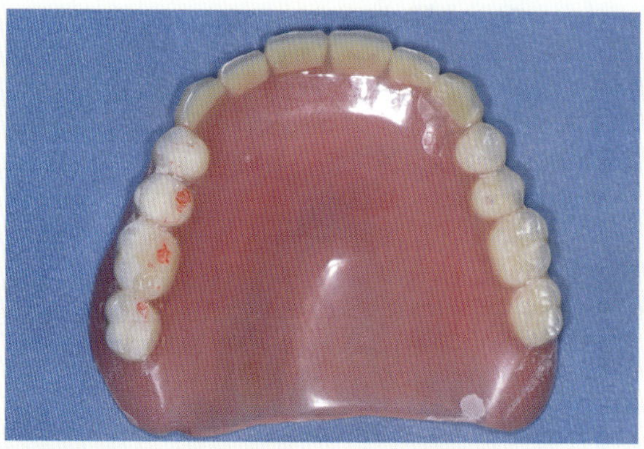

그림 2-63. 구치부의 설측교두만 접촉하도록 조정했습니다.

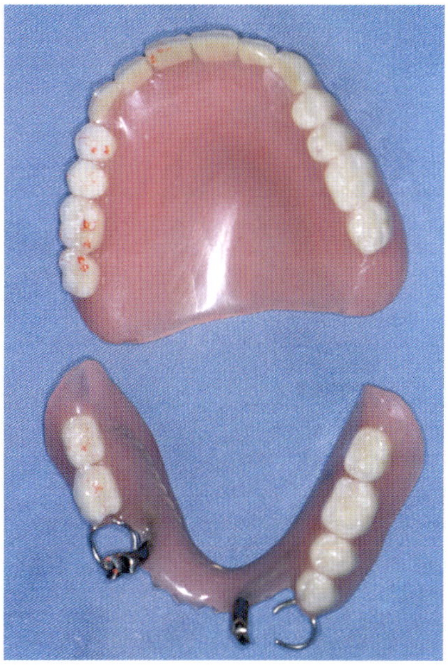

그림 2-64. 전치부 교합을 확인했더니 우측 상악 1번에 조기접촉이 새롭게 관찰되어 다시 조정했습니다.

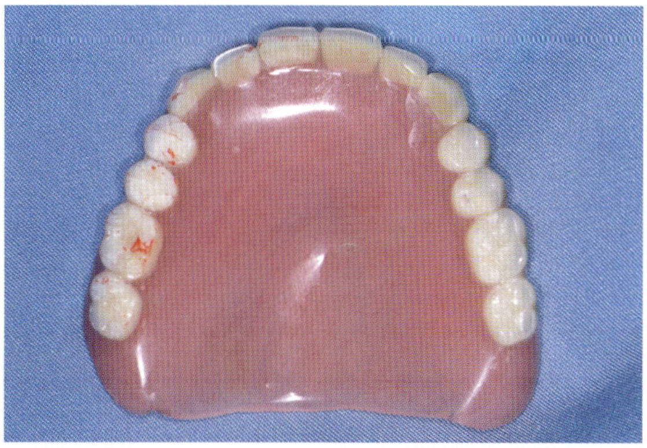

그림 2-65. 전치부 교합을 조정했습니다.

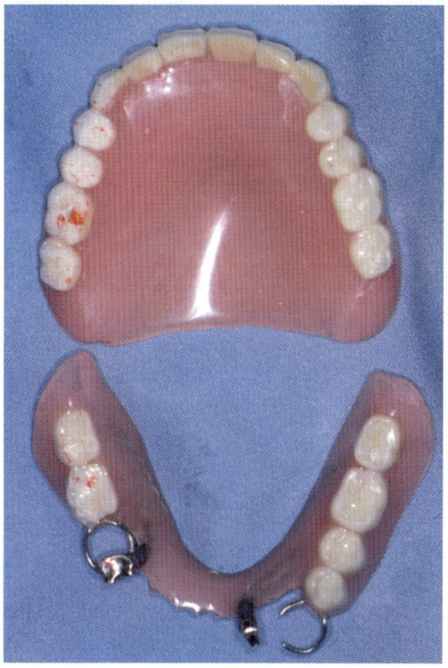

그림 2-66. 전치부 및 구치부의 교합조정을 진행한 상태입니다. 좌우 구치부가 거의 균등하게 교합하는 상태를 손가락으로 확인했습니다. 이 증례에서 좌측 구치부는 형태적으로 전혀 문제가 없어 조정하지 않았습니다. 환자의 주소는 이 단계에서 거의 해소되었습니다.

2 의치 제작에는 언변도 필요하고 기술도 필요하다? column

교과서나 강연회에서는 아무래도 기술적인 측면의 습득에 대해서 주로 다루게 됩니다. 그것은 치과 특성상 당연하겠지요. 그러나 현장에서 의치를 제작하다 보면 기술만으로는 진료가 원활하게 진행되지 않는다는 생각이 듭니다. 실력은 좋지만 무뚝뚝한 사람은 환자에게 좋은 인상을 주지 못합니다.

조금은 과장일지 모르지만, 의치 제작 시 기술이 50%, 언변이 50%라고 하여도 과언이 아니라고 생각합니다. 저명한 분들의 총의치 강연을 듣다 보면 많은 분들이 말하기를 좋아하고, 때로는 청산유수처럼 막힘없는 언변에 매료되는 경우가 많습니다.

의치 제작은 술자 측의 일방적인 기술 제공으로 성립되는 것이 아니며, 환자 측의 협력이 반드시 필요합니다. 침묵으로 일관된 진료는 안 됩니다. 치료내용에 대해 간단하고 적절하게 설명하고 예후를 예측하는 등의 기술적인 측면은 물론, 거기에 세상이야기, 음식, 건강, 소문 때로는 옛날이야기로 꽃을 피우는 폭넓은 말재주가 필요한 것 같습니다. 이렇게 해서 환자와 친밀해지면 환자도 쉽게 협조하게 되고, 결국 총의치 진료의 기술적인 성과도 향상됩니다.

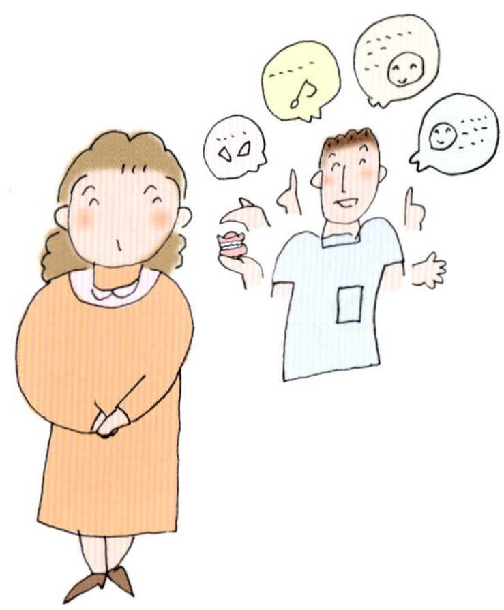

3 비유는 이해하기 쉽고 정확하게. column

전문가의 역할은 어려운 내용을 어렵게 설명하는 것이 아니라, 본질적인 부분을 왜곡시키지 않으면서 이해하기 쉽게 비유해 환자를 이해시키는 데 있다고 생각합니다.

필자는 총의치 진료내용을 설명할 때 구두, 양복과 자주 비유합니다.

시작할 때 '의치 가봉' 이라고 설명하면 환자는 쉽게 이해합니다. 처음 의치를 사용할 때에도 '새 신발을 처음 신으면 익숙해지는 데 시간이 걸립니다. 익숙되는 동안에 발뒤꿈치가 까지기도 하면서 자기 신발이 됩니다. 의치도 이와 같은 과정을 거치면서 익숙해져 갑니다.' 라고 설명합니다.

비보험과 보험 보철물의 차이도 양복의 주문제작과 기성품의 차이로 설명하면 납득하는 환자가 많은 것 같습니다. '주문제작에는 좋은 천을 쓸 뿐만 아니라 그 이상의 수고가 기성품과는 다릅니다. 비보험 의치와 보험 의치의 차이도 이와 같습니다' 라고 설명합니다.

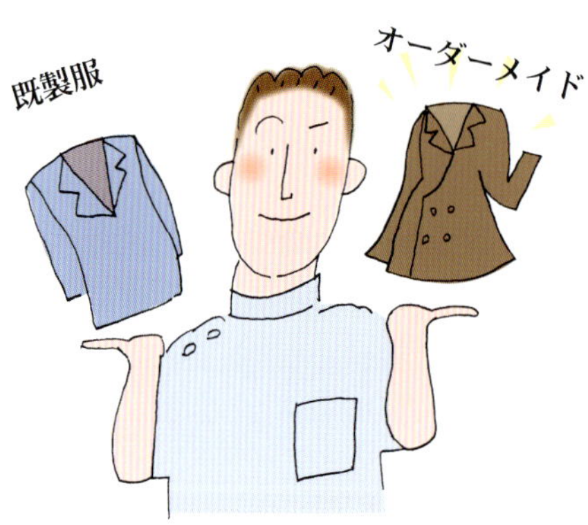

제 III 장

총의치 변연형태의 설정에 관한 견해와 술식

- 치조제의 검사, 인상 및 의치 검사를 통해 어떻게 설정해 갈까? -

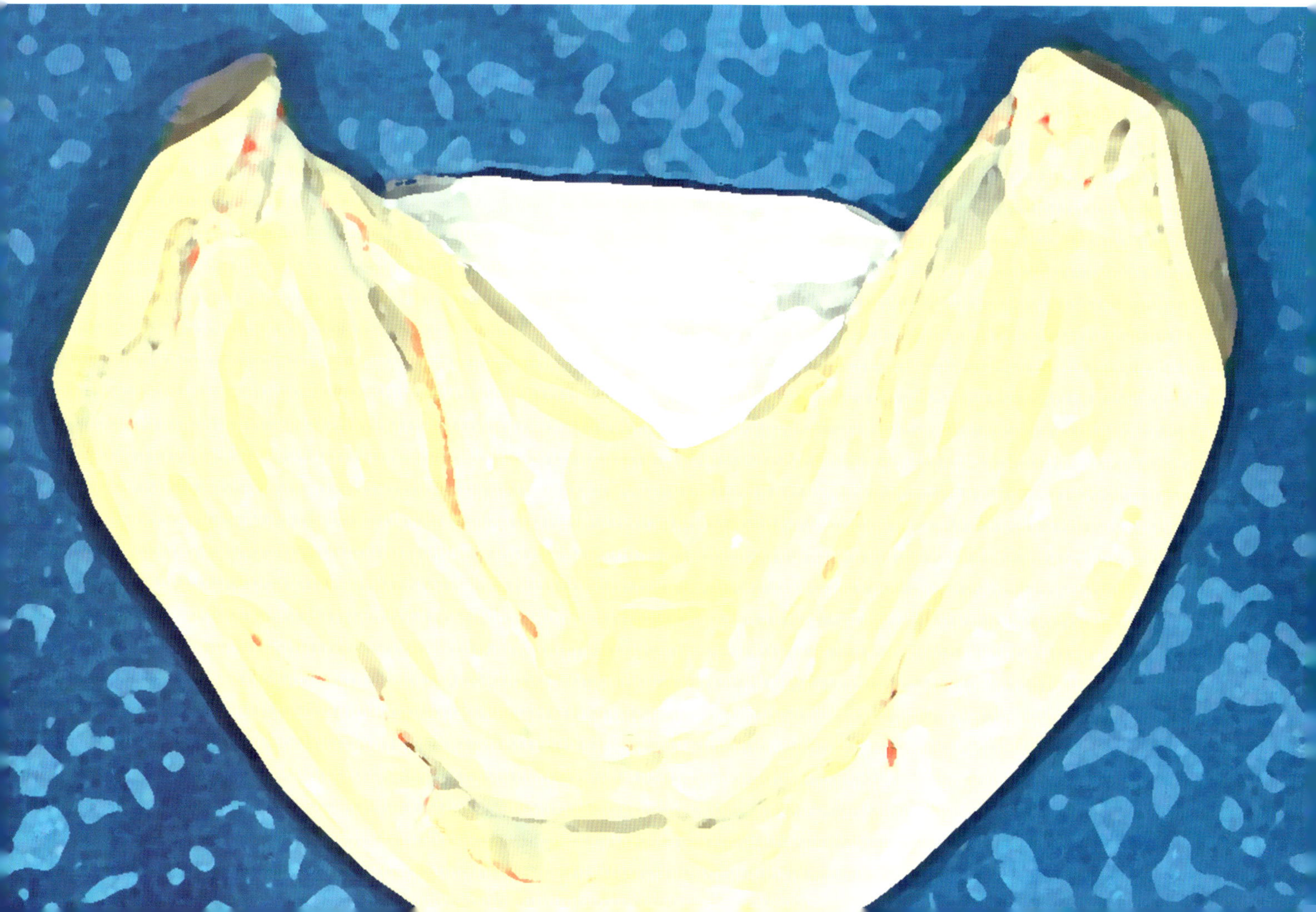

이 장에서는 총의치 변연의 형태를 어떻게 합리적으로 설정할지에 대하여 기본 견해부터 구체적인 술식에 이르기까지 해설하겠습니다.

인상을 채득하기 전에, 먼저 총의치 변연의 본래 형태를 이미지할 수 있어야 한다고 필자는 생각합니다. 기본 형태에 관한 이미지를 염두에 두고 인상과 모형, 총의치를 관찰해 그것이 큰지, 작은지 또는 어디를 수정하면 좋을지 판단하게 됩니다. 이런 이미지를 파악하기 위해 훈련하는 것이 총의치를 익히는 한 가지 비결이라고 생각합니다.

1 기본 견해

총의치의 변연형태에는 표준적인 기준이 있어야 하지 않을까요? 다들 아시는 바와 같이 해부학이나 인류학에서 인체의 외형은 어느 일정한 범위 내에 그 기준이 있습니다. 어려운 것이 아니라 신장과 흉위 그리고 어깨 넓이 등등이 그것입니다. 총의치 변연 설정의 기준이 되는 치조골도 예외는 아닐 것입니다.

인체에 맞춰 양복을 제작하는 양재 분야에서는 크기나 형태에서 일정한 기본이 있습니다. 소매 길이가 표준형의 경우 몇 cm라든가, 키가 큰 경우는 몇 cm라는 것이 그것입니다. 필자는 같은 견해에서 총의치의 제작기준도 설정할 수 있지 않을까 생각했습니다. 이것을 수치로 표시할 수 있다면 이해하기 쉽지 않을까요? 미리 설정한 기준범위 내에서 대부분의 증례를 제작할 수 있는, 그런 기준이 이상적이라 생각합니다. 그렇게만 된다면 총의치 제작도 더 편히 진행할 수 있으리라 생각합니다.

만일 설정한 기준에서 벗어났다고 생각되는 증례라도 기준이 있다면 어디에 형태적인 이상이 있는지 판단하는 실마리를 찾을 수 있습니다. 가령, 상악전돌이나 하악전돌이 현저한 증례, 좌우 치조제의 흡수에 현저한 차이가 있는 증례를 만나더라도 당황할 필요가 없습니다.

물론 종래의 총의치학에서 말하듯이 외형은 기능에 의해 결정되는 요소가 있으며 기능인상으로 외형을 설정하면 좋은 결과를 얻을 수 있는 것은 확실합니다. 다만 필자의 사견이기는 하지만, 술자의 판단으로 모형 상에서 미리 외형을 설정해도 문제를 일으키지 않는 부분과 기능인상으로 외형을 설정할 필요가 있는 부분이 하나의 총의치에 혼재해 있다고 생각합니다(그림 3-1).

총의치 변연의 중요도 차이를 인식하면서 사전에 외형을 설정하는 것은 결코 낭비가 아니며 총의치 제작의 효율화에 기여한다고 믿고 있습니다.

총의치 변연형태 설정의 포인트는 다음 두 가지를 생각할 수 있습니다.

- 상연의 외형
- 상연의 두께

특히 이번에는 상연의 외형에 대하여, 특히 하악의 외형에 중점을 두고 기술하겠습니다. 초보자가 총의치를 제작함에 있어서 가장 어려움을 느끼는 부분은 하악의 적절한 형태부여라고 생각합니다.

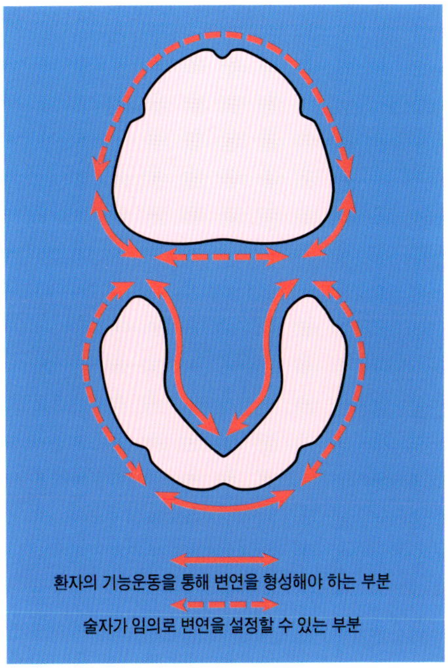

그림 3-1. 총의치의 변연에 대해서는 술자측이 모형 상에서 어느 정도 설정할 수 있는 부분과 환자의 구강 내 기능운동으로 결정해야 하는 부분이 있는 것 같습니다. 실선과 파선으로 그 부분을 표시했습니다.

또한 교합고경, 교합평면 및 인공치배열에 대해서도 기준설정에 관한 견해는 같다고 생각합니다. 이 부분에 대해서도 이후의 장에서 기준설정 방법에 대해 기술하겠습니다.

2 모형 상에서 외형설정 및 인공치배열의 기준이 되는 해부학적 landmark를 확인한다

지도를 제작하려면 삼각점이라는 기준점을 사용해 측량하는 것이 기본입니다. 아무 기준 없이 지도를 제작하기란 불가능합니다.

같은 관점에서 총의치의 외형설정도 먼저 구강 내 또는 정확하게 채득된 연구모형 상에서 실마리가 되는 기준점을 찾아내고 이것을 확인하는 것이 시작입니다.

이들 기준점은 총의치의 외형설정뿐만 아니라 교합채득 및 인공치배열 시 중요한 참고점이 되므로 시종일관 이것을 의식하는 것이 중요합니다.

여기서는 하악을 주로 설명하고, 상악은 가볍게 짚고 넘어가겠습니다. 이것은 앞에서도 언급했듯이 하악은 난이도가 높고 초보자에게 하나의 관문이 되기 때문에 하악에 대하여 중점적으로 설명하는 것이 좋다고 필자는 생각하기 때문입니다.

먼저 변연까지 확실하게 채득되어 있는 무치악 연구모형 또는 작업모형을 준비하기 바랍니다. 만일을 생각해 말하는데, 변연이 정확하게 채득되지 않은 모형에서는 아무 것도 할 수가 없습니다. 무엇보다 처음이 중요하므로 이것은 반드시 지켜주기 바랍니다. 이들 모형을 보면서 다음에 기술하는 기준점을 스스로 확인해 보시기 바랍니다.

a. 하악(그림 3-2, 3-3)

① 구후융기(retromolar pad; RMP)
② 외사선(주)
③ 악설골근선

주: 외사선을 보는 방법은 문헌마다 약간씩 차이가 있지만, 여기서는 협붕 외측에 치조정에 거의 평행한 골융기의 가장 높은 부분을 이은 연속된 선을 외사선으로 보았습니다. 이 견해는 선을 확실하게 인식할 수 있고 가르치는 데도 무리가 없는 것 같습니다.

④ 교근의 볼록한 부분(교근절흔)
⑤ 협소대
⑥ 이근의 부착부
⑦ 설소대
⑧ 구치부의 치조정

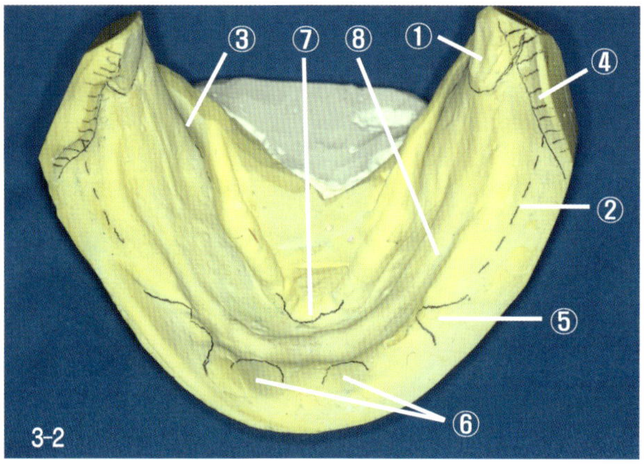

3-2

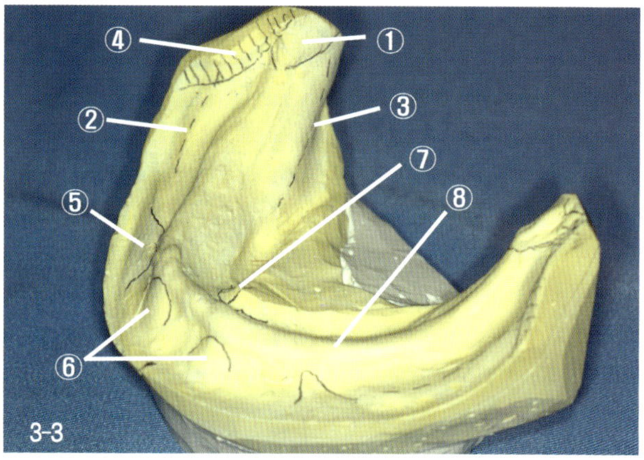

3-3

b. 상악(그림 3-4)

① Hamular notch
② 상악결절
③ 구강전정 또는 치은협 이행부

④ 절치유두
⑤ 구개추벽
⑥ 정중봉합
⑦ 상순소대
⑧ 협소대
⑨ 구개소와

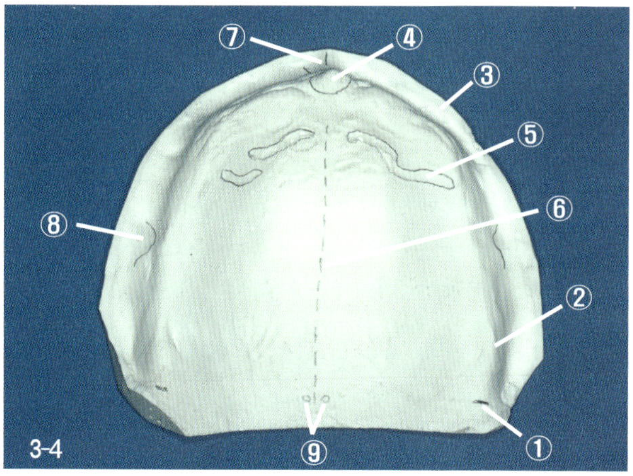

3-4

모형을 점검하고 이들 기준점이 정확하게 나와 있는지 확인합니다. 특히 제시한 하악과 상악 기준점 중에서 처음 세 개는 중요도가 높습니다. 이 기준점이 모형 상에 재현되지 않으면 의치 제작이 곤란합니다.

즉, 위의 기준점을 확인하는 작업은 인상과 모형 그 자체의 타당성을 판정하는 데 일조를 합니다. 바꿔 말하면 이들 기준점이 모형 상에 재현되지 않은 인상과 모형은 도움이 되지 않습니다. 이럴 때에는 귀찮더라도 다시 시작하는 것이 방법입니다. 급할수록 돌아가라는 정신입니다.

3 모형 상에서 총의치 변연의 외형선 설정

석고모형 상에서 기준이 되는 부위를 표시합니다. 그것에 기초해 총의치 외형을 설정해 봅시다. 단, 이런 모형은 기능인상으로 얻은 모형이 아니라 크게 채득된 알지네이트 인상으로 제작한 모형입니다. 따라서 이번에 설정한 변연의 외형은 100% 정밀도를 기대할 수는 없습니다.

그러나 전체 외형을 판단하는 기준을 만들어 가는 연습을 반복하면 총의치 외형을 보는 눈이 자연스럽게 길러지고 치조제와 구의치를 진단할 때 이상적인 외형을 이미지할 수 있게 됩니다. 이런 안목을 기르는 것이 중요합니다.

하악 총의치에 있어서는 이 장에서 설명하는 대로 변연의 외형을 대체적으로 설정한 후에, 인공치를 배열한 wax denture로 교좌인상을 채득함으로써 최종적인 변연의 외형을 결정하고 있습니다. 하악에 있어서 적절한 흡착을 얻으려고 하면, 역시 교좌인상이든 근형성이든 기능인상 공정이 필요한 것 같습니다.

그렇다고 해서 모형 상에서 변연의 외형설정이 필요 없다는 말은 아닙니다. 사전에 연구모형 단계부터 외형을 적절하게 설정하면 최종 기능인상 시 수정량을 줄일 수 있고 종합적인 결과도 좋아지는 것이 확실합니다.

석고모형 상에서 외형을 설정하는 훈련이 쌓이면, 이번에는 인상의 내면, 의치의 내면 및 치조제 검사 등을 할 때도 같은 발상으로 총의치 외형을 설정하는 연습을 해 보기 바랍니다.

1 하악 변연의 외형설정에 관한 구체적인 기준 제시

그러면 의치 변연의 설정에 관한 구체적인 방법을 제시하겠습니다. 어렵다고 생각되는 하악부터 기술하겠습니다(그림 3-5~3-25).

기준 부위가 모형 상에서 정확하게 설정되었는지 확인합니다. 다음의 순서대로 변연의 외형을 설정해 갑니다. 출발지점은 구후융기이며, 구치부 협측에서 전치부 순측에 걸쳐 외형을 설정합니다.

① 구후융기 1/2~2/3 높이를 표시합니다. 이곳을 출발점으로 정합니다.

② 그곳에서 교근이 튀어나온 곳을 피해 비스듬하게 전방 협측 45° 방향으로 외형선을 표시합니다.

③ 외사선 외측 약 2~3mm에 대구치부의 협측 변연을 설정합니다.

외사선이 확실하지 않을 때에는 치조정부에서 측정해 외측 12mm를 대구치부 협측 변연의 잠정적인 외형으로 생각합니다.

④ 소구치부 협측은 협소대를 피해 쐐기모양으로 좁게 형성합니다.

모형을 잘 관찰하면 해당부에 점막 방사상 주름이 복사된 것을 알 수 있습니다. 그곳이 소대가 시작되는 부분입니다.

⑤ 하악 전치부는 인상 변연의 최심부에서 약 4mm 정도 안쪽에 설정합니다.

치조제 흡수가 현저한 증례는 이근의 부착부가 하악 2번에 해당하는 순측부에 좌우대칭의 융기형태로 2개가 인식됩니다. 이것을 1mm 정도 외측에서 덮는 형태로 설정해도 좋겠지요.

이상으로 협측 변연 외형선을 설정할 수 있었습니다. 다시 출발지점인 구후융기로 돌아가서 이번에는 설측 변연 외형선을 설정하겠습니다.

⑥ 제1대구치 해당부에서 근심의 설측 상연의 외형은, 인상 변연에서 가장 둥글게 구부러진 부분의 가장 내측에 편의상 설정합니다(즉, 약간 짧게 설정하는 것을 말합니다).

⑦ 제1대구치 해당부에서 후방은, 악설골근선의 하방 약 6mm 정도에 편의상 설정하고, 구후융기 1/2~2/3 높이의 기점과 제1대구치부 근심의 설정부를 이행적으로 연결합니다.

이때 변연 외형의 깊이는 구후융기의 출발지점에서 측정해 보면 약 16~20mm 범위 내에 들어갑니다. 이것을 참고하기 바랍니다(그림 3-23).

⑧ 설소대 부분은 움직임이 크므로 다소 짧게 설정합니다.

이상으로 설측의 변연 외형선이 완성되었습니다. 정확하게 채득된 인상으로 제작한 모형이라면 설측 변연의 외형은 교과서에서 말하는 S자형 커브를 그리게 됩니다.

하악 변연 외형설정의 실례-1

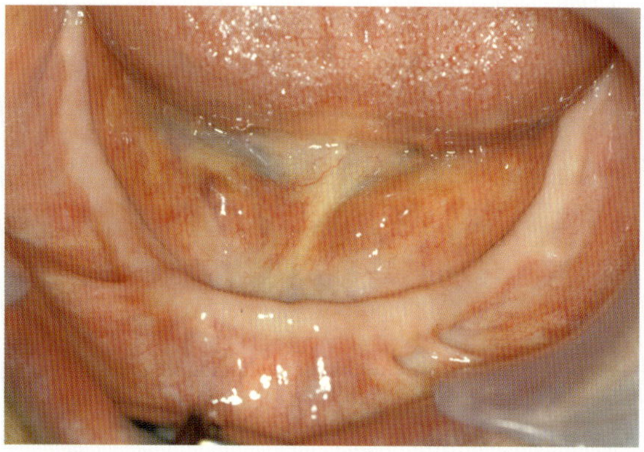

그림 3-5. 하악의 구강 내 소견입니다. 치조제가 약간 흡수되어 있지만 총의치 제작은 충분히 가능하다고 판단했습니다.

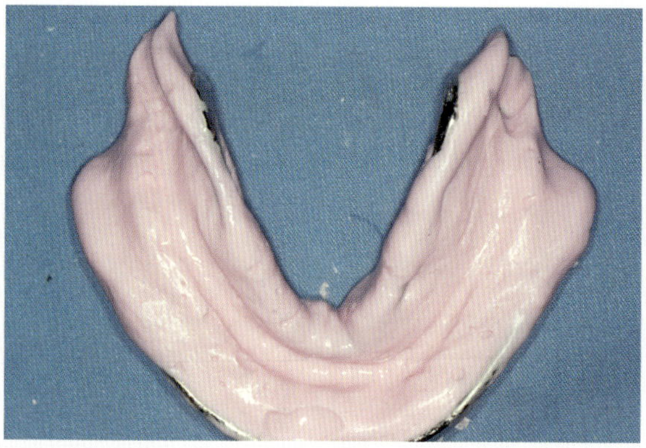

그림 3-6. 알지네이트에 의한 하악 인상채득입니다. 구후융기, 악설골근선 및 외사선이 인상에 포함되어 있는지 확인합니다.

POINT

술자가 손가락으로 환자의 치조제를 촉진하고 그림 3-2, 3-3에서 설명한 해부학적인 landmark를 확인하는 것이 중요합니다.

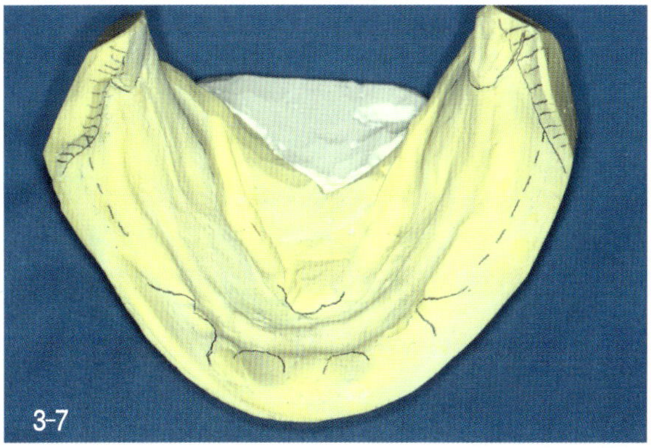

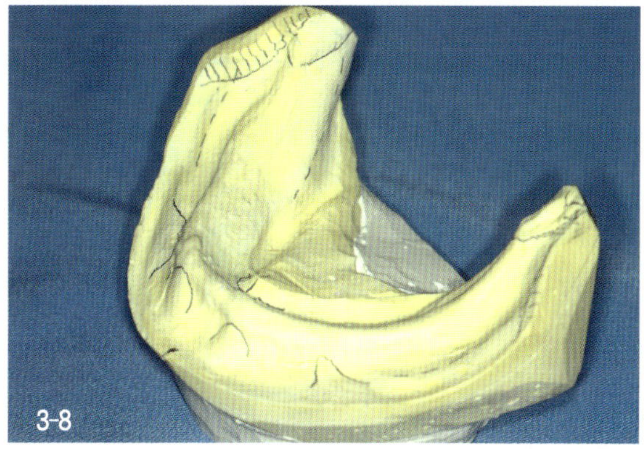

그림 3-7, 3-8. 하악 작업모형에 해부학적 landmark를 기록합니다.

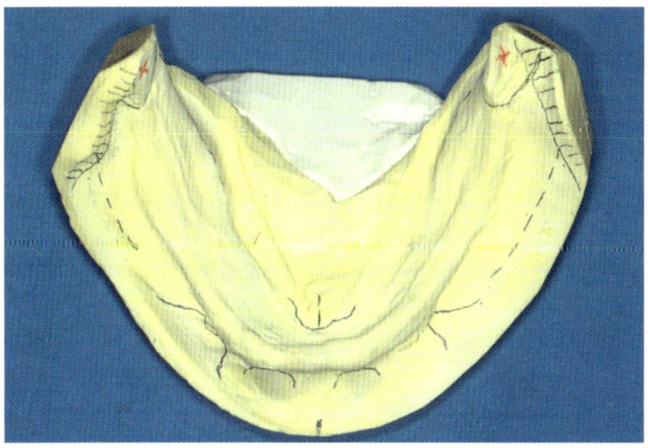

그림 3-9. 구후융기 2/3~1/2 높이를 표시합니다(×표). 이곳이 외형 설정의 출발지점입니다.

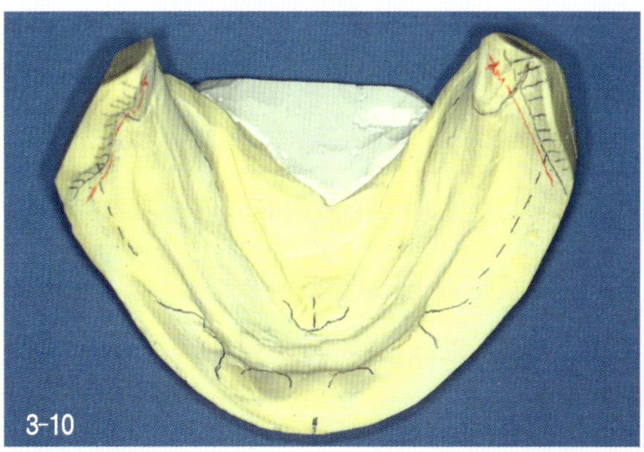

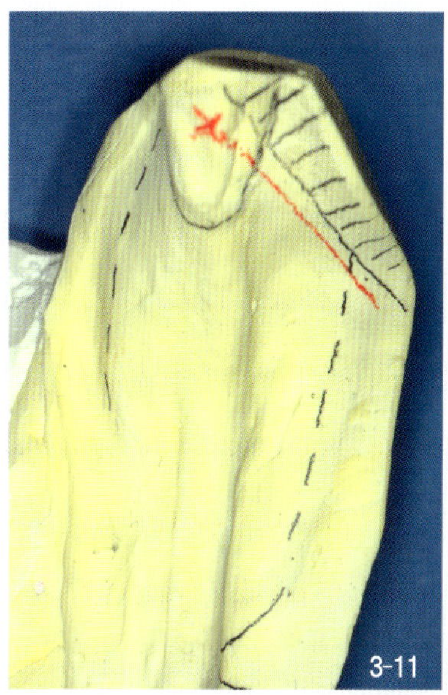

그림 3-10, 3-11. 구후융기의 출발지점에서 교근이 부착되어 있는 튀어나온 부분(모형 상에서 사선으로 표시한 부분)을 피해 비스듬하게 전방으로 협측에 선을 표시합니다.

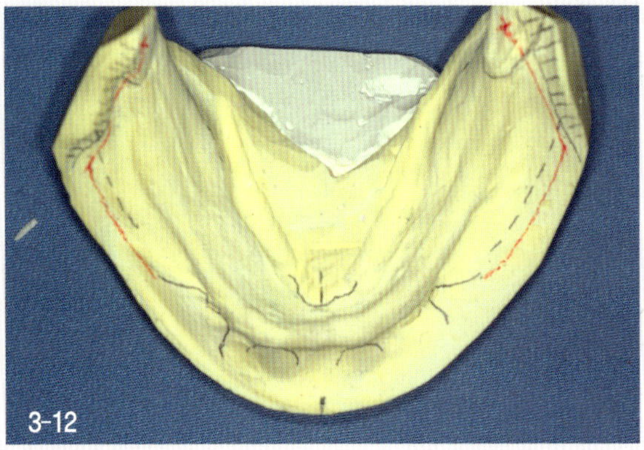

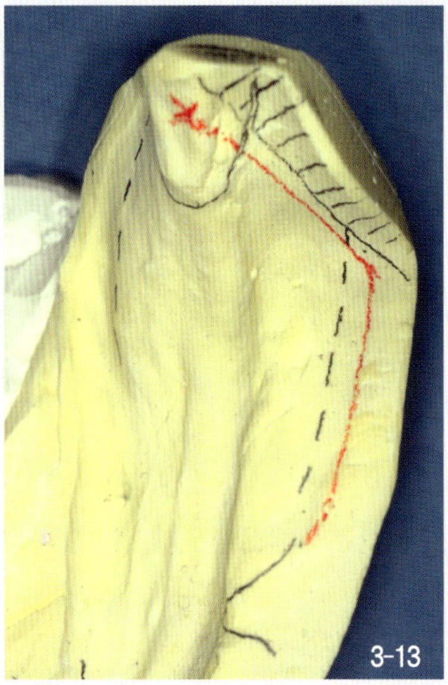

그림 3-12, 3-13. 외사선 외측 2~3mm 위치에 대구치부 협측 변연 선을 표시합니다.

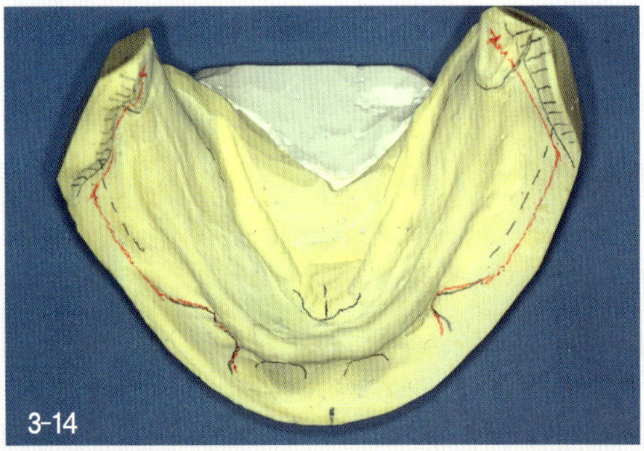

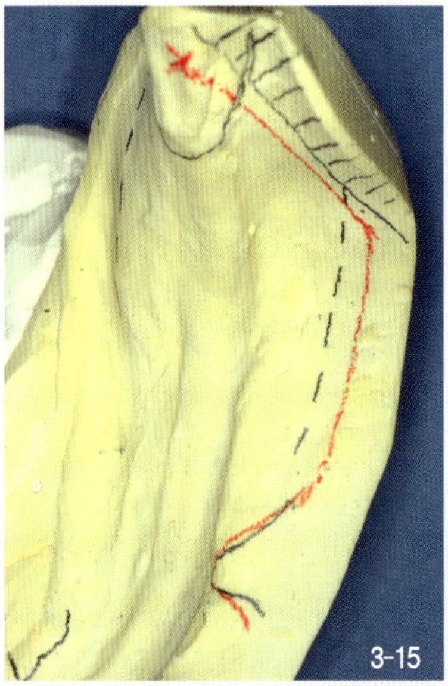

그림 3-14, 3-15. 소구치부의 협측은 대부분의 경우 소대가 있으므로 모형 상에서 협소대를 피해 쐐기형태로 선을 그립니다. 모형에서 점막의 방사상 주름이 관찰되는데 이것으로 소대를 판별합니다.

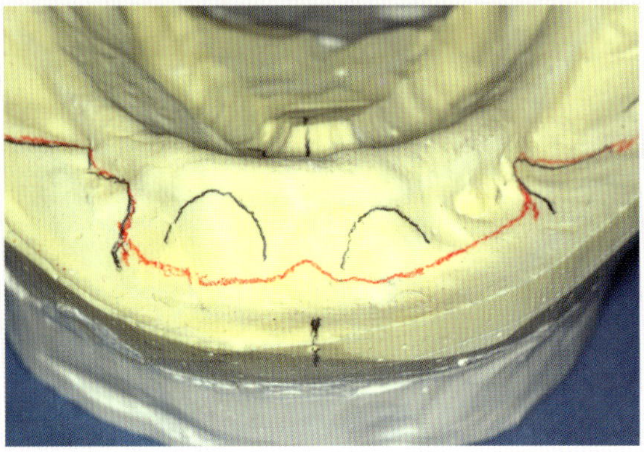

그림 3-16. 하악 전치부의 순측 변연은 인상이 채득된 부분의 가장 깊은 곳에서 4mm 정도 안쪽에 선을 그립니다. 또는 이근 융기(隆起)가 확인되면 이것을 1mm 정도 덮는 형태도 좋습니다. 이 부분은 너무 길면 구순이 움직일 때 변연에 상처를 주고 환자가 통증을 많이 호소하는 부위입니다. 최종 변연조정은 기능인상(필자의 경우 wax denture에 의한 교좌인상)으로 결정해 갑니다. 이 과정에서 변연의 길이가 대충 결정되는데 부디 너무 길어지지 않도록 주의하기 바랍니다.

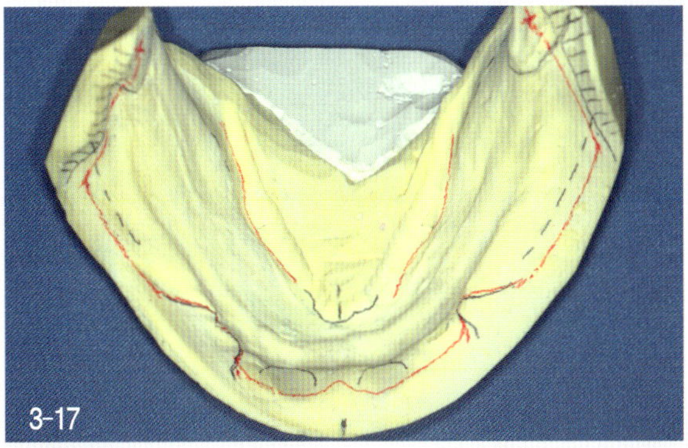

3-17

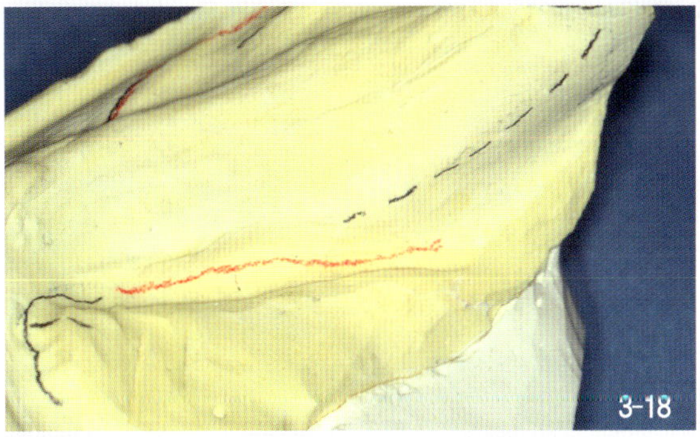

3-18

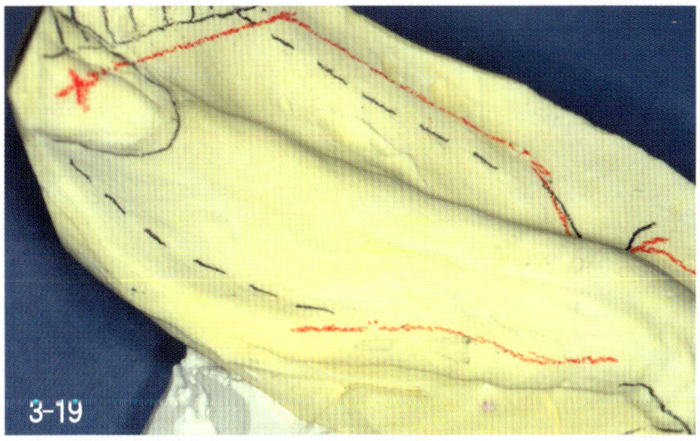

3-19

그림 3-17~3-19. 협측 변연의 외형선을 설정했으므로 이번에는 설측입니다. 설측 변연의 제1대구치 해당부에서 정중부 설소대 변연까지는 얻어진 인상변연의 가장 내측에 설정합니다.

POINT

크게 채득된 인상보다는 약간 짧게 설정하는 것이 핵심입니다.

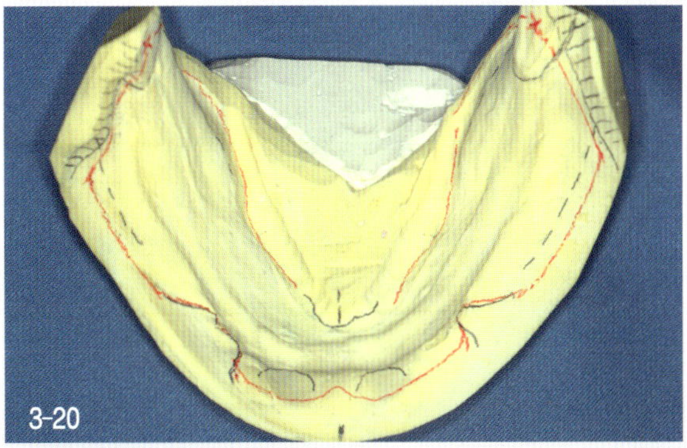

3-20

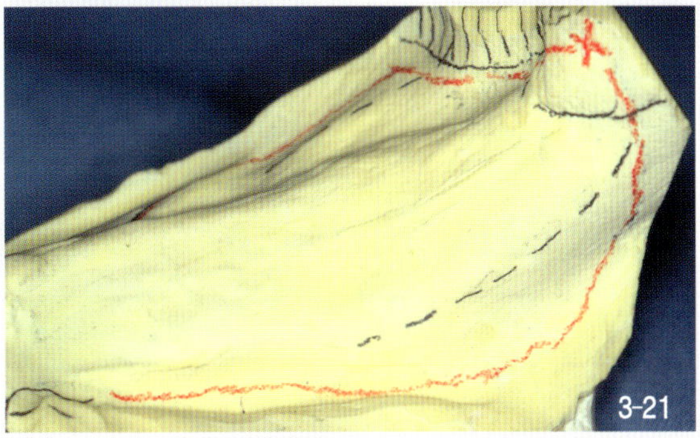

3-21

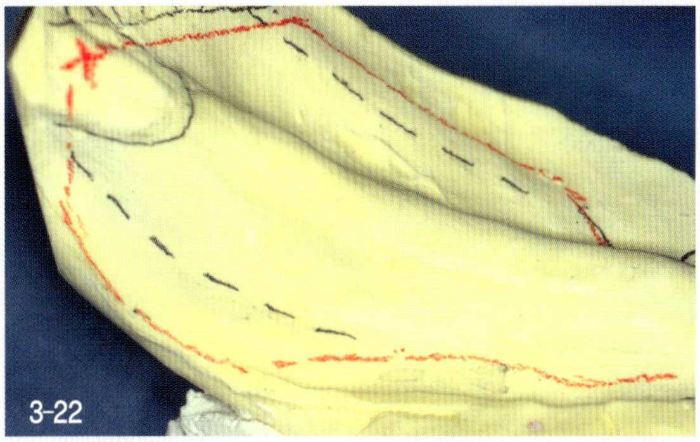

3-22

그림 3-20~3-22. 제1대구치 해당부에서 원심은 악설골근선 하방 약 6mm에 설정합니다. 구후융기의 출발선에서 수직으로 선을 긋고 전방부와 이행적으로 연결합니다.

POINT

이 부분은 혀의 움직임과 구강저의 긴장 등으로 변연의 위치가 달라지기 쉬운 부분이므로 어디까지나 잠정적으로 설정한다는 것을 기억합시다. 최종 변연의 외형은 기능인상(필자의 경우 교좌인상)으로 결정합니다.

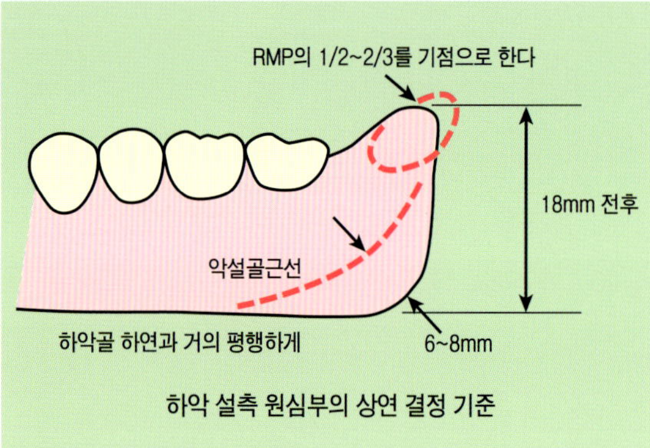

그림 3-23. 하악 설측 원심부의 변연 외형을 설정하는 필자의 견해입니다. 구후융기의 출발선과 설측 변연의 수직적 거리가 약 16~20mm 범위에 들어간다고 생각합니다.

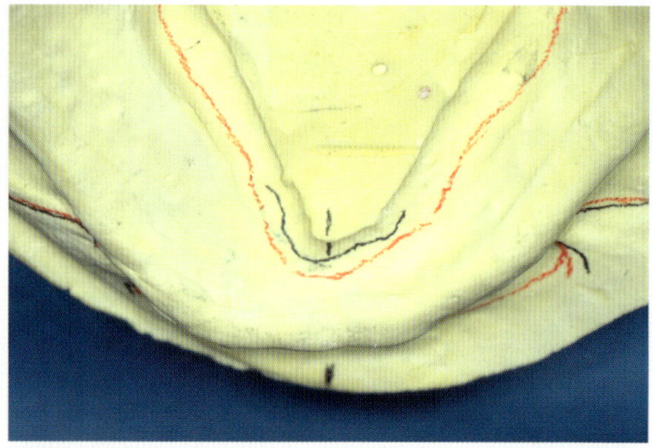

그림 3-24. 하악 설소대 주변의 외형선은 설소대의 주름을 읽어가면서 약간 짧게 설정합니다. 이 부분은 악설골근선 하방처럼 움직임이 큰 부분이므로 기능인상으로 최종 선을 결정하게 됩니다.

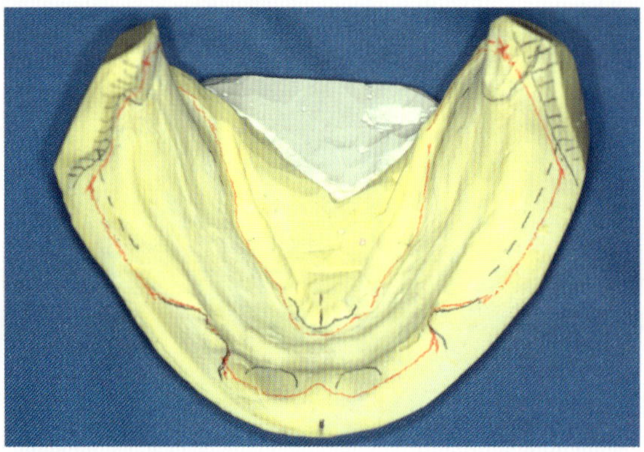

그림 3-25. 하악 외형선을 전체적으로 표시한 상태입니다. 최종 완성된 상태가 아니며 어디까지나 80% 결정된 상태라고 생각하기 바랍니다.

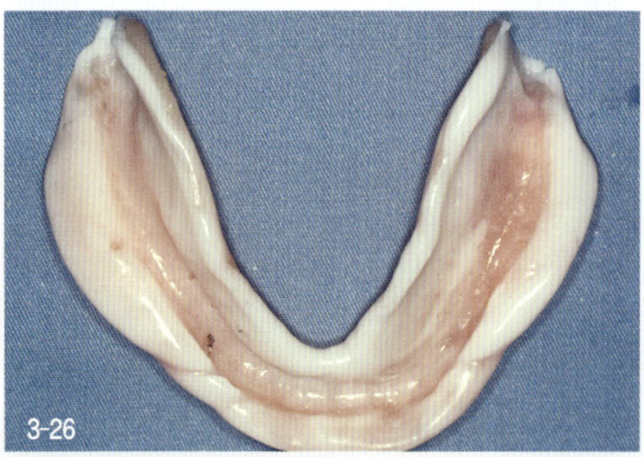

3-26

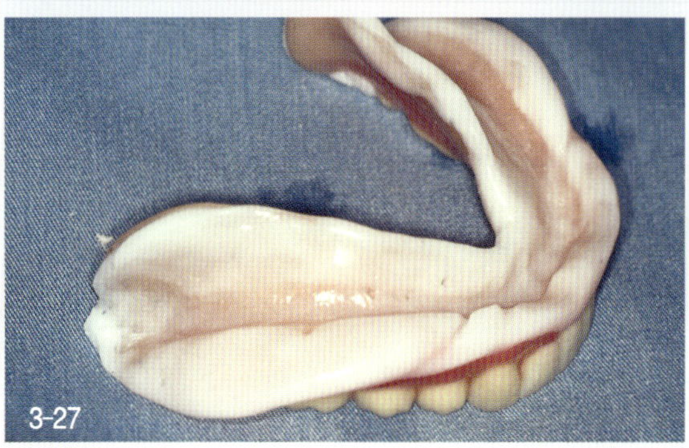

3-27

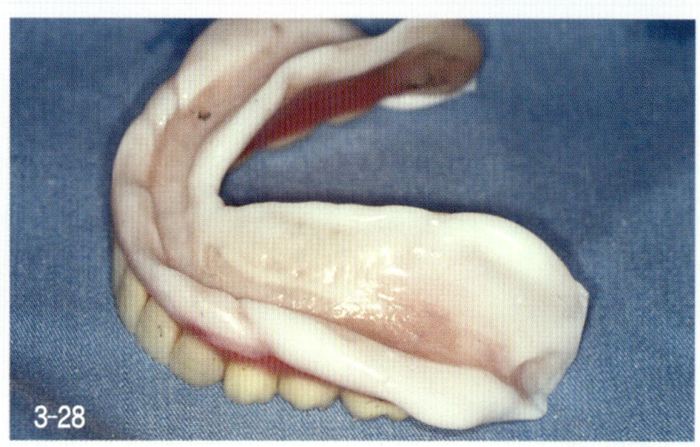

3-28

그림 3-26~3-28. 이 외형선을 기준으로 교좌인상을 채득한 상태입니다. 모형 상에서 설정한 외형선이 거의 재현된 것을 알 수 있으리라 생각합니다.

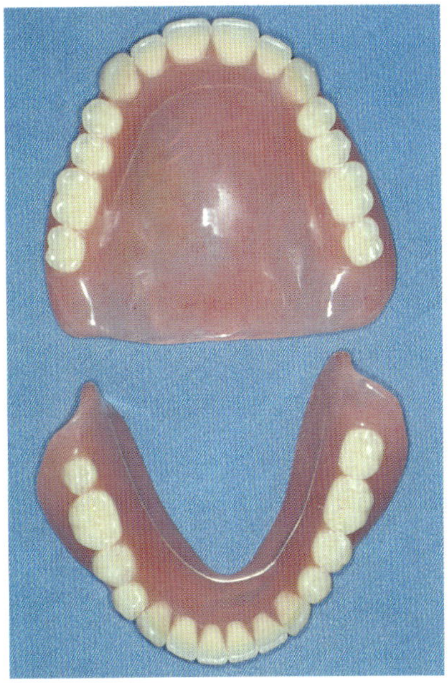

그림 3-29. 완성한 의치의 교합면 모습입니다.

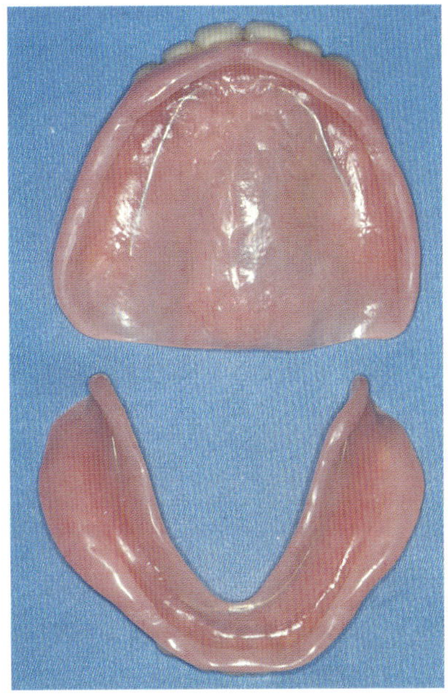

그림 3-30. 완성한 의치의 점막면 모습입니다.

POINT

의치를 뒤쪽에서 관찰하면 좋고 나쁨을 쉽게 알 수 있습니다.

그림 3-31에 외형설정의 기준과 실수하기 쉬운 부분을 정리했습니다. 이것을 참고하기 바랍니다.

추가로 주의할 점은 하악 설측상연 전반에 대해서는 혀의 운동범위에 개인차가 있으므로 알지네이트 인상으로 제작한 모형을 가지고는 정확하게 설정할 수 없습니다.

여기에 소개한 변연 설정은 어디까지나 기준이며 기능인상과 교좌인상으로 세부 내용을 파악할 필요가 있습니다. 이것은 이근이 부착해 있는 하악 전치부에도 해당됩니다(그림 3-1 참조). 특히 악설골근선 후하방 부분에 대해서는 개인차가 커 일률적으로 논할 수 없는 부분입니다. 필자는 이 부분에 대해 약간 길게 설정하고 있습니다. 이후 교좌인상 단계에서 변연의 적합 여부를 판정하고 긴 부분을 삭제해 수정하면 된다는 생각으로 총의치를 제작하고 있습니다.

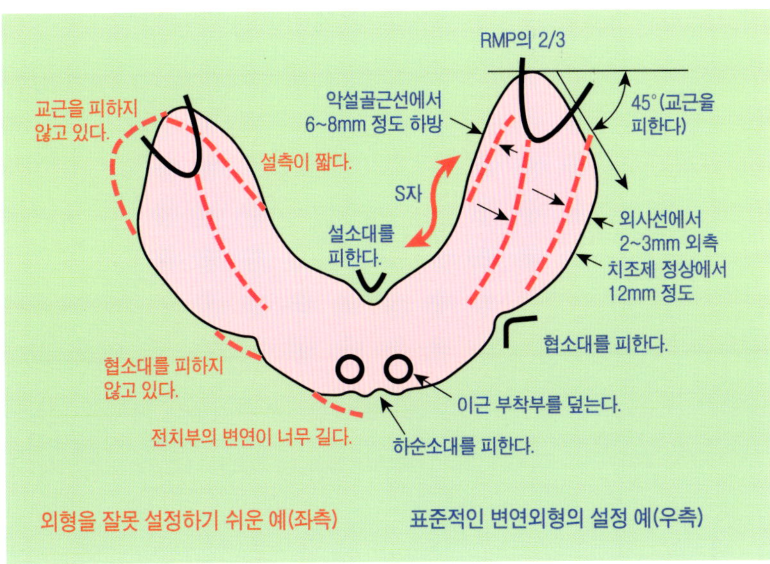

그림 3-31. 하악 외형선의 기준에 대해 정리해 보았습니다. 좌측은 범하기 쉬운 실수 예이며, 우측은 기본 외형에 대한 기준입니다. 처음에는 대구치부 설측 원심이 짧고, 대구치부 협측이 긴 인상을 채득하기 쉽습니다. 이런 실수를 극복하려면 설측 원심을 깊게 채득하는 것이 좋습니다.

하악 변연 외형설정의 실례-2

그림 3-32~3-46에 또 다른 증례를 제시합니다. 이번에는 채득하기가 가장 어려운 하악 설측 원심부가 다소 짧았을 때에 수정하는 방법을 소개하겠습니다.

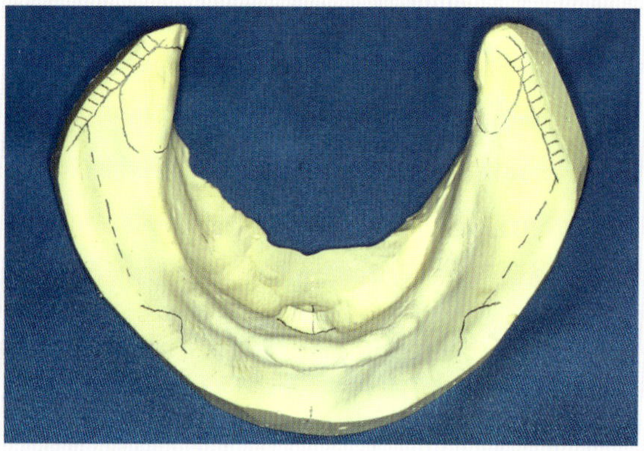

그림 3-32. 또 다른 증례의 하악 작업모형입니다. 구후융기 및 외사선은 잘 채득되었지만, 좌측 악설골근선부가 약간 짧게 채득되었습니다. 양측 모두 짧게 채득되었다면 다시 채득해야겠지만, 편측만이 2~3mm 정도가 부족하면 수정해서 사용할 수 있습니다. 해부학적인 landmark는 미리 기입해 둡니다.

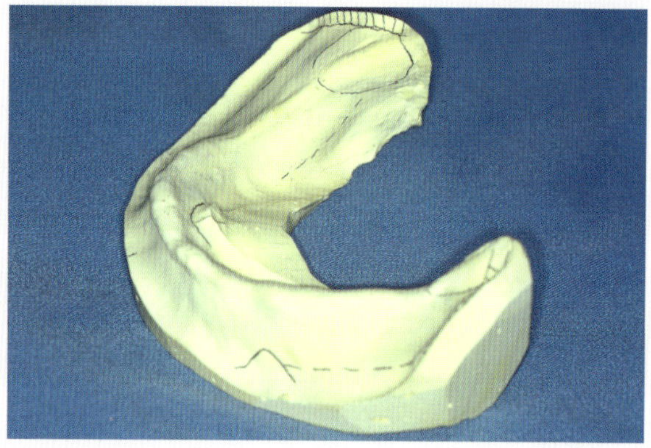

그림 3-33. 같은 모형을 옆에서 관찰한 그림입니다.

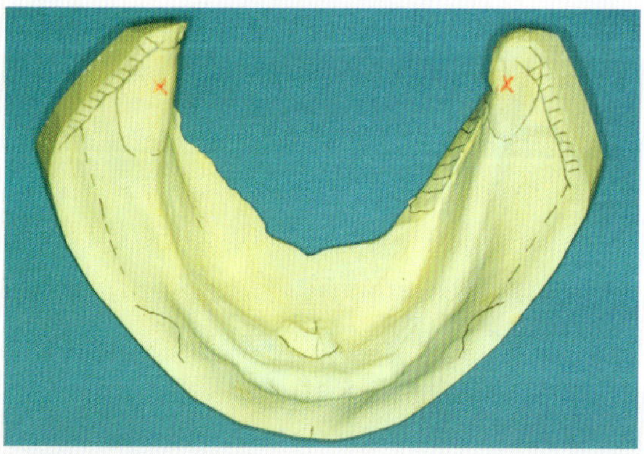

그림 3-34. 앞의 증례와 같은 수순으로 외형선을 표시합니다. 먼저 구후융기에 외형선의 출발점을 표시합니다.

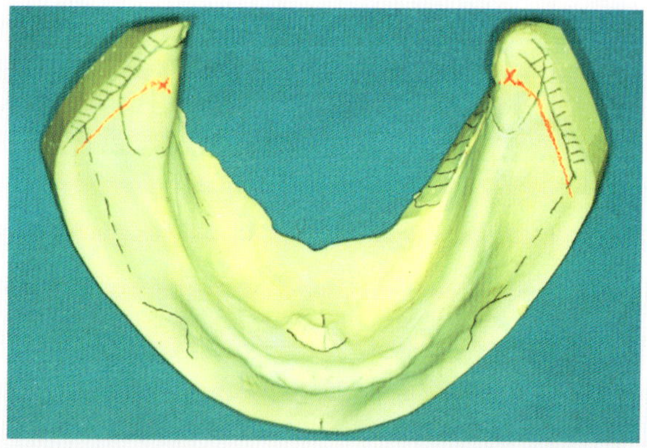

그림 3-35. 출발점에서 비스듬하게 바깥쪽으로 선을 표시합니다.

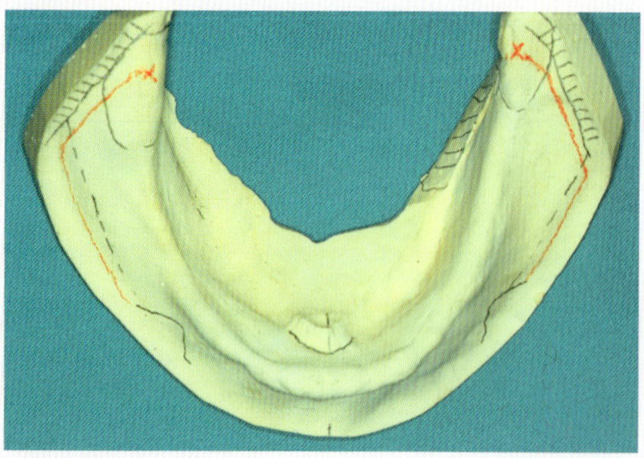

그림 3-36. 외사선 바깥쪽 2mm를 따라 대구치부 협측 외형선을 표시합니다.

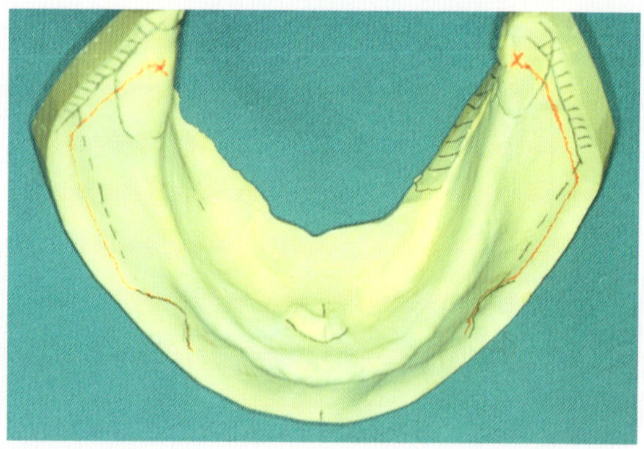

그림 3-37. 협소대부를 피해 선을 표시합니다.

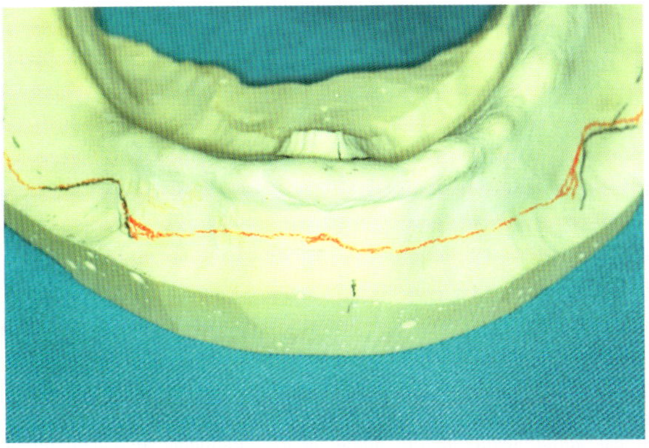

그림 3-38. 하악 전치부 순측을 보면 이 증례는 이근의 부착부가 확실하지 않으므로 인상이 가장 깊게 채득된 곳에서 4mm 안쪽에 설정합니다.

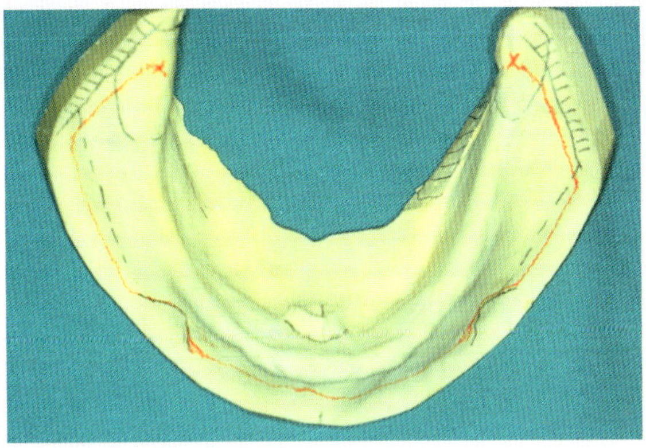

그림 3-39. 하악 협측 외형선을 설정한 그림입니다.

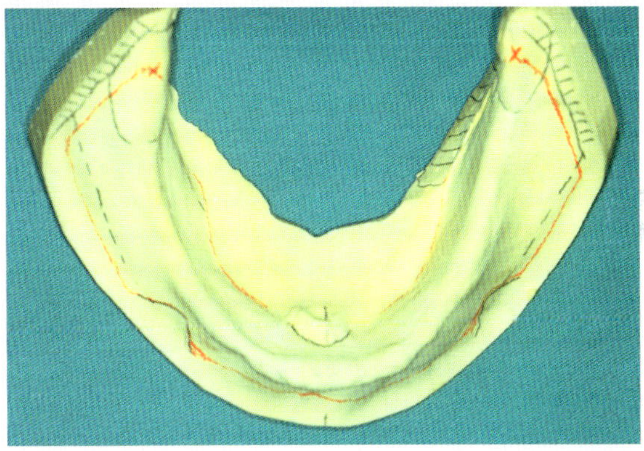

그림 3-40. 하악 설측 대구치부의 인상이 나와 있는 부분에서 안쪽에 선을 표시합니다. 앞에서도 언급했지만 크게 채득한 인상을 약간 짧게 설정하는 것이 요령입니다.

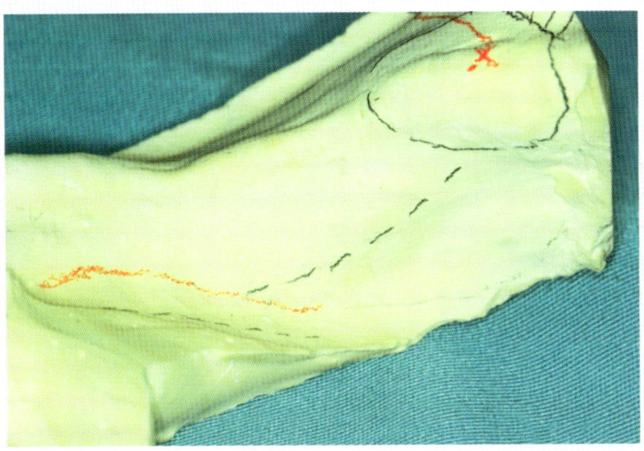

그림 3-41. 설측의 오른쪽입니다. 여기부터 설측 원심부분의 선을 표시합니다.

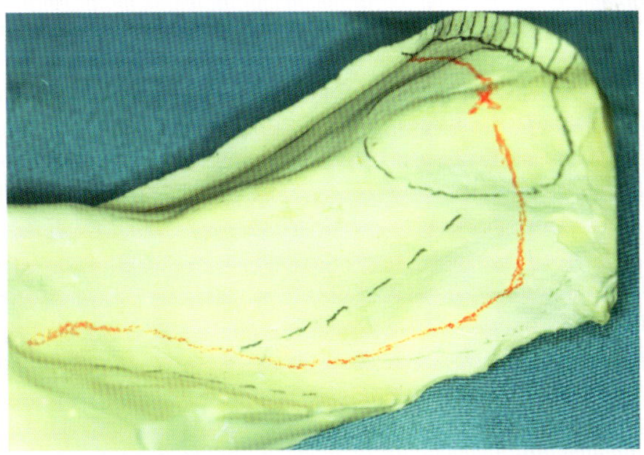

그림 3-42. 외형선 출발선과 대구치부에 표시한 선을 이행적으로 연결합니다. 악설골근선 하방 약 6mm를 기준으로 선을 긋습니다. 이 선은 기능인상 시의 혀의 움직임으로 최종적인 결정을 하게 됩니다.

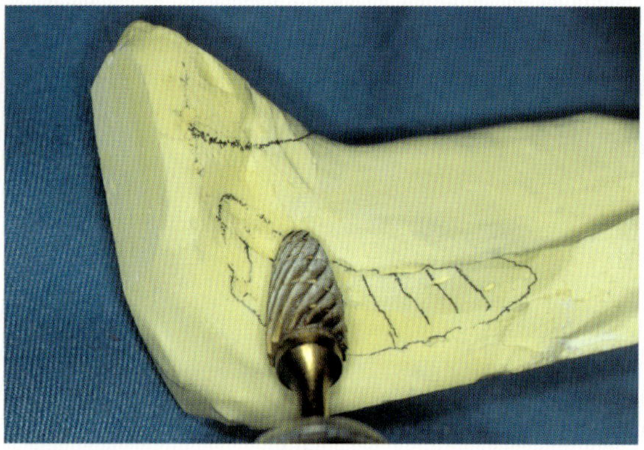

그림 3-43. 하악 설측 최후방부의 좌측이 다소 짧게 채득되어 있기 때문에 수정합니다. 좌측과 좌우대칭을 이루도록 사선부분의 석고를 버로 부드럽게 삭제 형성합니다. 이것이 최종적인 외형이 될 수 없으며, 어디까지나 이것으로 기능인상을 시행하여 최종적인 외형으로 만들어 간다는 점에 주의하기 바랍니다.

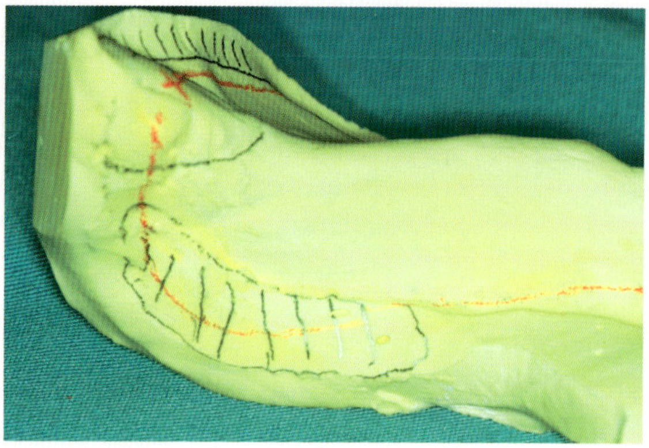

그림 3-44. 버로 수정하고 설측 최후방부 선을 표시한 그림입니다.

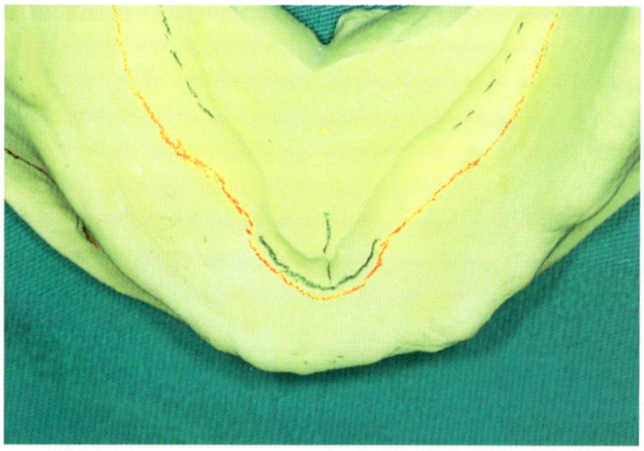

그림 3-45. 설소대부 선을 표시합니다. 소대부 주름을 읽고 다소 짧게 설정합니다.

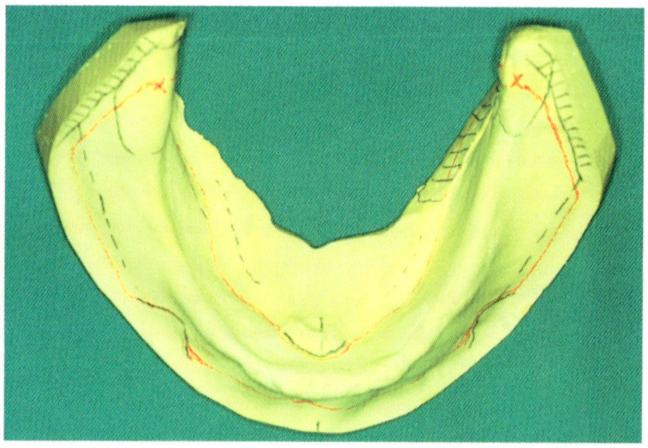

그림 3-46. 하악 외형선이 전체적으로 표시된 그림입니다.

주: 부분상의치의 경우 하악 설측의 설정-총의치와 다른 점

총의치의 설측 상연을 설정할 때는 변연봉쇄를 위해 정확성이 요구됩니다. 한편 부분상의치는 혀가 기능운동할 때 접촉하지 않아야 합니다. 따라서 부분상의치는 총의치보다 설측 상연을 약간 짧게 설정하는 것이 무난합니다. 특히 악설골근선 하방의 의치상연에 대해서는 악설골근선 하방 3mm 정도에 설정해도 지장은 없는 것 같습니다.

일부러 이 내용을 언급한 이유는, 총의치의 변연형태를 배우고 부분상의치에 그대로 적용해 의치를 너무 크게 제작하는 분들을 종종 보았기 때문입니다(그림 3-47, 3-48).

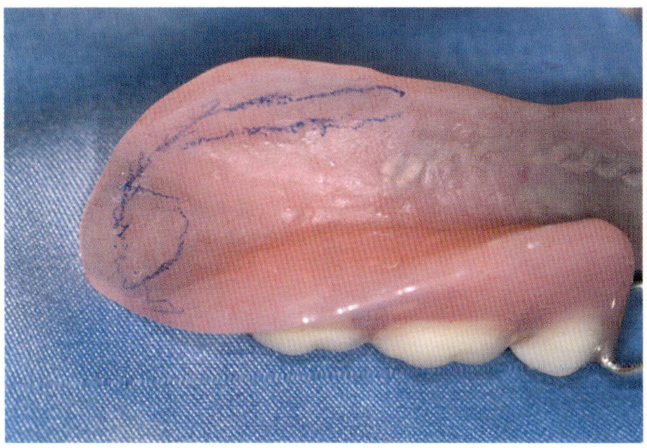

그림 3-47. 부분상의치와 총의치 외형의 차이를 소개합니다. 이 부분상의치의 원심부 상 외형은 총의치에는 적절하지만 부분상의치에는 너무 큽니다. 의치상 내면에 구후융기, 외사선 및 악설골근선을 기입하고 그것을 기준으로 외형선을 다시 수정한 그림입니다.

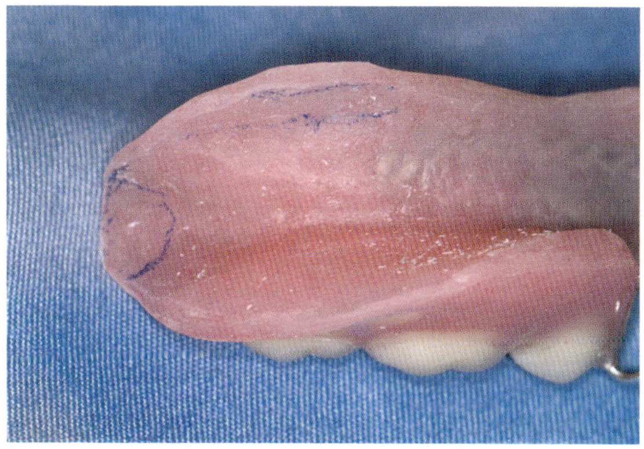

그림 3-48. 수정한 선을 따라 외형을 작게 수정한 그림입니다. 부분상의치의 경우 총의치보다 작게 제작하는 것이 원칙입니다. 하악 원심부는 구후융기 높이의 1/3 정도(총의치는 1/2~2/3 정도), 악설골근선의 하방 3mm 정도(총의치는 6mm 정도)를 기준으로 설정하면 무난합니다.

2 상악 변연의 외형설정에 관한 구체적인 기준 제시

상악도 모형 상에서 기준이 되는 부위를 먼저 확인합니다. 그리고 외형을 설정해 갑니다. 상악은 변연 설정이 비교적 쉽습니다. 모형 상에서 설정한 변연외형을 총의치의 최종 외형으로 생각해도 문제는 없습니다.

① 협측 전체는 나와 있는 변연의 가장 깊은 부분에서 약 3~4mm 정도 안쪽에 설정합니다(그림 3-51, 3-52).

알지네이트로 채득한 인상은 대부분 점막이 밀려서 변연이 확장되어 있는 상태입니다. 이러한 상태로 모형 상의 변연을 그대로 의치의 외형으로 설정하면, 예외 없이 의치가 너무 커져 환자로부터 불만을 듣게 됩니다.

결론은 뺄셈의 발상입니다. 변연이 크게 채득된 모형에서 점막이 어느 정도 과연장되어 있는지를 생각하고, 그만큼 모형 상에서 짧게 설정하는 것입니다.

또한 변연의 두께가 10mm 정도가 되는 두껍게 채득된 인상으로 제작한 모형은 그만큼 점막이 더 연장되어 있다고 생각하고, 변연을 더 안쪽에 설정할 필요가 있습니다.

환자의 구강 내와 모형 상에서 설정한 변연을 비교할 기회가 있다면 이것도 유효한 방법입니다. 환자의 뺨을 잡고 가볍게 잡아당겨 점막이 반전하는 곳을 상악의 변연으로 생각해도 무방합니다. 구강 내에서 점막이 반전하는 부분을 모형과 비교하고 본인이 제대로 설정했는지 확인하기 바랍니다.

② 협측 변연 최후방의 상악결절 부근은 모형 상의 변연을 기준으로 설정하면 너무 길어져 이후 상처를 만드는 경우가 많습니다. 변연을 45° 로 자른다는 느낌으로 짧게 설정합니다.

이 부위는 협근의 부착부이며 욕창을 형성하기 쉬우므로 알지네이트 인상으로 의치를 제작하는 경우에는 편의상 이렇게 대응하고 있습니다(그림 3-54~3-56).

③ 구개후연부는 hamular notch와 구개소와를 표시하고 이것을 연결해 설정합니다(그림 3-53).

상악 변연 외형설정의 실례

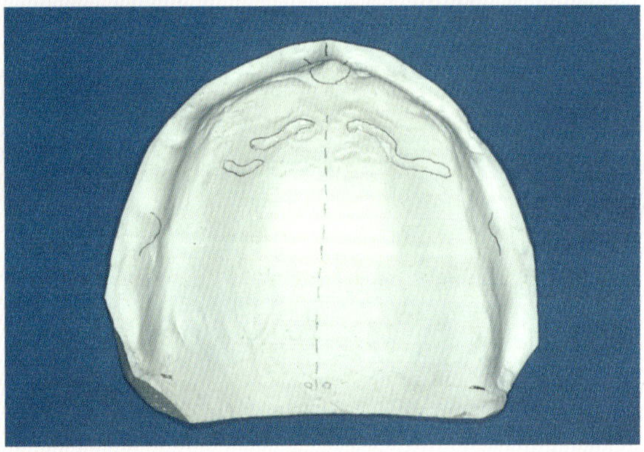

그림 3-49. 상악 모형입니다. 해부학적인 landmark인 정중선, 절치유두, hamular notch, 상순소대 및 협소대를 기록합니다.

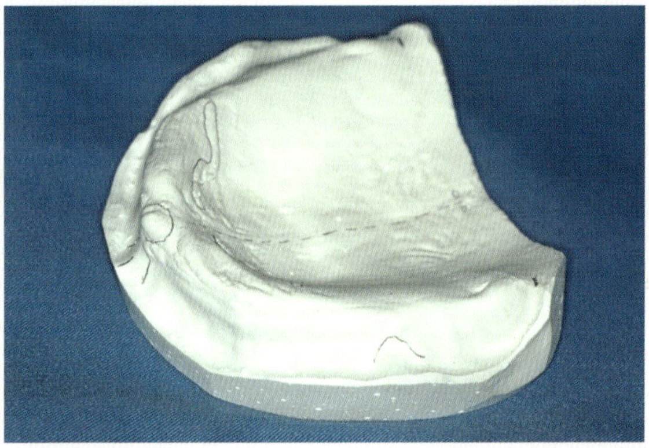

그림 3-50. 측방에서 소대가 기록된 상태를 관찰했습니다.

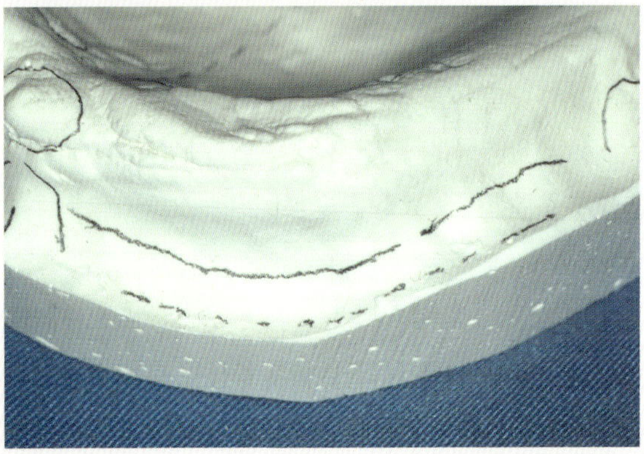

그림 3-51. 상악의 경우 변연부 인상이 나온 부분에서 안쪽으로 3~4mm 정도 되는 곳에 외형을 설정하면 거의 적절한 형태가 됩니다. 점선은 인상의 가장 깊게 채득된 선이며, 실선은 총의치 변연으로 설정한 외형선입니다.

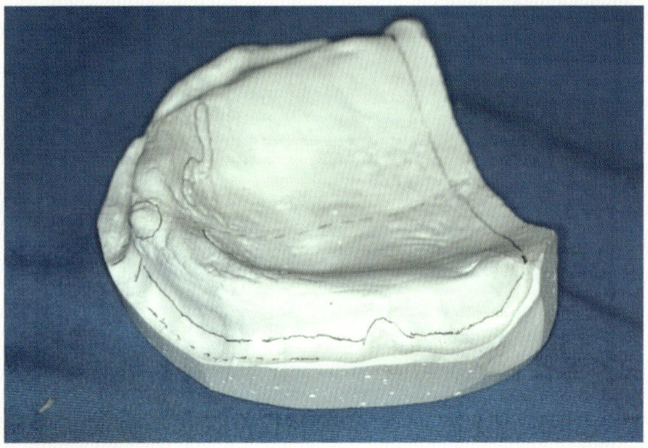

그림 3-52. 협측 전체에 외형선을 표시했습니다.

POINT

구강 내에서는 뺨을 당겨 점막이 반전하는 부위가 의치의 변연이 되므로 모형과 구강 내를 비교하면서 외형이 적절하게 설정되었는지 판정하는 훈련도 좋다고 생각합니다.

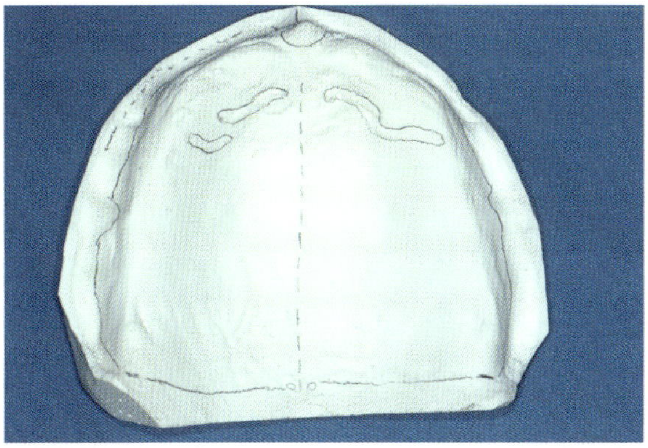

그림 3-53. 구개부는 좌우 hamular notch와 구개소와를 연결한 형태로 표시합니다.

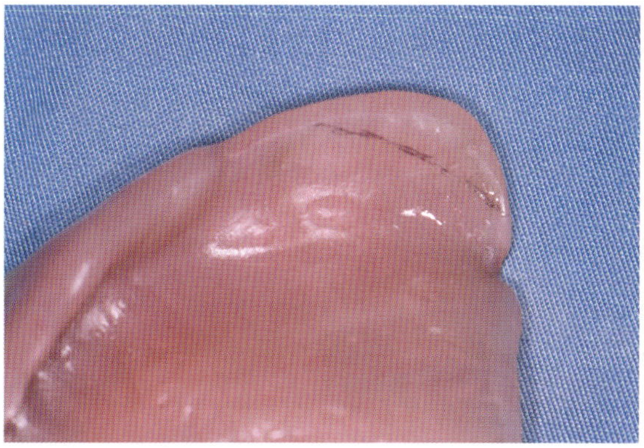

그림 3-54. 협측 상악결절 부근은 인상이 깊게 채득되어도 똑같이 깊게 설정하지 않는 것이 좋은 것 같습니다. 상 내면에 기입한 선 정도로 의치상 내면에 비스듬하게, 이행적으로 설정하면 무난합니다. 물론 이 부분은 정확하게 기능운동시켜 변연의 외형을 설정하여야 하는 부분이지만, 편의상 너무 길지 않게 설정하는 편이 문제가 적은 것 같습니다.

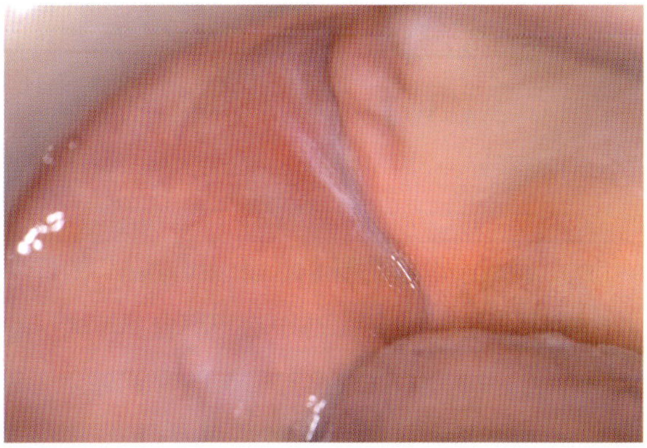

그림 3-55. 그림 3-54의 의치를 구강 내에 장착한 후 상악결절 부근의 점막 상태입니다. 점막 반전부에 의치상이 들어가 하얗게 변색되었습니다.

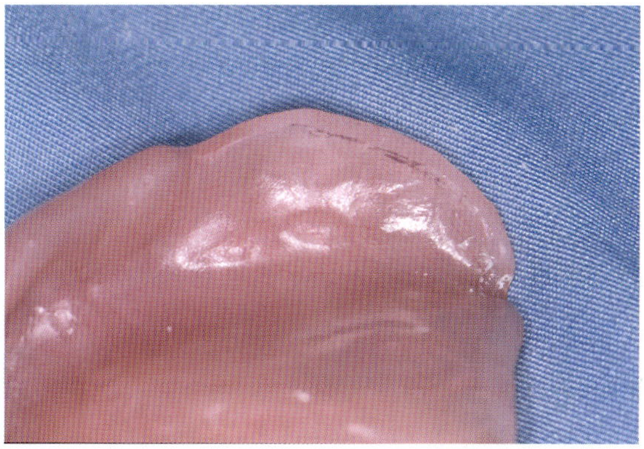

그림 3-56. 그림 3-54 의치의 상악결절 부근 변연을, 선을 따라 짧게 수정했습니다.

4 총의치 변연의 두께 설정에 대해

1 기본견해

총의치 변연의 외형과 함께 중요한 것은 구강조직과 조화를 이루는 변연의 두께입니다. 근형성인상 등의 전통적인 방법으로는 환자에게 기능운동을 시키면서 외형설정과 동시에 두께를 설정합니다.

이에 대해서 필자는, 치조제 흡수가 현저한 증례를 제외하고는, 검사 단계에서 미리 부여할 두께를 예측해 설정하고 있습니다.

상악의 변연 두께를 설측 치은의 잔류에서 역산해 설정하는 Watt(문헌 5)의 방법이 잘 알려져 있듯이, 의치상연의 두께는 상실된 조직을 보전하는 역할을 한다는 것이 기본견해입니다. 즉, 치조제의 흡수량이 많아지면 의치 변연의 두께도 그것을 보전하는 의미에서 두꺼워집니다. 한편 치조제가 많이 흡수되지 않은 경우에는 반대로 변연의 두께는 최소화해도 됩니다.

Watt의 이론은 착안점은 뛰어나지만 상악에만 적응됩니다. 실제 시술하려면 특수한 트레이가 필요하므로 일반적이라 말하기 곤란한 측면이 있습니다. 그래서 필자는 다소 거칠긴 하지만, 상악 및 하악 모두에 적응할 수 있는 기준을, 치조제 흡수 정도에 맞춰 표 3-1처럼 설정하고 있습니다.

치조제 흡수 정도를 고려해 특별히 두께를 지시할 필요가 있는 부위는 이렇게 치과기공사에게 지시하고 두껍게 또는 얇게 변연을 설정하도록 하고 있습니다(그림 3-57~3-59).

표 3-1 총의치 변연 두께의 설정기준

표준	3~4mm	파라핀왁스 2장 정도의 두께
악제흡수가 적은 예	1~1.5mm	
악제흡수가 큰 예	5mm or 그 이상	흡수량에 맞게 설정

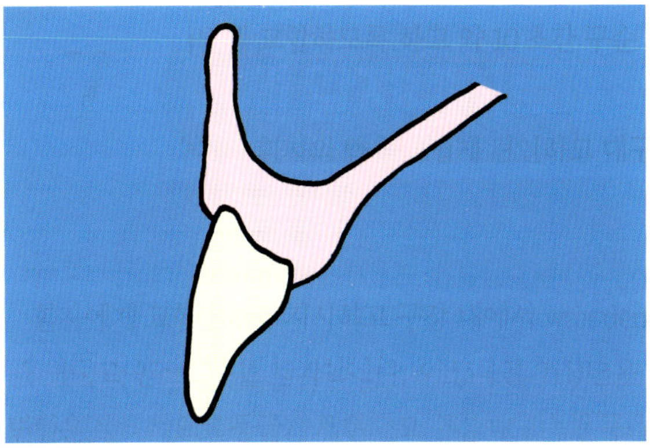

그림 3-57. 상악 전치부의 상연을 표준 두께로 설정한 예입니다. 3~4mm(파라핀 왁스를 접은 2장 분량의 두께)를 기준으로 합니다. 이것이 얇아 예리하면 의치의 상연이 점막을 찔러 환자에게 불쾌감을 주게 됩니다.

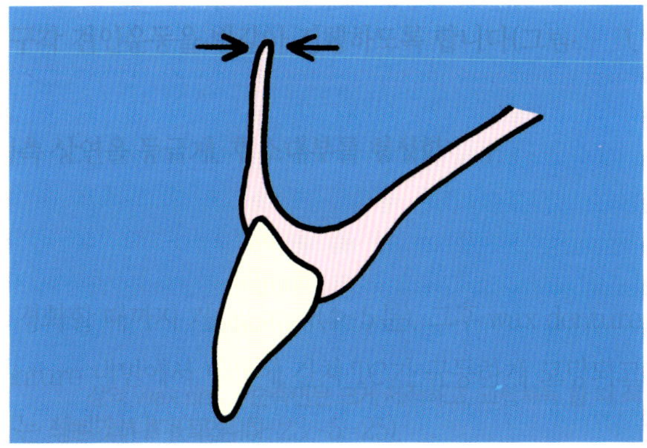

그림 3-58. 치조제 흡수가 적은 경우에는 의치상연의 두께를 얇게 만듭니다. 만약 표준 두께로 설정하면 위화감이 발생하거나 상악 전치부의 경우 코 아래가 튀어나와 안모가 부자연스러워지게 됩니다.

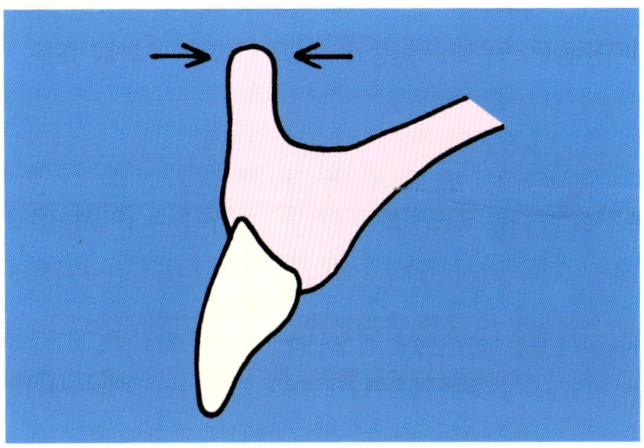

그림 3-59. 치조제 흡수가 클 때에는 흡수량을 보완하는 형태로 의치의 변연을 두껍게 만듭니다. 어느 정도 두께로 설정할지는 술자가 치조제를 검사해 결정하게 되는데, 6~7mm 정도에서 극도로 흡수된 경우에는 10mm로 설정하기도 합니다.

2 치조제 흡수 정도에 관계없이 일정한 두께를 부여해야 할 부위

의치 변연에는 흡수된 치조제 부분을 보전하는 부위와 흡착, 안정 등을 위해 편의상 상연을 연장하는 부분이 있다고 생각합니다. 전자는 치조제 주위 총의치 구성조직의 대부분이며, 후자는 상악의 경우 구개부의 의치상, 하악은 구후융기 주위가 됩니다.

후자 부분은 악제가 흡수되어도 기본적으로 그 부위는 형태에 변화가 없다고 생각해도 좋습니다. 따라서 두께를 불필요하게 두껍게 하면 반대로 위화감과 주위조직과의 부조화를 초래하므로 오히려 변연을 얇게 설정하는 것이 좋다고 생각합니다.

구체적으로는 그림 3-60에서 보이는 두 부위에 1~1.5mm 정도 변연을 얇게 설정하고 있습니다. 단, 상악 구개후연부에 포스트댐을 부여하는 경우에는 그만큼 두꺼워집니다.

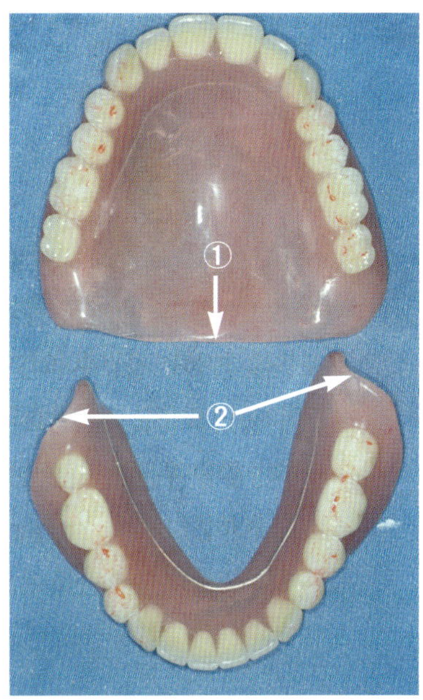

그림 3-60. 총의치에서 치조제 흡수에 관계없이 변연의 두께를 얇게 설정할 부위입니다.
① 상악은 구개후연부에서 hamular notch 주변부까지
② 하악은 구후융기 주위

이상으로 총의치 변연 설정에 관한 기본견해와 설정방법을 소개해 보았습니다. 먼저 이 방법으로 외형을 이미지하는 훈련을 해야 하며, 특히 하악인 경우는 더욱 연습해야 합니다. 그렇게 함으로써 총의치 형태가 보이게 되면, 수준 향상을 위해 일보 전진하게 됩니다.

의치 변연 두께 설정의 실례-1

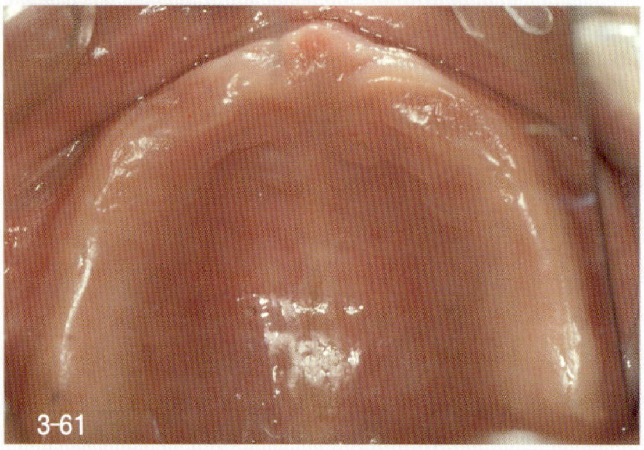

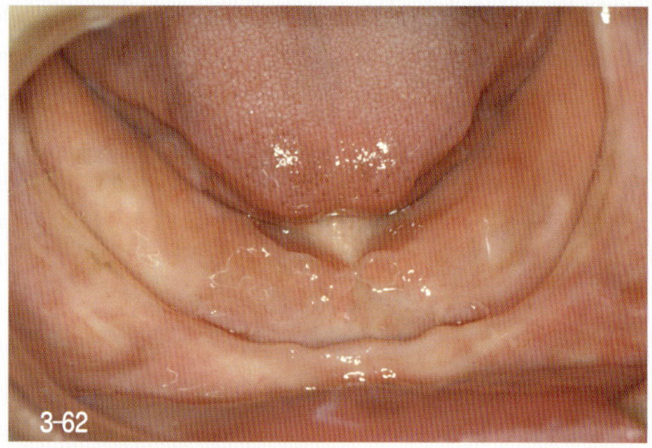

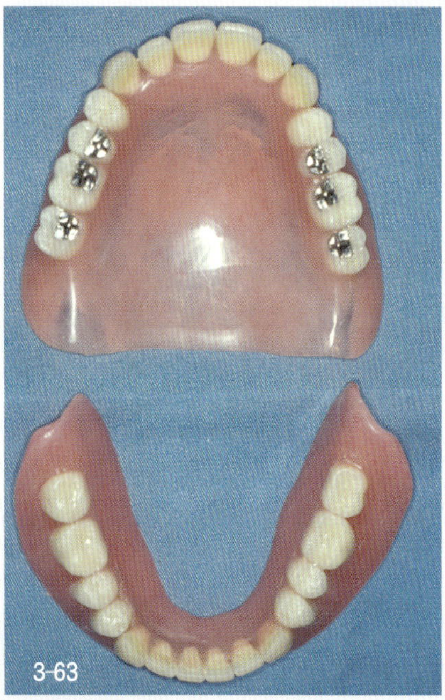

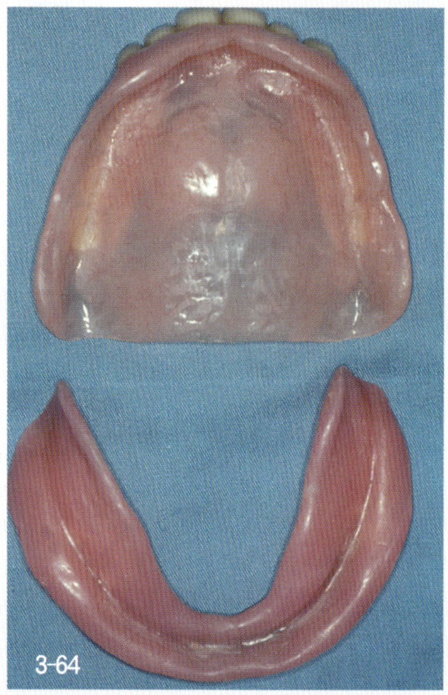

그림 3-61~3-64. 치조제의 흡수량이 중등도에서 약간 심한 증례입니다. 상악은 흡수량이 중등도라 판정해 의치 변연 두께를 표준으로 설정했습니다. 하악은 흡수량이 다소 크다고 생각해 약간 두껍게 설정하고 있습니다. 하악의 상 내면에는 탄성이장재 크레페이트 두(Morita, 현재는 판매 중지)를 사용하고 있습니다.

의치 변연 두께 설정의 실례-2

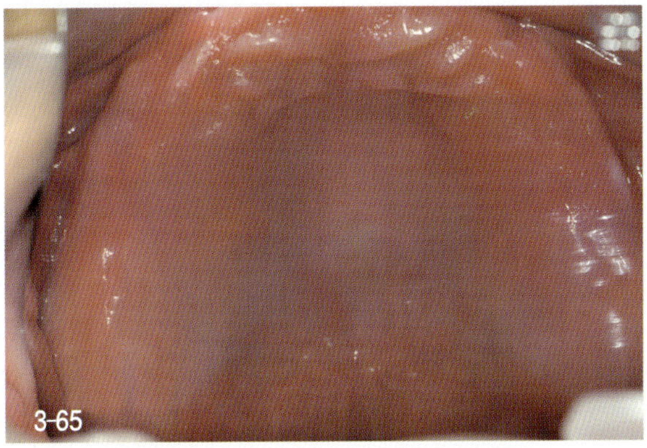
3-65

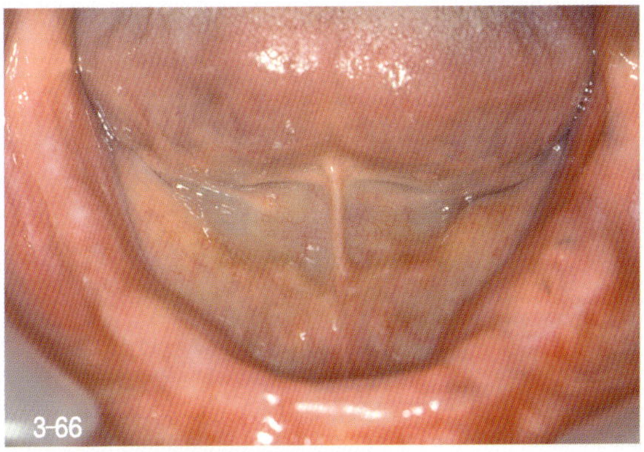
3-66

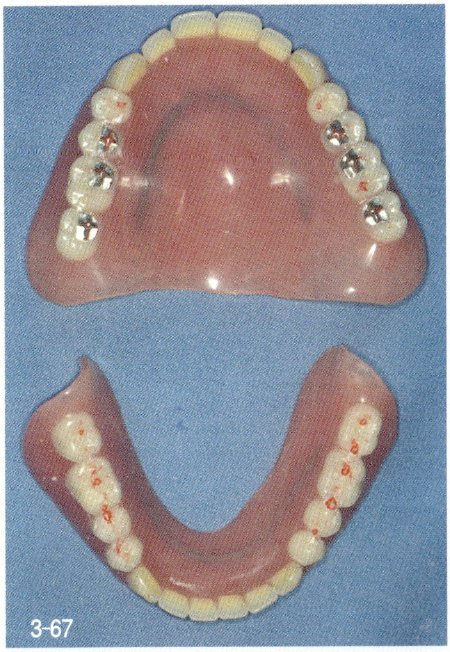
3-67

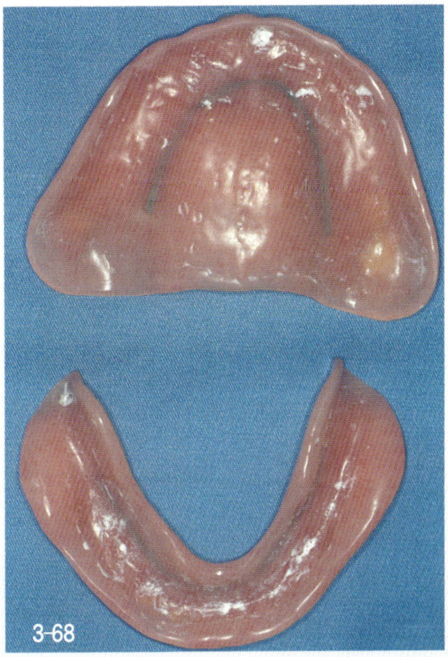
3-68

그림 3-65~3-68. 악제의 흡수량이 경도인 증례입니다. 치조제의 골 폭이 크다는 것을 알 수 있으리라 생각합니다. 기존 의치의 변연 두께가 표준으로 설정되어 이 환자는 코 아래 안모의 돌출감을 호소했습니다. 새로 제작한 의치는 의치 변연의 두께를 얇게 제작해 대응했습니다.

의치 변연 두께 설정의 실례-3

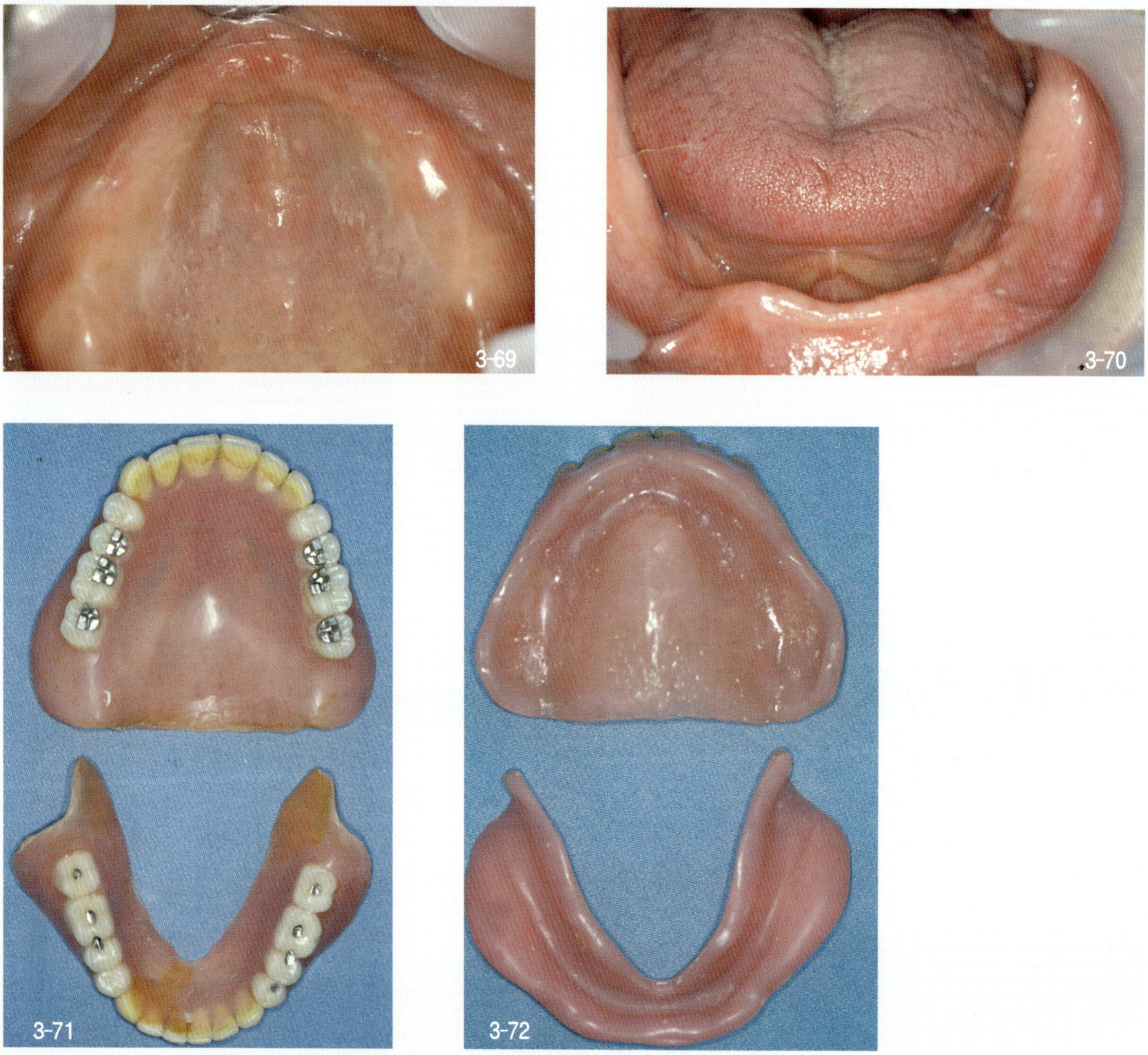

그림 3-69~3-72. 치조제의 흡수량이 심각한 증례입니다. 이 증례에서는 전반적으로 치조제가 흡수되어 있으며, 특히 상악 전치부가 flabby 상태가 될 때까지 흡수되어 있습니다. 이런 증례는 의도적으로 상악 전치부 상을 두껍게 하고 lip support의 회복과 상악 의치의 안정을 꾀하도록 하였습니다.

의치 변연 두께 설정의 실례-4

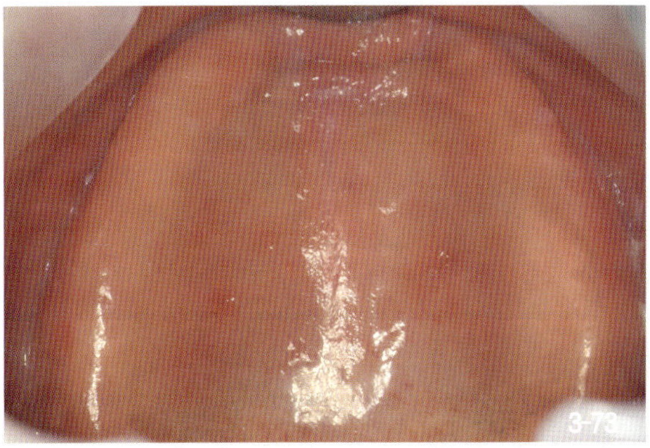

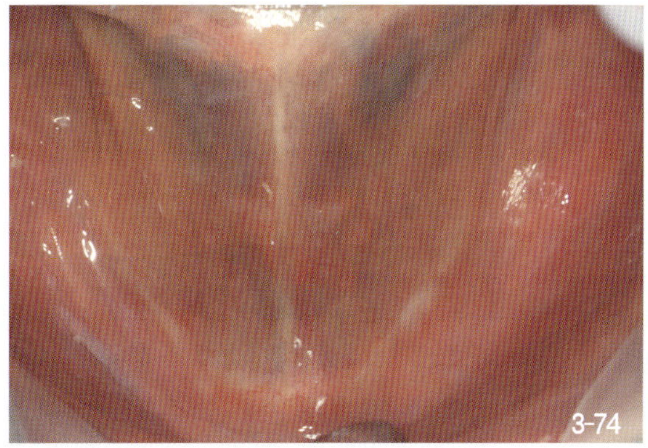

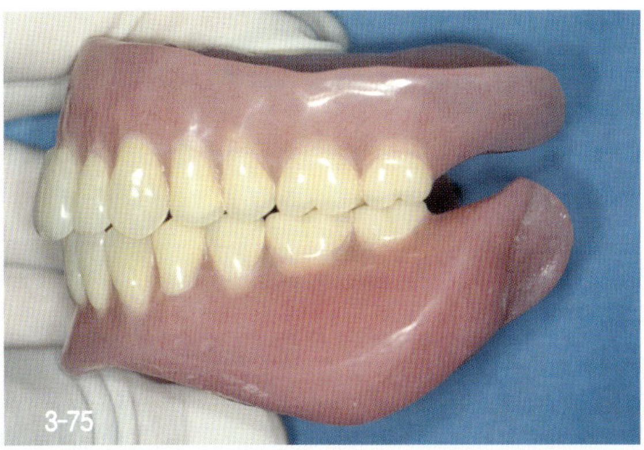

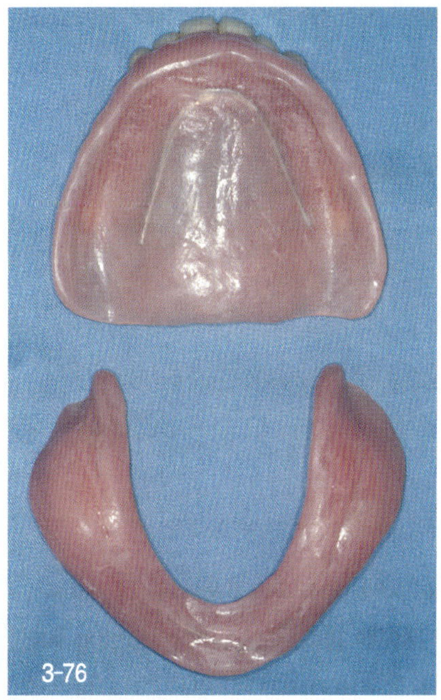

그림 3-73~3-76. 치조제의 흡수량이 큰 또 다른 증례입니다. 이 증례에서는 특히 하악 구치부의 흡수가 현저하고, 치조정을 확인할 수 없는 상태입니다. 하악 구치부 협측에 일부러 두께를 부여해(10mm 정도) 대응했습니다.

4 환자의 외모에 대한 변화를 적극적으로 칭찬하자. column

새로운 의치를 제작해 lip support를 적절하게 회복하면 안모에 풍륭이 살아 더 젊게 보입니다. 이것을 환자에게 적극적으로 알려 주고 좋은 의미에서 '장단을 맞춰주는 것' 도 신의치에 적응시키는 데 하나의 작전이 될 수 있습니다.

'5살은 젊어 보입니다', '어! 멋져 보이는데요~'. 이렇게 말해 주면 여성뿐만 아니라 남성도 기분이 좋아집니다. 의치에 대한 인상이 좋아지면 환자는 의치를 적극적으로 사용할 마음이 생깁니다. 그것이 새로운 의치에 순응하는 중요한 이점이 됩니다. 환자는 심리적으로 우쭐해져 멋을 부리거나 화장을 하는 분들도 계십니다.

이렇게 정신적인 면에서 환자의 변화를 맛보는 것이 의치 제작의 참맛이 아닐까요?

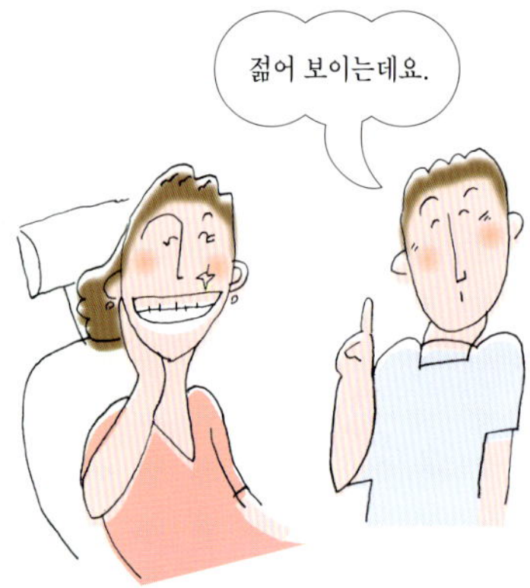

5 환자에게 상황이 나쁠 수 있다는 것을 계속 설명한다. column

환자는 일반적으로 의치의 예후에 대해 낙관적인 예측을 하는 것 같습니다. '치아가 없어도 틀니를 끼면 내 치아처럼 씹을 수 있겠지'. 그렇게 생각하는 분이 많은 것 같습니다. 그런데 실제로는 예후를 기대할 수 없는 의치 및 의치를 처음 사용하는 경우 장착 후 적응하는 데 많은 시간이 필요하리라 예측되는 증례도 적지 않습니다.

그런 상황에서 의치 장착 후 예상되는 어려움에 대해 술자가 한 번 정도 설명한다면 환자는 흘려듣게 됩니다. 그리고 막상 의치를 장착하면 환자는 자신의 예상과 달라 불만을 터뜨리게 됩니다. 그래서 필자는 예후에 문제가 있을 것 같은 증례는 몇 번이고, 미안하다는 어투로 강압적인 느낌을 받지 않도록 세심하게 주의하면서 예후를 기대할 수 없다고 설명합니다.

처음 의치를 장착할 때는 상담 시, 인상 시, 바이트 시 그리고 시적 시 '의치를 장착하고 처음에는 매우 고통스럽습니다. 위화감 · 구토감 · 발음장애 · 미각장애 등이 반드시 있습니다. 하지만 2~3주가 지나면 점점 자신의 것이 됩니다. 초조해 하지 말고 함께 노력해 갑시다' 라고 설명합니다. 어쨌든 새로운 의치에 큰 기대를 하지 않도록 하는 것이 요령입니다.

이렇게 여러 번 말해도 환자는 그 당시에는 이해를 못합니다. 막상 의치를 장착하고 '그때 선생님께서 말씀하신 것이 이런 거였군요' 라며 납득을 합니다.

문제가 생기기 전에 미리 예상하여 설명하면 환자는 납득합니다. 문제가 발생한 후에 설명하는 것은 변명으로 비칠 수 있습니다.

따라서 설명하는 타이밍에 따라 의치의 성과가 크게 달라진다는 것을 명심합시다.

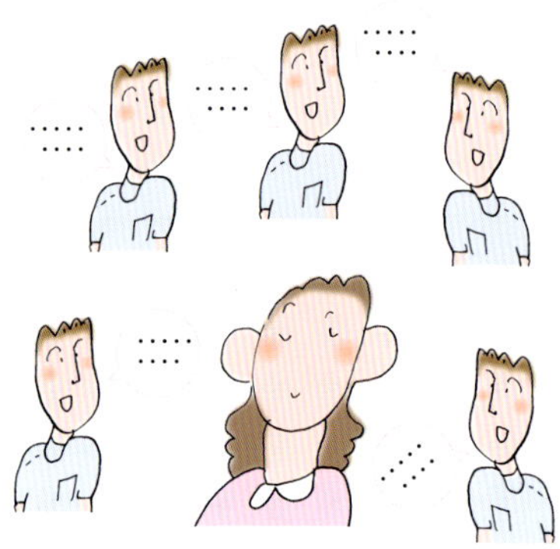

제IV장

기성 트레이와 알지네이트를 이용한 인상방법에 대해

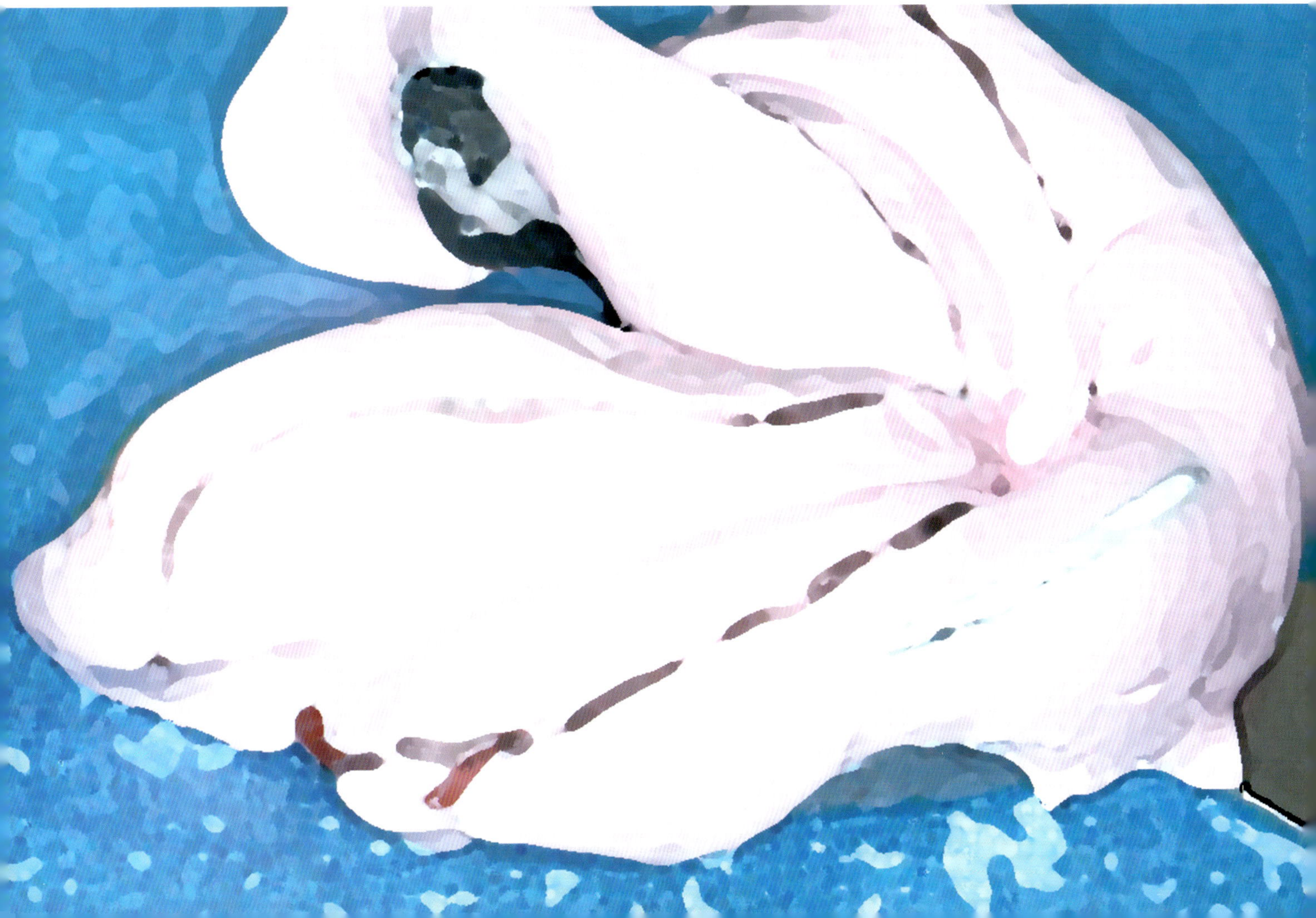

전 항까지 총의치 변연설정의 기준을 살펴보았는데, 변연을 정확하게 설정하기 위해서는 정보가 제대로 재현된 인상을 채득하는 것이 가장 필요하다는 것을 깨달았나요? 충분하지 못한 인상에서 적절한 외형의 총의치를 제작하는 것은 불가능합니다. 처음이 중요합니다. '예비인상은 좋지 않지만 이것으로 개인트레이를 제작해 나중에 어떻게든 처리해 보자' 라는 식의 발상은 실패로 이어집니다. 교과서에도 있듯이 처음에 진행하는 예비인상이 중요한 이유는 이 때문입니다.

이번에는 기성트레이에 의한 알지네이트 인상으로 어떻게 인상을 적절하게 채득할지에 대한 주의점과 구체적인 술식을 소개하겠습니다.

1 알지네이트 인상의 기본견해

1 인상을 크게 채득한다

변연이 나와 있지 않은 작은 인상은 사용할 수 없습니다. 크게 채득된 인상으로 모형을 제작하고 그 안쪽에 외형을 설정하는 것이 이번에 제시한 의치의 외형 설정법이므로 이것은 반드시 필요한 요건입니다.

이것을 '뺄셈의 이론' 이라 표현할 수 있습니다. 많은 임상의 장에서 적용할 수 있는데 미리 크게 만들어 나중에 작게 수정해 적절한 크기를 구하는 것이 효율화로 이어지는 경우가 많은 것 같습니다. 반대로 추가하는 작업은 시간이 걸립니다.

단적인 예를 들자면 변연이 부족한 작은 인상으로 제작한 모형을 사용해 적절한 외형의 총의치를 제작한다고 합시다. 그렇게 되면 상을 연장하게 됩니다. 이것은 불가능하지는 않지만 많은 시간이 걸립니다. 반대로 길게 만들어진 것을 삭제하는 작업은 술자가 기준만 잘 파악하고 있다면 비교적 단시간에 작업할 수 있습니다(그림 4-1~4-4).

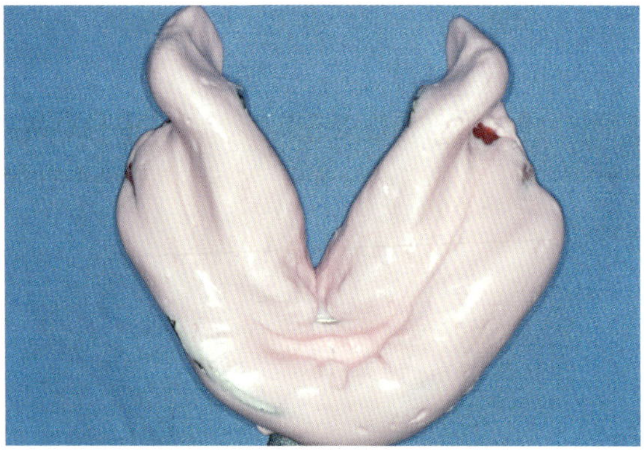

그림 4-1. 알지네이트로 충분히 채득된 하악 인상입니다. 단, 이 상태가 그대로 하악 의치의 외형이 될 수는 없습니다.

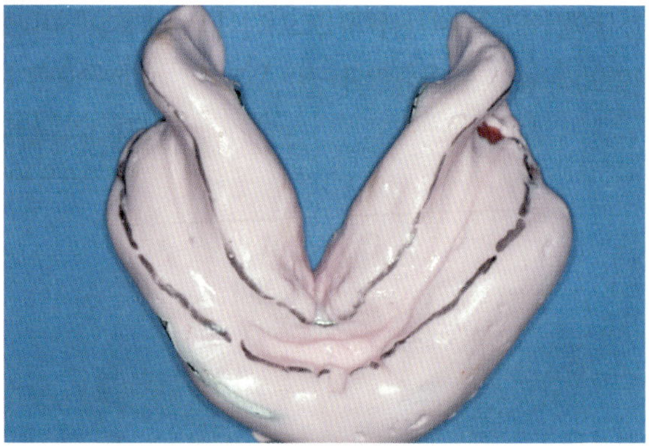

그림 4-2. 외형선을 표시하면 이렇게 안쪽에 옵니다. 크게 채득해 작게 설정하는 것이 뺄셈의 이론입니다.

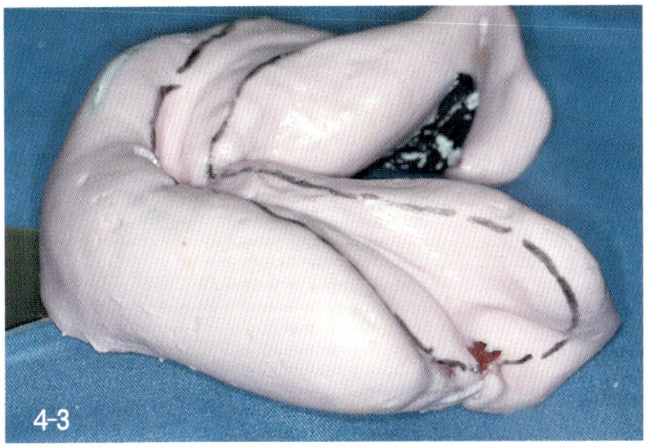

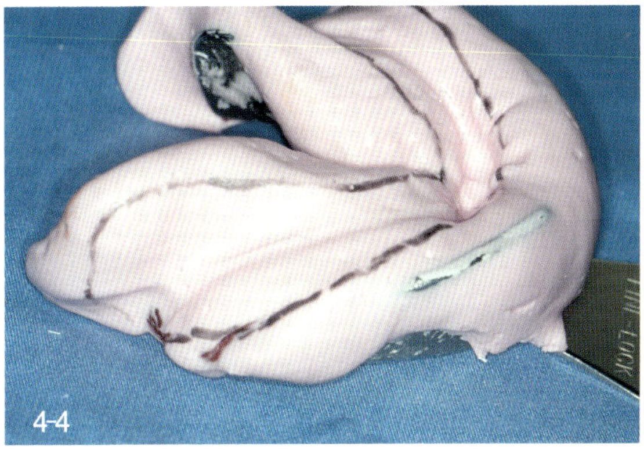

그림 4-3, 4-4. 외형선을 그은 인상을 옆에서 관찰한 상태입니다. 구후융기, 외사선 및 악설골근선과의 관계에 주목하기 바랍니다.

2 골면의 인상채득이라는 견해

인상을 채득할 때 가압이 좋을까, 무압(無壓)이 좋을까 등등 다양한 이론과 술식이 소개되고 있습니다. 실제 경험을 해 보면 어느 정도 압력을 가해 점막을 가능한 한 눌러 펴주는 형태로 골의 표면형태를 복사하듯이 채득하는 것이 좋은 것 같습니다.

이 내용은 뛰어난 임상가의 다양한 표현으로 이해하기 쉽게 전달되고 있습니다. 가령 加藤은 '점막의 다림질'(문헌 9), 村岡은 '보디콘의 의치'(문헌 10)라고 절묘한 뉘앙스로 이미지를 전하고 있습니다.

이 견해는 특히 하악 인상채득에서 중요합니다. 묽은 인상재는 점막을 처지게 또한 짧게 채득하므로 사실 모형 상에서 의치 변연을 설정하기가 불가능합니다. 이후에 언급하겠지만 인상재의 경도를 임의로 조절하고 적층인상법을 병용하면 목적에 맞는 인상을 채득할 수 있게 됩니다(그림 4-5~4-8).

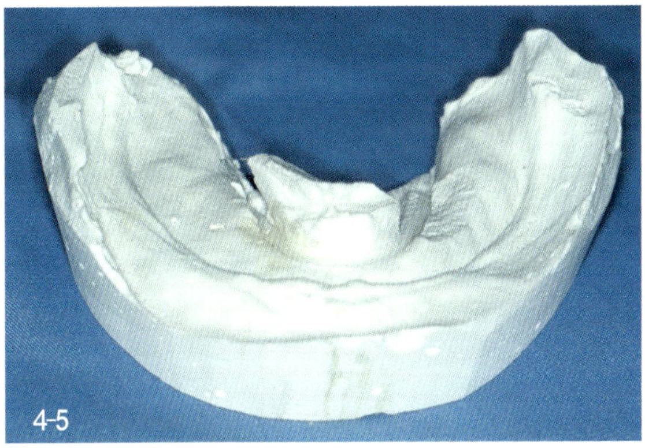

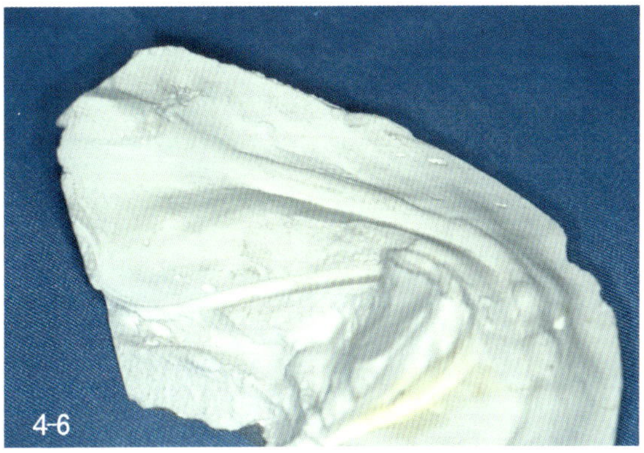

그림 4-5, 4-6. 좋지 않은 인상의 예로 하악 모형을 소개합니다. 점막이 늘어진 상태로 재현된 인상은 특히 설측 점막이 구강저에서 올라가 골면의 형태를 읽을 수 없습니다. 이 상태에서는 외형선을 표시할 수 없습니다. 개인트레이를 제작하고 근형성해서 해결하려 해도 무리가 있습니다. 처음 인상 시 크게 확실하게 인상을 채득하는 것이 요령입니다.

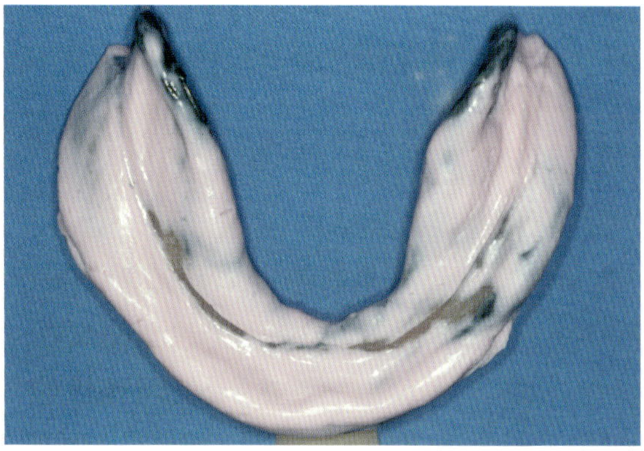

그림 4-7. 그림 4-5, 4-6 증례의 인상을 다시 채득했는데, 점막이 잘 펴져 있어서 해부학적인 landmark가 포함되어 있는 인상입니다.

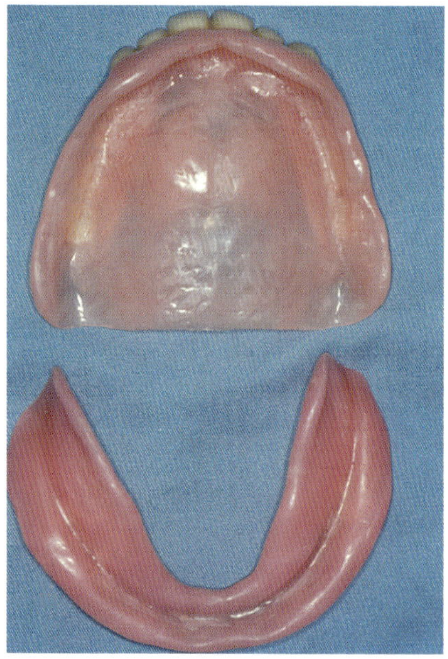

그림 4-8. 그림 4-7의 인상을 사용해 제작한 의치의 점막면 모습입니다.

2 트레이의 선택

트레이의 선택은 하악이 특히 중요합니다. 좋은 인상채득을 결정하는 80%는 트레이의 선택과 관련이 있다 해도 과언이 아닙니다. 채득하기가 가장 곤란한 설측 악설골근선의 후하방에 트레이를 저항 없이 삽입할 수 있는 형태가 바람직합니다. 따라서 무치악용으로 개발된 트레이를 사용하는 것이 좋은 것 같습니다.

필자는 鹽田이 개발한 Human tray(문헌 7)만 사용하고 있으며, 좋은 결과를 얻고 있습니다. 이 트레이는 설소대 부분이 특징인데 트레이를 깊게 삽입할 수 있도록, 이곳을 짧게 설정했습니다. 또한 트레이도 견고하고 인상 전체의 변형이 적어 폭넓게 활용하고 있습니다(그림 4-9, 4-10). 내구성도 좋고 거의 파손되지 않는 장점도 있습니다.

상악은 하악만큼 기술적으로 어렵지 않으므로 유치악용 COE사의 14호 트레이 또는 구식인 三金의 무치악용 트레이를 사용합니다(그림 4-11).

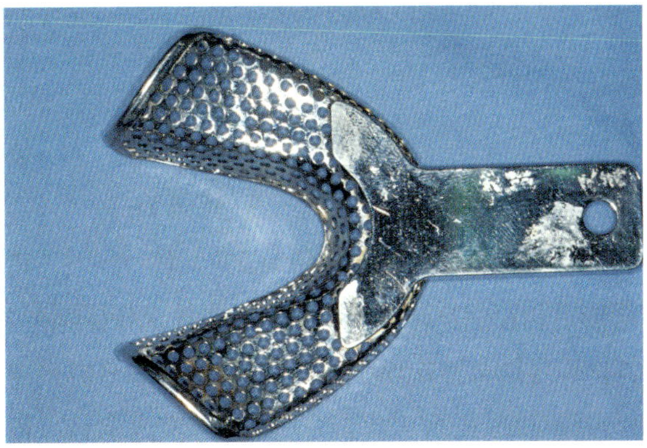

그림 4-9. 鹽田이 개발한 Human tray(모모세치과상회 · 화전정밀치연)입니다. 하악 무치악의 인상을 비교적 쉽게 채득할 수 있습니다.

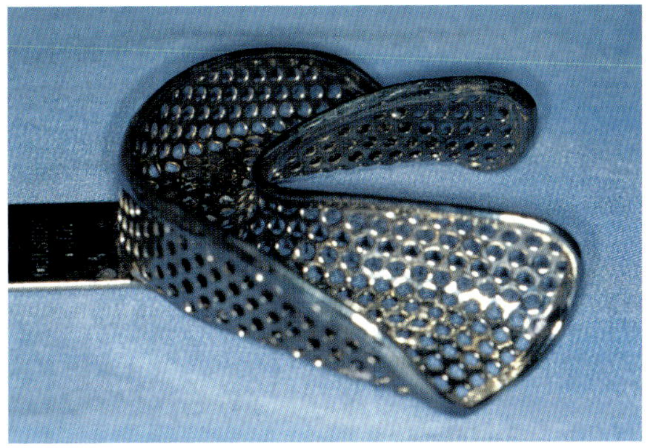

그림 4-10. 트레이 내면입니다. 설소대 부근의 변연 길이가 짧아 이 부위에서 트레이 변연과 치조제의 충돌을 피하고 있습니다. 전체적으로 상당히 견고합니다.

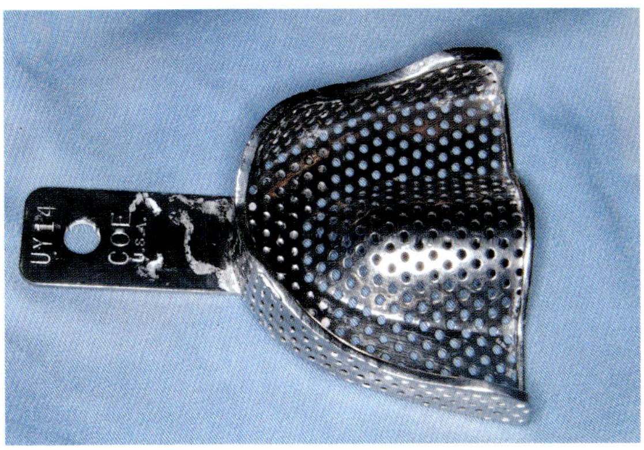

그림 4-11. 상악의 인상채득에는 COE사의 유치악용 14호 트레이가 적합하므로 최근에는 이 제품을 사용할 기회가 많습니다.

3 트레이의 시적, 수정방법

하악은 설측 원심부의 악설골근선 후하방부의 채득을 최대 목표로 삼고 있습니다. 그러기 위해서는 혀를 잘 조절할 수 있는 크기의 트레이를 선택하는 것이 가장 중요합니다.

구강 내에 트레이를 삽입하고 환자에게 혀의 거상과 전방돌출을 지시합니다. 이때 혀의 동작이 트레이 설측 변연에 걸리지 않고, 혀가 자유롭게 움직일 수 있느냐가 핵심입니다(그림 4-12, 4-13).

만약 혀가 트레이에 걸려 자유자재로 움직일 수 없다면 한 단계 큰 트레이를 선택합니다.

이 수순은 이후 의치의 예후 판정에 일조를 합니다. 양호한 의치를 사용하던 환자는 혀를 자유롭게 움직일 수 있지만 반대로 의치의 사용경험이 없거나 불량한 의치를 장기간 참고 장착해 왔던 증례는 혀를 자유자재로 움직일 수 없는데, 이 조작으로 어느 정도 예후를 진단할 수 있습니다.

상악에는 혀와 같은 가동부가 없으므로 기술적으로 그다지 어렵지 않습니다. 치조제의 크기에 적합한 크기의 트레이를 선택하고 트레이 변연이 상악결절이나 구개소와를 덮는지 확인합니다.

직경 약 2cm, 두께 1cm 정도의 유틸리티왁스 덩어리를 트레이 구개 후방 중앙 해당부에 올립니다. 왁스 덩어리가 구강 내 구개 중앙부에 접촉하도록 합니다. 이것이 일종의 stopper 역할을 해 비교적 쉽게 인상을 채득할 수 있게 됩니다(그림 4-14). 동시에 인상재가 구강 안쪽으로 흘러들어가는 것을 방지하는 역할도 하며 구토반사도 억제하게 됩니다.

요령은, 트레이 전체가 상악 치조제에서 3mm 정도 뜨고 협측 협점막 반전부에서 3mm 정도 트레이 변연이 짧아지는 정도로 왁스의 높이를 조정합니다(그림 4-15). 이렇게 조정하면 치조제와 트레이 내면의 공간을 확보하고 트레이 주변으로 인상재가 흘러 나가는 데 도움이 됩니다.

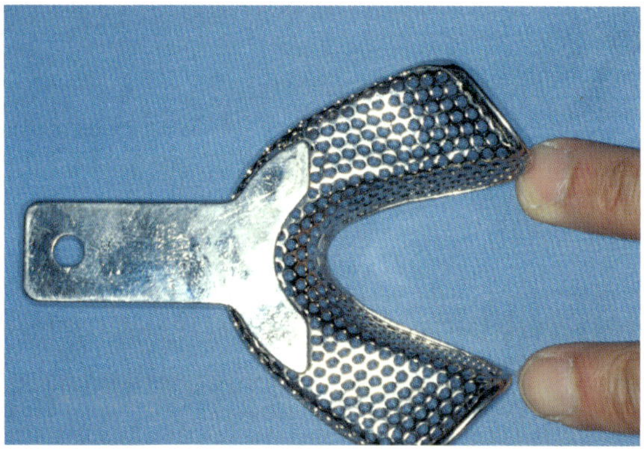

그림 4-12. 하악 트레이를 구강 내에 맞출 때 손가락으로 가리킨 트레이 끝과 혀의 측면이 강하게 마찰하지 않는지 반드시 확인합니다. 이곳이 좁지 않고 혀가 자유롭게 전방으로 돌출할 수 있도록 트레이를 선택 및 조정합니다.

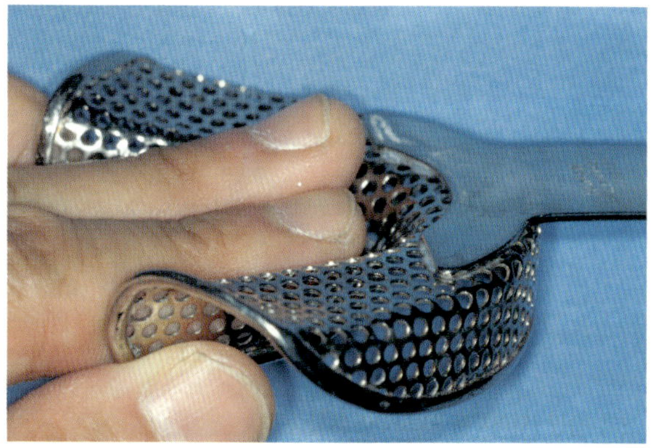

그림 4-13. 술자의 손가락을 환자의 혀에 비유하면서 혀를 이렇게 앞으로 내밉니다라고 설명하면 비교적 쉽게 혀가 앞으로 나오게 됩니다.

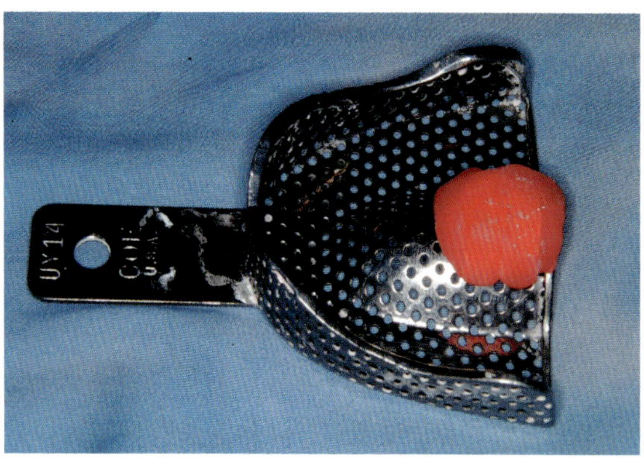

그림 4-14. 상악 트레이의 후연 중앙부에 유틸리티왁스 덩어리를 만들어 올립니다. 이렇게 하면 치조제와 트레이 사이에 일정한 거리를 확보할 수 있고 변연이 잘 채득된 인상을 비교적 쉽게 완성할 수 있습니다.

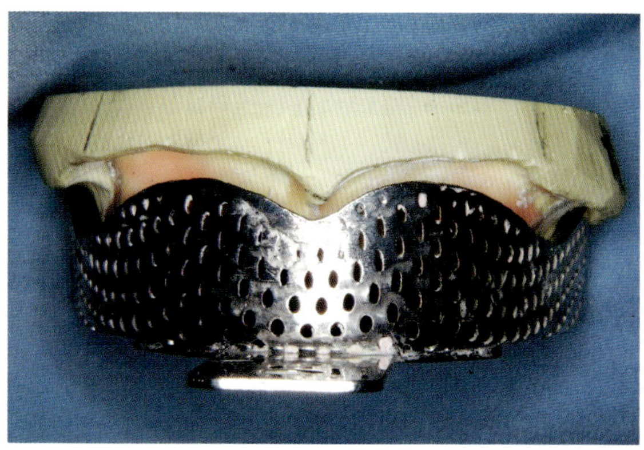

그림 4-15. 모형을 실제 구강 내처럼 모방해 트레이와 악제의 관계를 나타낸 사진입니다. 트레이 변연과 치조제의 치은협이행부 사이에 3mm 정도 공간이 있는 것이 좋습니다.

4 어디에 주안점을 두고 인상을 채득할까

총의치 외형설정 부분에서 기술했듯이, 기준이 되는 landmark가 인상 내부에 반드시 포함되어 있어야 합니다. 반복해서 설명하지만 다시 확인하겠습니다.

1 하악 인상에서 반드시 채득되어야 할 부분

① 악설골근선과 후하방부

이것이 채득되지 않으면 절대 안 됨. 과장해서 말하면, 이 부분이 채득되면 다른 부분은 저절로 채득됩니다.

② 구후융기

③ 외사선

이상의 세 가지가 최소한의 핵심입니다. 이 세 가지가 채득되어 있으면 하악 총의치의 외형설정이 가능해집니다(그림 4-16).

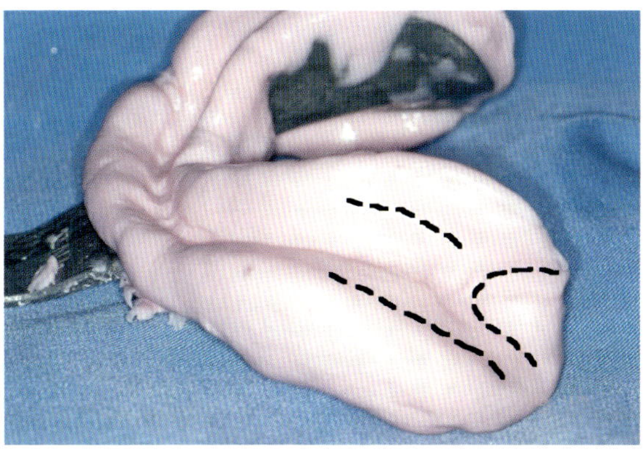

그림 4-16. 하악 인상에서 최소한 채득되어야 할 부분. 이 그림에서 점선으로 표시한 곳입니다. 위에서부터 악설골근선과 후하방부, 구후융기 및 외사선입니다.

2 상악 인상에서 반드시 채득되어야 할 부분

구강 내를 술자가 관찰했을 때 보이는 부분을 채득하는 것이 기본입니다. 협점막 반전부는 물론, 상악결절 주위와 구개 후연부가 채득되면 됩니다(그림 4-17).

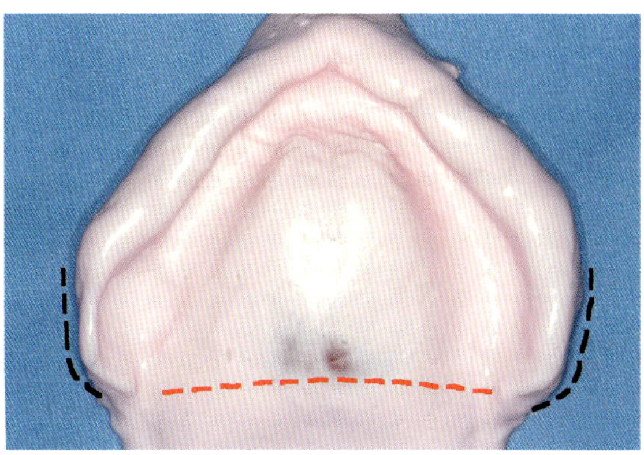

그림 4-17. 상악 인상에서 최소한 채득되어야 할 부분. 이 그림에서 점선으로 표시한 부분입니다. 검은 선이 상악결절 주변부, 붉은 선이 구개 후연부입니다.

5 알지네이트 인상기법의 기본 핵심

1 알지네이트 인상재의 연화정도를 의도적으로 조정한다

알지네이트 인상의 이점은 인상재를 연화할 때 술자가 직접 흐름을 조절할 수 있다는 것이며, 치조제 상태에 맞춰 흐름을 선택할 수 있다는 점입니다. 일단은 되게 혼합하는 것을 기본으로 하면서 자신이 의도하는 경도로 연화할 수 있도록 훈련이 필요합니다. 이후 나중에 소개하는 1차 적층인상은 되게 혼합하도록 의식했으면 합니다.

반대로 2차 적층인상은 일부러 묽게 연화하도록 합니다. 특히 상악을 2차 적층인상 할 때에는 평소보다 2배 더 물을 섞어 유동성을 극대화한 상태로 만드는 것이 요령입니다.

일반적으로 하악은 상악보다 되게 혼합하는 것이 중요하며 특히 치조제 흡수가 큰 증례는 퍼티상태와 유사해질 정도의 경도로 조절하기 바랍니다.

2 인상재를 축성할 때는 트레이에 소량 올리는 정도로

트레이가 치조제에 정확하게 들어가면 크게 축성할 필요는 없습니다. 소량 올리는 정도가 딱 좋다고 생각합니다.

3 트레이 삽입, 압접방법

① 인상재가 축성된 트레이를 구강 내에 삽입할 때는 쉬고 있는 술자의 다른 손으로 환자의 구순을 배제하면서 트레이를 비스듬하게 삽입합니다.

트레이를 수평적으로 똑바로 삽입하면 축성된 인상재가 환자의 구순에 걸려 구강 내 원하는 위치까지 들어가지 않을 수 있으므로 이런 조작이 필요합니다(그림 4-18, 4-19).

② 하악 트레이는 2단계로 나눠 압접합니다.

먼저 전치부부터 압접하고 동시에 혀를 가볍게 거상해 앞으로 내밉니다. 환자의 혀끝이 트레이 하악 전치부 설측 해당부에 가볍게 접촉하는 위치에 오면 혀를 그 위치에 고정한 상태에서 이번에는 트레이의 구치부를 압접하고 트레이 전체가 치조제에 균등하게 압접되도록 합니다(그림 4-20, 4-21).

③ 상악 트레이를 압접할 때는 반대로 구개부 후연에서 트레이를 압접해 갑니다.

많은 양의 인상재가 구개 후방으로 흘러들어가지 않도록 하고 인상재가 치은협이행부로 흐르도록 합니다.

트레이 내면에 올린 왁스 stopper가 구개 점막에 접촉하면 이번에는 트레이를 전방으로 압접해 가고 트레이 전체가 최종적으로 치조제에 대해 일정한 거리를 유지하고 인상재의 두께를 확보할 수 있도록 합니다(그림 4-22, 4-23).

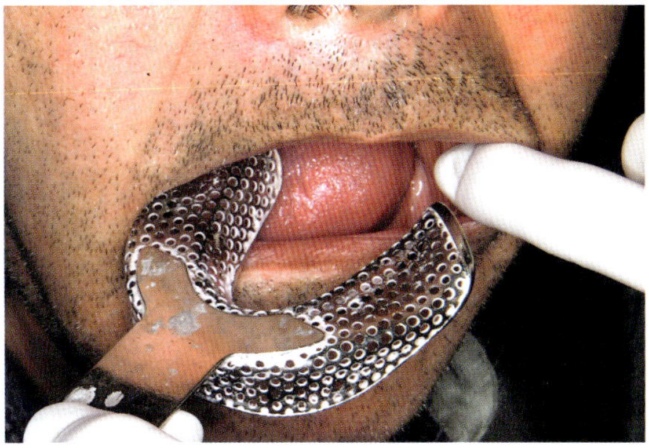

그림 4-18. 구강 내에 트레이를 삽입할 때는 이렇게 비스듬하게 구각을 손가락으로 가볍게 배제해 가면서 삽입합니다.

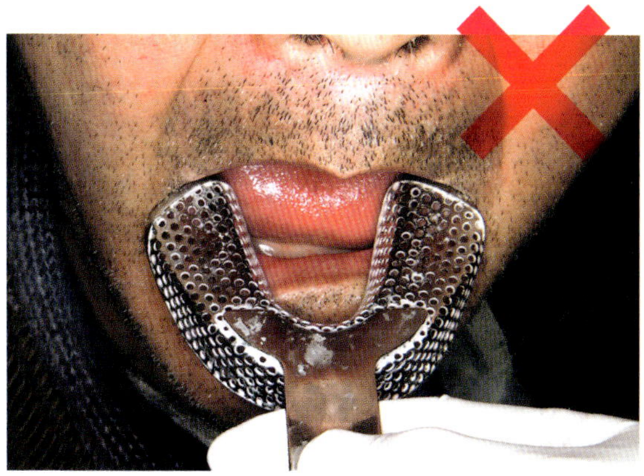

그림 4-19. 이렇게 정면에서 똑바로 삽입하면 잘 들어가지 않습니다.

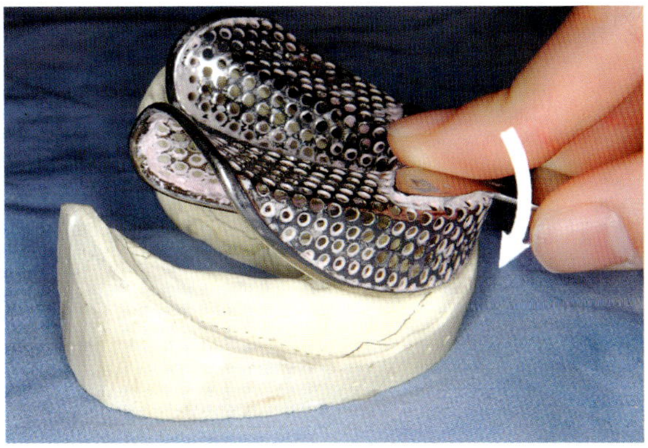

그림 4-20. 하악 트레이를 압접할 때에는 먼저 전치부부터 누릅니다.

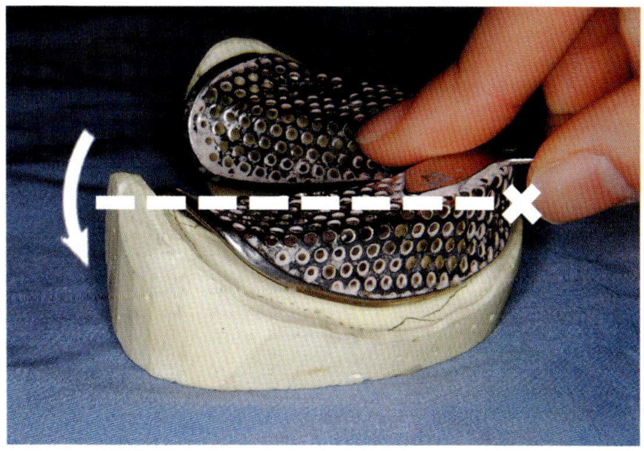

그림 4-21. 구치부를 압접합니다(× 표시는 고정점).

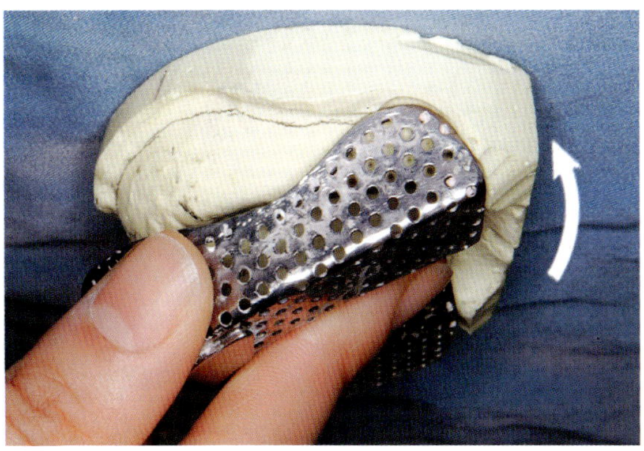

그림 4-22. 반대로 상악은 트레이 후연을 치조제에 누르듯이 삽입합니다.

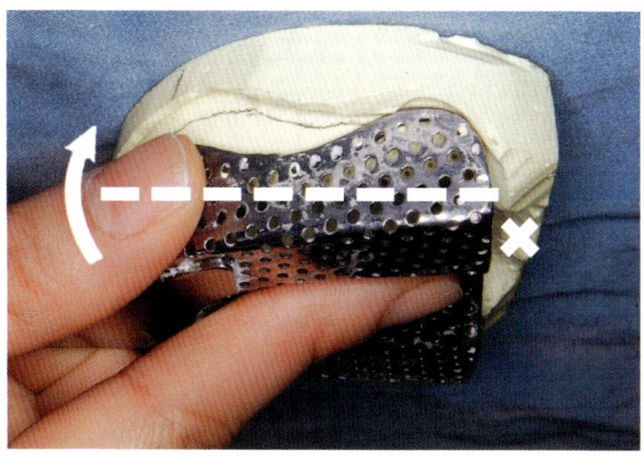

그림 4-23. 그 후 전치부를 누르면서 밀어 넣습니다(× 표시는 고정점).

4 인상재를 움직이면서 압접한다

인상재가 축성된 트레이를 치조제에 안정시킬 때는 치조제 방향으로 단순히 밀어 넣는 것이 아니라 1초에 2~3회 정도 가볍게 수평왕복회전운동 시키면서 압접하는 것이 요령입니다. 이것은 인상재의 흐름을 좋게 해 인상재가 변연으로 균등하게 흐르고, 트레이를 치조제 정중앙에 위치시키기 위해서입니다. 알지네이트 인상재를 흔들면 흐름이 좋아지는 thixotrophy 성질을 이용한 것입니다.

하악은 트레이 양측 5, 6번 해당부에 양손 검지를 갖다 댑니다. 좌우 6번 해당부를 연결한 선의 중점을 가상의 회전중심으로 생각하고 수평적으로 1초에 2~3회 리듬으로 왕복회전운동 시키면서 가볍게 치조제에 압접합니다(그림 4-24).

상악은 트레이 구개 중앙부에 술자의 오른손 검지를 대고 트레이 손잡이에 술자의 오른손 엄지를 갖다 댑니다. 검지를 올린 구개 중앙부를 회전중심으로 하고 엄지를 올린 트레이 손잡이를 운동중심으로 해 수평적으로 1초에 2~3회 정도 왕복회전운동을 시킵니다(그림 4-25).

물론 인상재를 축성한 트레이가 치조제 속에 들어가면 이번에는 트레이를 정확하게 고정해 경화될 때까지 기다립니다. 인상재를 흔드는 조작은 어디까지나 유동성이 있는 단계에서 압접할 때 진행합니다.

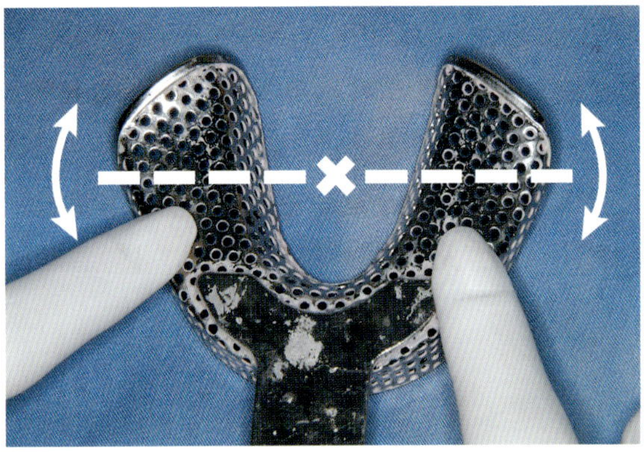

그림 4-24. 하악 트레이를 압접할 때 진동을 주는 방법입니다. 양손을 트레이 좌우에 갖다 대고 1초에 2~3회 왕복회전운동을 하면서 트레이를 압접하면 트레이가 정중앙에 위치하게 됩니다. ×표는 가상의 회전중심으로 생각하면 됩니다.

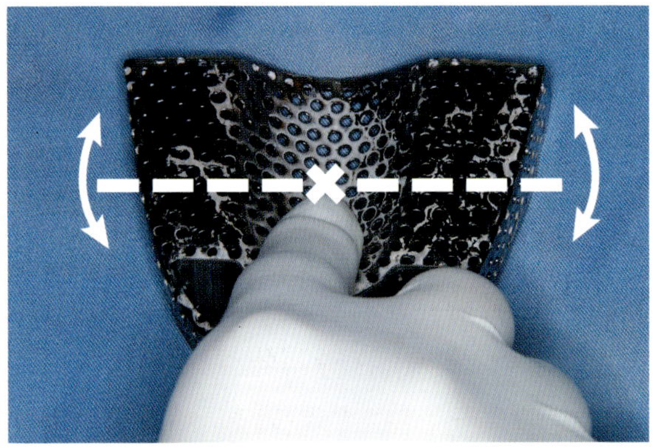

그림 4-25. 상악 트레이를 압접할 때 진동을 주는 방법입니다. 상악은 트레이 중앙에 검지를 갖다 대고 그곳(그림의 ×표)을 중심으로, 1초에 2~3회 왕복회전운동 합니다.

6 알지네이트 적층인상테크닉

현재 필자는 총의치를 인상할 때 알지네이트 적층인상법을 적극적으로 활용하고 있습니다. 이 인상방법은 치조제 골면의 인상을 정확하게 채득하는 데 유효합니다(문헌 10).

간단히 설명하면 1차 인상을 개인트레이로 생각하고, 2차는 그 위에 인상재를 도포해 세부를 채득하는 기법입니다. 치조제 점막을 최대한 펴서 인상할 수 있습니다.

이 기법은 특히 하악 인상채득에 유효합니다. 치조제가 크게 흡수된 증례라도 변연이 정확하게 재현된 큰 인상이 채득되므로 꼭 습득했으면 합니다. 또한 변연 부족 및 표면의 기포 수정이 가능하다는 장점도 있습니다.

상악은 1회 인상으로 적절한 외형의 인상이 채득되므로 적층인상 할 기회는 많지 않지만 구개 중앙에 큰 기포가 있는 증례를 수정할 때에 활용할 수 있습니다. 단, 2차 인상재의 연화방법 및 트레이의 2차 압접이 약간 어려우므로 주의가 필요합니다.

7 실제 알지네이트 인상의 술식에 대해

그렇다면 구체적인 수순과 적층인상에 대해 소개하겠습니다.

1 하악 알지네이트 인상의 실제 (그림 4-26~4-33)

① 트레이의 시적 · 수정 및 혀를 내미는 연습을 합니다.

② 1차 알지네이트 인상재 연화와 축성.

퍼석퍼석해지기 직전까지 되게 연화합니다. 된 정도의 기준은 퍼티상태에 가까운 되기로 생각하고 약간 부풀어 오르는 정도로 트레이에 축성합니다.

③ 트레이의 삽입과 압접

혀를 유도하면서 트레이를 환자의 구강 내에 삽입하고 원하는 위치에 압접합니다. 이때의 조작은 '5.3' 항에서 기술했듯이 전치부부터 압접하고 다음에 구치부를 압접합니다. 구치부에 압접할 때는 '5.4' 항에서 기술한 수평적 왕복회전 운동을 시키면서 진행합니다. 그러면 인상재가 트레이 주위로 잘 흐르고 트레이가 구강 내 정중앙에 위치하게 됩니다. 트레이를 압접하면 인상재가 경화할 때까지 기다립니다.

추가 주의점은 환자가 크게 개구하면 입 주변 근육의 긴장이 강해져 협측 주위 인상이 잘 채득되지 않습니다. 따라서 환자에게 가볍게 입을 다무는 기분으로 입 주변 근육의 힘을 빼도록 지시하는 것이 요령입니다.

④ 트레이의 철거

인상재가 경화되었는지 확인한 후 트레이를 철거합니다. 변연이 정확하게 재현되었는지 확인합니다. 이 단계의 표면 기포는 신경 쓰지 않아도 됩니다.

⑤ 1차 인상의 표면처리

튀어나온 부분을 정리하고 인상면에 묻은 타액을 휴지로 제거한 후 에어로 건조시킵니다. Technical Bond(GC, 그림 4-26)를 도포합니다.

⑥ 2차 인상재의 연화와 축성

2차는 계량 수저 1스푼의 인상재면 충분합니다. 표준연화 정도로 연화하고 1차보다 묽게 연화하는 것이 핵심입니다. 인상재를 1차 인상면에 도포합니다. 코팅하는 요령으로 표면을 균일하게 펴줍니다. 변연에도 다소 over flow 시킵니다.

⑦ 2차 트레이의 삽입 · 진동 압접

구강 내 원래의 위치에 오도록 주의하면서 2차 인상재를 코팅한 트레이를 환자의 구강 내에 삽입합니다. ③과 같은 요령으로 왕복 회전 운동시키면서 트레이를 압접합니다. 2차는 강한 힘으로 압접하는 것이 요령입니다. 인상재가 경화할 때까지 트레이를 고정합니다.

⑧ 2차 트레이의 철거, 인상면의 평가

트레이를 철거하고 인상 내면을 확인합니다. 철거할 때는 인상과 치조제 점막 사이에 3way syringe로 에어를 불어 저항을 줄이는 것이 좋습니다. 하악 총의치의 경우에는 3대 포인트인 악설골근선의 후하방 · 구후융기 · 외사선이 인상 내면에 나와 있다면 합격입니다. 가능하다면 매직으로 인상면에 표식을 그리고 상연의 외형선을 표시합니다. 그러면 총의치 상연의 외형을 읽는 좋은 훈련이 됩니다(그림 4-29, 4-30).

보통 이 단계까지 거치면 필요한 부위가 채득되는데 치조제가 극도로 흡수된 증례는 충분하지 않은 경우가 있습니다. 그럴 때에는 다시 ⑥~⑧의 조작을 반복하면 정확한 인상을 얻을 수 있습니다.

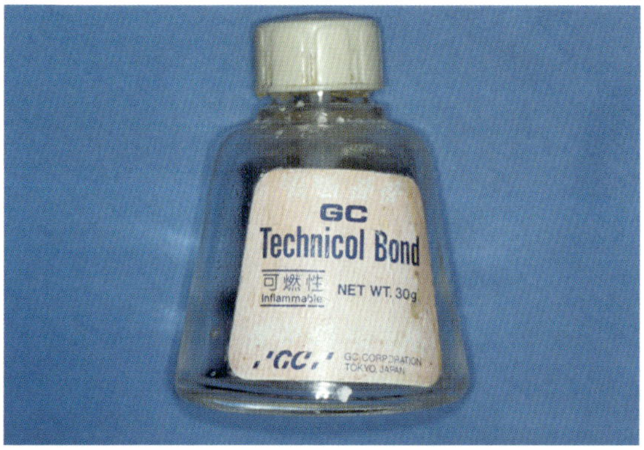

그림 4-26. 알지네이트 접착제인 Technical Bond를 사용하고 있습니다.

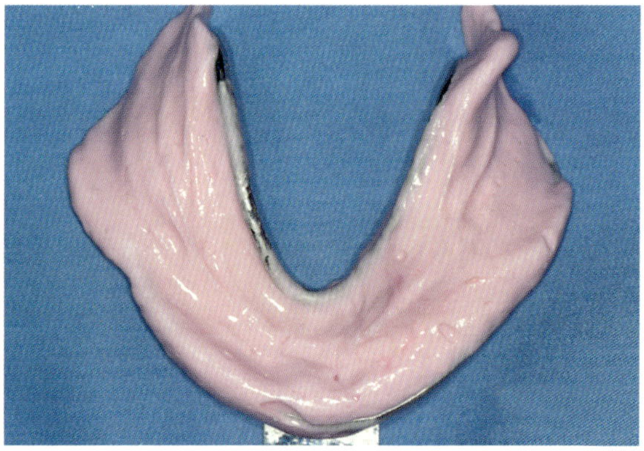

그림 4-27. 하악 증례이며 1차 인상을 한 상태입니다. 이 상태에서는 변연이 아직 충분히 채득되지 않았습니다.

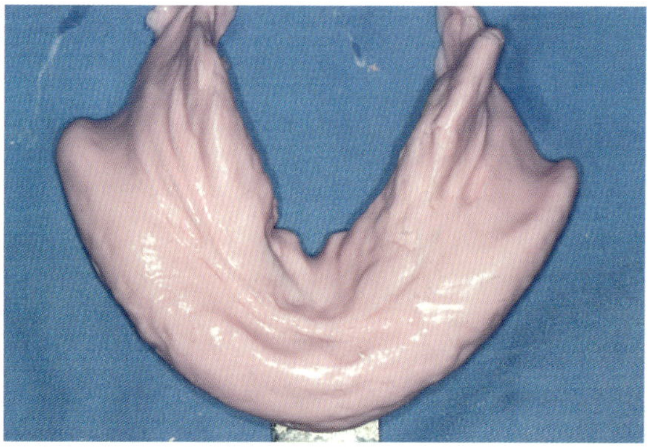

그림 4-28. 같은 증례이며, 2차 인상을 채득한 그림입니다. 점막면이 펴진 상태로 골면이 인상되고 해부학적인 landmark가 포함되어 있는 것을 알 수 있습니다.

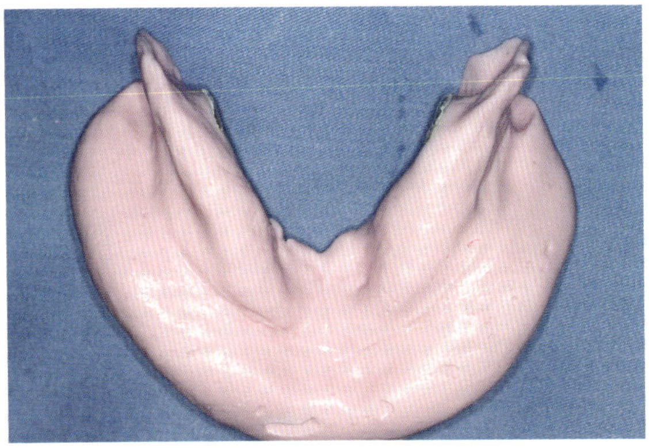

그림 4-29. 다른 증례이며 하악 인상을 채득한 상태입니다. 이 상태에서 바로 석고를 주입하지 말고, 항상 먼저 의치의 외형을 예상합니다.

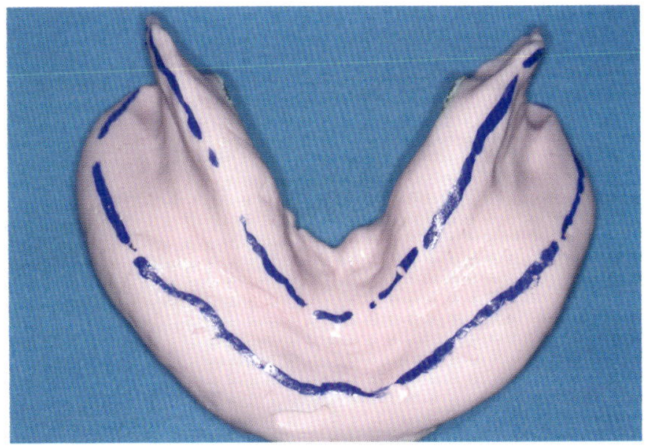

그림 4-30. 그림 4-29의 인상 내면에 예상 외형선을 표시한 그림입니다. 특히 협측은 알지네이트를 사용했을 때 반드시 크게 채득되므로 작게 설정하는 것이 중요합니다.

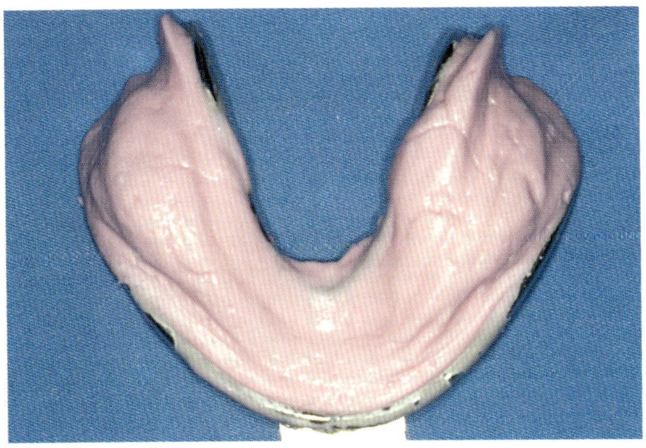

그림 4-31. 치조제가 크게 흡수된 하악 증례의 1차 인상을 채득한 그림입니다. 이런 증례에서는 알지네이트를 아주 되게 혼합하는 것이 주의점입니다. 어느 정도 골면이 나와 있지만 아직 충분하지 않습니다.

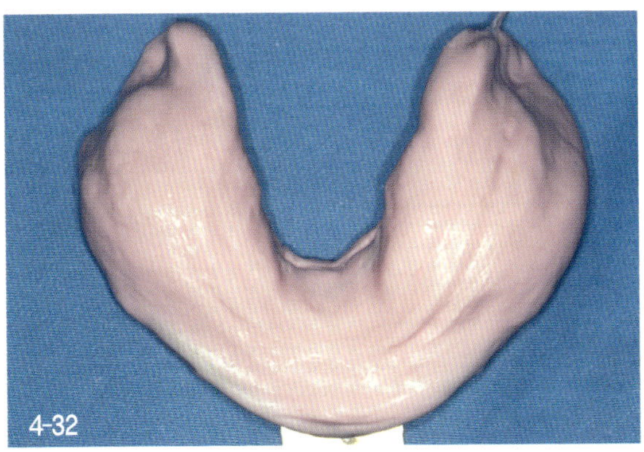

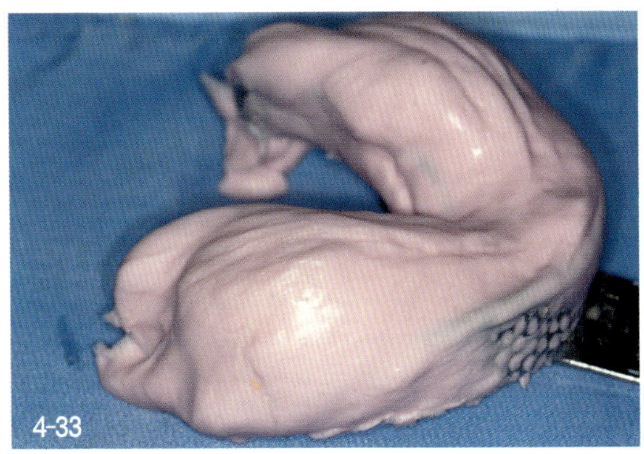

그림 4-32, 4-33. 그림 4-31의 증례로서, 2차 적층인상을 채득한 상태입니다. 치조제가 크게 흡수됐지만 해부학적인 landmark가 인상에 나와 있는 것을 알 수 있다고 생각합니다.

2 상악 알지네이트 인상의 실제 (그림 4-34, 4-35)

상악의 수순은 하악과 기본적으로 같지만 환자의 유도방식 및 인상재의 흐름 정도 등이 약간 다르므로 그것들을 상기하면서 기술하겠습니다.

① 트레이를 시적 · 수정하고 트레이 내면의 구개 중앙부 후방에 유틸리티왁스로 stopper를 부여합니다.

② 1차 알지네이트 인상재 연화와 트레이에 도포

이것은 하악과 달리 약간 된 정도로 연화합니다. 트레이에 인상재가 약간 부풀어 오를 정도로 축성합니다.

③ 트레이의 삽입과 압접

트레이를 환자의 구강 내에 삽입하고 원하는 위치에 압접합니다. 압접 수순은 하악과 반대로 구개부부터 압접하고 이어서 전치부를 압접합니다. 전치부를 압접할 때는 '5.4' 항에서 기술했듯이 트레이를 수평적 왕복 회전 운동시키면 인상재가 트레이 주위로 흘러 트레이가 정중앙에 오게 됩니다.

트레이 주위 치은협이행부로 인상재가 흘러나오므로 이 단계에서 주위 점막을 가볍게 당겨가면서 변연을 형성해도 좋습니다. 트레이를 압접하면 인상재가 경화될 때까지 기다립니다.

환자에게 입을 가볍게 다무는 기분으로 입 주변 근육의 힘을 빼도록 지시하는데 이 과정은 하악과 같습니다.

④ 트레이의 철거

인상재가 경화되었는지 확인하고 트레이를 철거합니다. 철거할 때 주의점은 하악과 같습니다. 변연이 정확하게 재현되었는지, 상악결절 주위 및 hamular notch까지 인상되었는지 확인합니다. 상악은 이 작업이 종료되면 작업모형으로 충분히 사용할 수 있는 인상이 완성되므로 인상이 잘 되었다면 이 조작을 종료합니다.

변연이 부족하거나 큰 기포가 있다면 2차 적층인상을 준비합니다(⑤ 이후 조작을 진행합니다).

⑤ 1차 인상의 표면처리

튀어나온 부분을 제거하고 인상면에 묻은 타액을 휴지로 닦은 후 에어로 건조시킵니다. 접착재로 Technical Bond(그림 4-26)를 도포합니다.

⑥ 2차 인상재의 연화와 도포

2차는 계량 수저 1스푼의 인상재면 충분합니다. 상악의 경우에는 1차보다 훨씬 묽게 연화하는 것이 요령입니다. 평소보다 2배 정도의 물을 섞고 실리콘 인상재 인젝션타입처럼 묽게 연화하는 것이 하악과 큰 차이입니다.

연화한 인상재를 1차 인상 내면에 도포합니다. 이때는 표면에 균등하고 얇게 도포하는 것이 중요합니다. 두께가 있으면 트레이가 구강 내 원하는 위치에 들어가지 않게 되므로 주의하기 바랍니다.

⑦ 2차 트레이의 삽입 · 진동 압접

트레이를 구강 내에 삽입하면 1차 인상 시의 위치에 오도록 주의하면서 ③과 같은 요령으로 수평적 왕복회전운동을 하면서 압접합니다. 이때 압접하는 힘은 하악보다 훨씬 강한 힘이 필요합니다.

충분히 힘을 주면서 가능한 한 얇게 2차 인상재 층이 1차 인상 표면을 덮도록 합니다. 대구치부 및 구개 중앙부는 검지로 눌러가면서 진동을 주고 압접합니다. 주위로 나온 인상재는 협점막을 잡아당겨 1차 인상면과 이행적으로 연결되도록 합니다.

이렇게 반복해서 설명하는 이유는 상악은 하악에 비하여 1차 인상 시의 위치로 복원하는 것이 훨씬 어렵고, 주의하지 않으면 적층 2회법을 실시한 인상면이 더 불량해질 수 있기 때문입니다.

하악의 적층인상은 골면의 인상을 채득하는 것이 목적인데 상악은 매끄럽고 기포가 없는 인상면을 얻는 것이 목적입니다. 목적이 다르므로 방법도 약간 달라집니다.

⑧ 2차 트레이의 철거, 인상면의 평가

트레이를 철거하고 인상 내면을 확인합니다. 상악 총의치의 경우는 최소한 치은협이행부와 상악결절부분이 재현되어야 합니다.

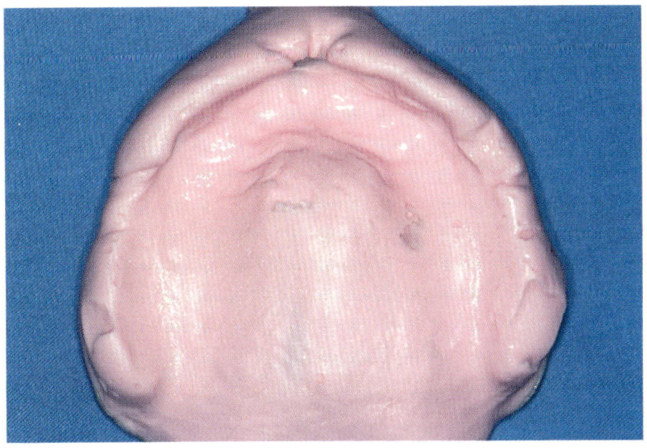

그림 4-34. 상악의 1차 인상 상태입니다. 전체적인 외형은 채득되어 있지만 변연에 기포가 관찰되므로 적층인상을 실시하기로 합니다.

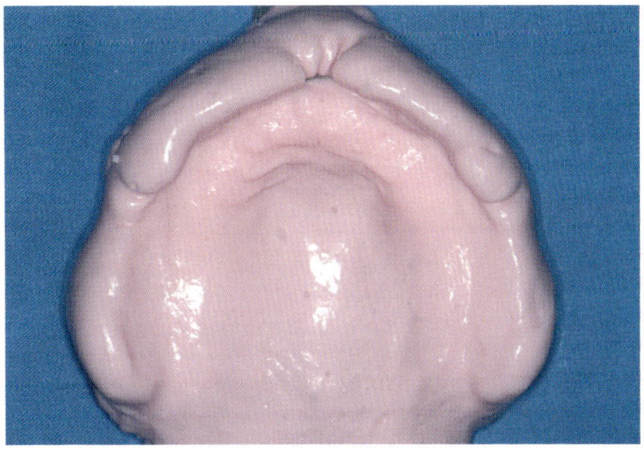

그림 4-35. 2차 적층인상을 실시한 상태입니다. 변연의 기포도 수정되고 표면도 활택하게 마무리되었습니다.

이상으로 알지네이트 인상재와 기성트레이를 사용해 인상을 채득하는 방법에 대해 소개했습니다. 평소에 유익한 기법이라 생각하므로 꼭 활용했으면 합니다.

추가 참고증례

인상을 채득할 때는 인상기법을 추구하는 것보다 더 중요한 것이 있습니다. 크게 채득된 인상에서 빼섬해 총의치의 외형을 읽고 환자의 치조제와 구의치의 외형에서 총의치의 표준 외형을 예상하는 것이 훨씬 중요합니다.

총의치의 외형을 읽는 훈련이 되어 있지 않으면 인상과 의치 개조에 시간을 소비해도 좋은 결과를 얻을 수 없습니다. 여기에 소개하는 증례는 그 점에서 교훈이 된다고 생각하므로 경과를 지켜보길 바랍니다.

환자의 상악에는 잔존치가 있고 하악은 무치악이었습니다. 총의치 경험이 부족한 치과의사가 구의치를 개조하고 점막을 조정했습니다. 그러나 경과가 좋지 않아 필자에게 맡겨진 증례입니다.

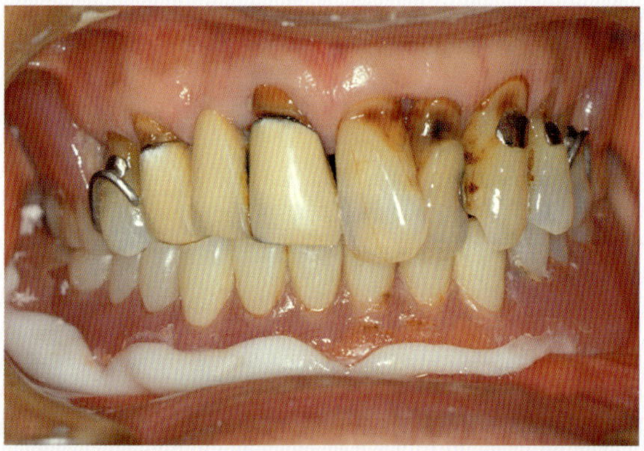

그림 4-36. 필자에게 전달되었을 때 구강 내 정면 모습입니다. 이미 구의치를 tissue conditioner(TC)로 몇 번 조정한 상태입니다.

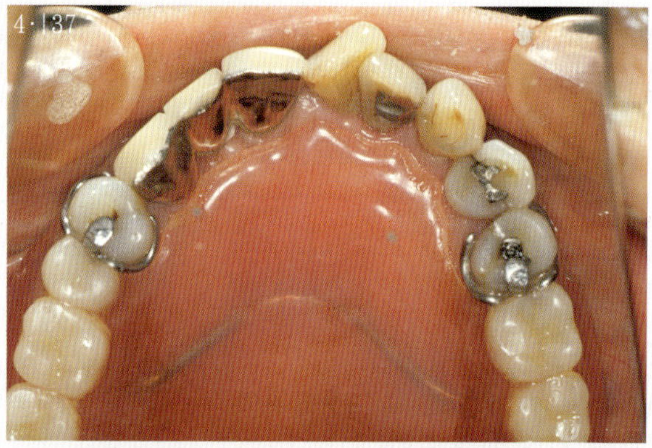

그림 4-37. 상악은 이 상태에서 손을 대지 않기로 했습니다.

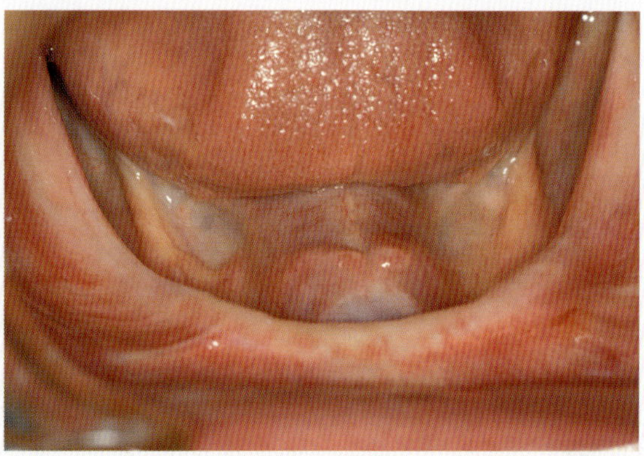

그림 4-38. 하악의 치조제 상태입니다. 치조제가 심하게 흡수되었지만 의치를 제작할 수 있다고 판단했습니다.

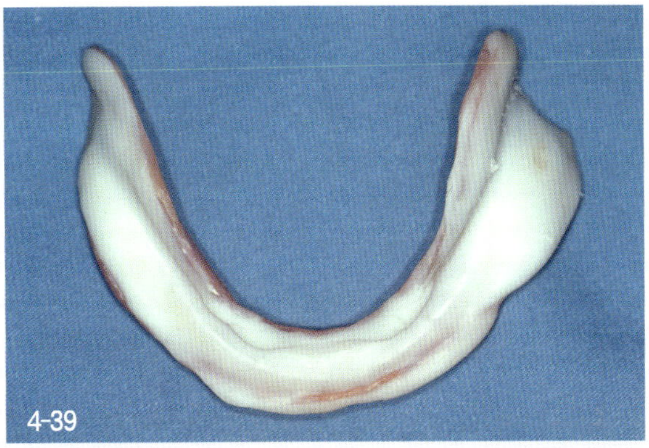

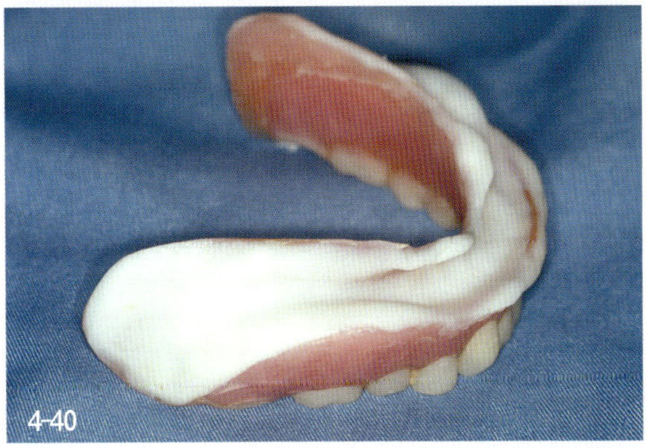

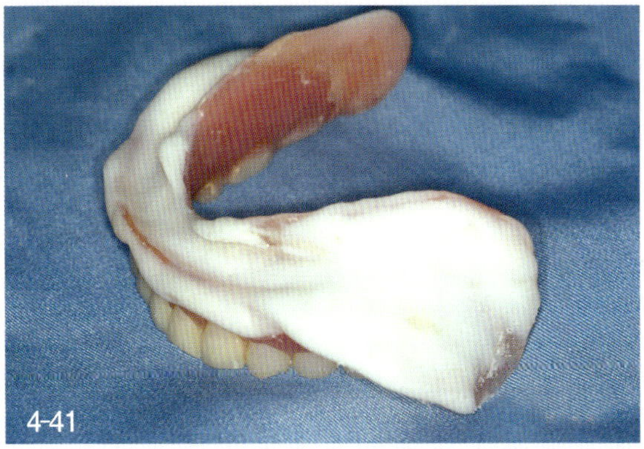

그림 4-39~4-41. TC로 변연을 조정한 구의치 상태입니다. 예상 외형선을 충분히 공부하지 못한 상태에서는 점막조정재를 사용해도 이상적인 외형을 얻을 수 없습니다. 의치 외형에 대한 기본 이미지가 자신의 머리에 들어있는 것이 무엇보다 중요합니다.

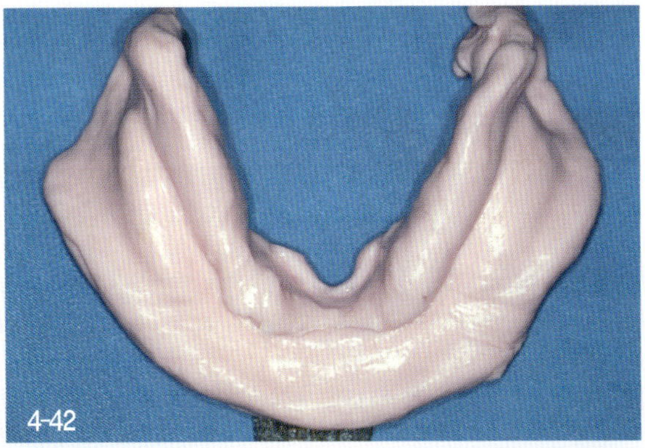

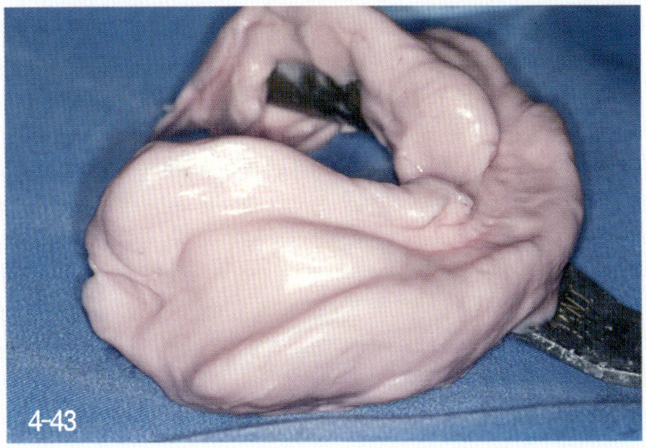

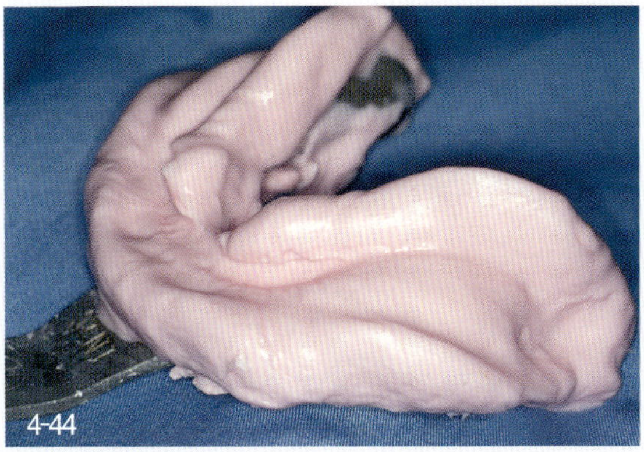

그림 4-42~4-44. 의치를 제작하기 위해 다시 인상을 채득했습니다. 크게 채득된 인상에는 필요한 정보가 들어있는 것을 알 수 있습니다.

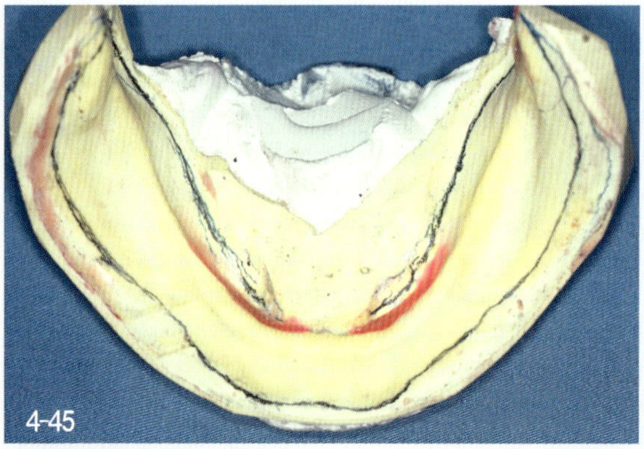

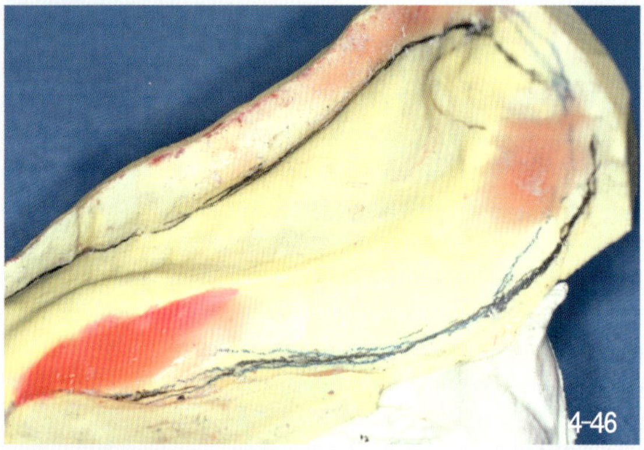

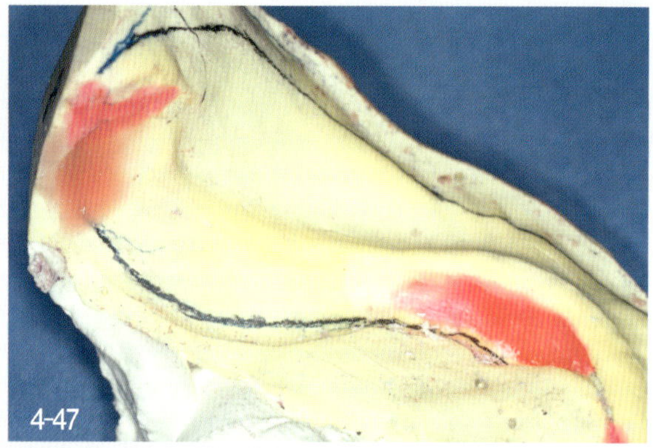

그림 4-45~4-47. 석고모형 상에서 외형선을 표시했습니다. 빨셈 이론을 이용하면 외형선이 안쪽에 그려집니다.

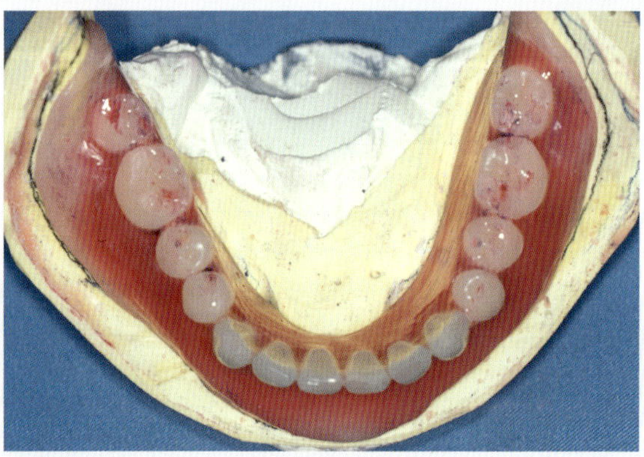

그림 4-48. 인공치를 배열한 그림입니다.

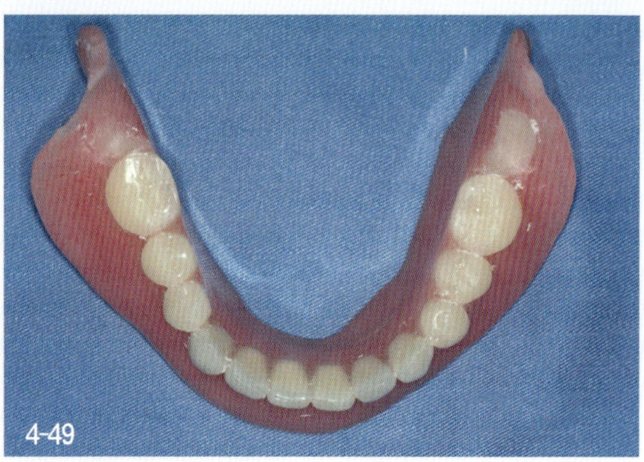

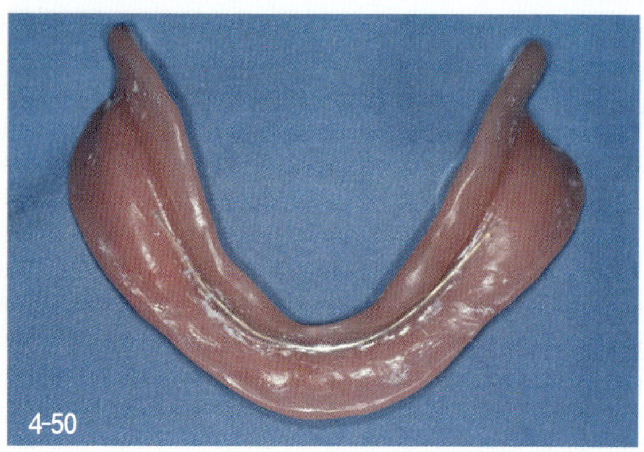

그림 4-49, 4-50. 제작한 하악 의치입니다.

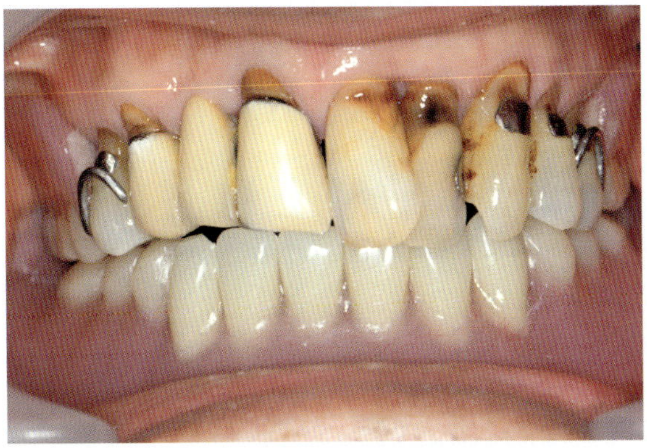

그림 4-51. 구강 내에 새로운 의치를 장착한 상태입니다. 의치의 외형이 정확하게 부여되고 안정되었습니다.

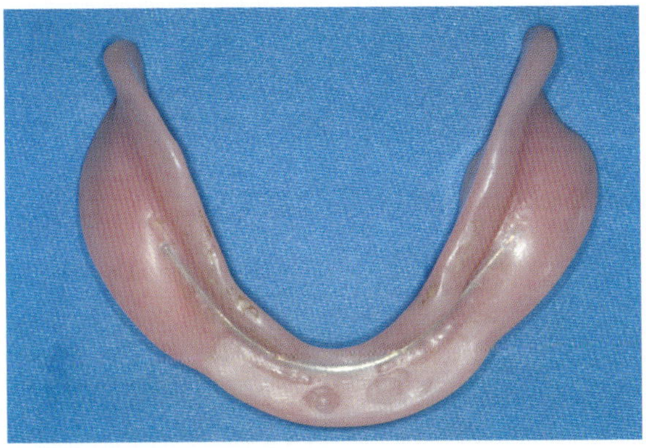

그림 4-52. 2년이 경과한 상태입니다.

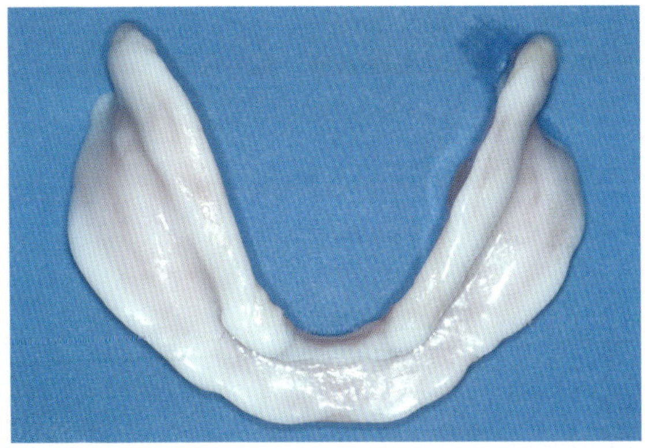

그림 4-53. 다소 헐겁다고 하여 다시 TC로 점막을 조정하고 변연을 조정했습니다.

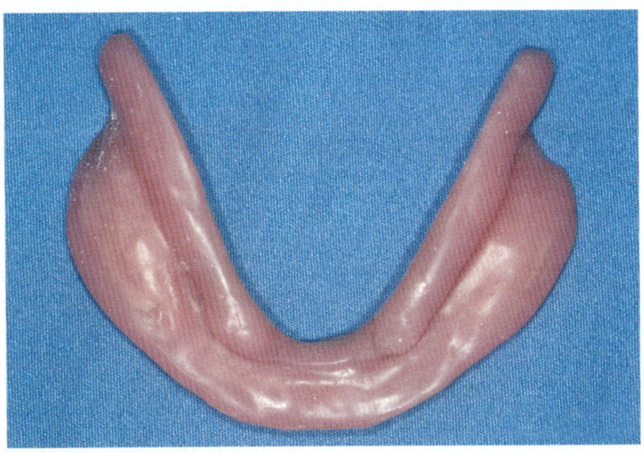

그림 4-54. 마지막에 탄성이장재로 교체했습니다.

이 증례를 통해 강조하고 싶은 것은 총의치 외형에 대한 이미지를 정확하게 습득하는 것의 중요성입니다. 이미지를 그릴 수 없다면 아무리 고가의 재료와 복잡한 술식을 사용해도 좋은 결과는 얻을 수 없습니다. 반대로 말하면 총의치 외형에 대한 이미지를 정확하게 습득하면 질이 떨어진 재료와 기재를 사용해도 어느 정도 해결할 수 있다고 생각합니다.

6 오히려 손을 대지 않는 것이 임상의 지혜 column

초보 의사의 경우 의치의 부조화를 호소하는 환자에게 새로운 의치를 제작하는 경향이 강한 것 같습니다.

그러나 인상트레이를 잡기 전에 한번 생각해 보길 바랍니다. "피하는 것이 상책"이라는 말은 현실에도 적용됩니다. 새로 제작하면 무조건 좋은 결과를 얻는 것이 아닙니다. 오히려 새로 제작한 의치가 환자의 불평을 살 수도 있습니다.

의치를 새로 제작할 때는 현재 사용하고 있는 의치의 문제점을 정확하게 파악하고 어디를 수정하면 좋은 결과를 얻을 수 있을지 술자는 정확하게 파악해야 합니다. 바꿔 말하면 승산이 있을 때 손을 대야 합니다.

현재의 의치가 아쉬운 대로 교합이 안정된 상태이며 장기간 기능하고 있는 경우라든가, 또는 이와 반대로 치조제의 조건이 극도로 불량하여 손을 대도 좋은 결과를 얻을 수 없을 경우에는, 오히려 지금의 의치를 조정 · 수정하여 사용하도록 하는 것이 만약을 생각했을 때 무난한 경우도 적지 않습니다.

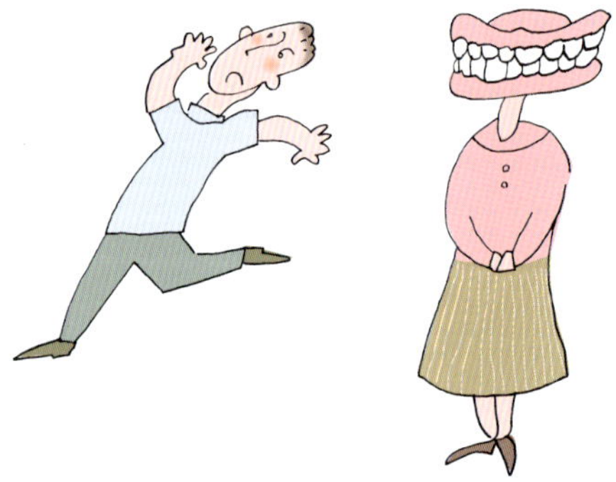

7 환자가 집요하게 신규 제작을 희망할 때는 column

현재 사용하고 있는 의치가 기능적으로 문제가 없는 경우라도 어떤 환자는 이유를 대며 신의치를 희망하는 경우가 있습니다. 예비로 한 개 더 있었으면, 오래 사용해 더러워질 경우를 대비해서 또는 분실했을 때 등등 이유는 다양합니다.

그런 경우에는 싫은 얼굴을 하지 말고 흔쾌히 수용하면서도 반드시 못을 박아야 합니다.

'만들 수는 있습니다. 하지만 잘되면 지금의 상태 또는 대개는 지금보다 더 못할 수도 있습니다. 그것을 이해하신다면 제작하겠습니다'.

신발이나 모자처럼 오래 사용한 의치는 오래 사용할 수 있었던 만큼 나름대로의 장점이 있습니다. 식생활에 의해 만들어진 기능적으로 조화로운 교합면의 교모형태 등은 재현할 수가 없습니다. 따라서 환자에게 설명하는 내용은 술자 입장에서 사실입니다. 오히려 솔직하게 고백하는 것이 나중에 미안한 마음이 덜합니다.

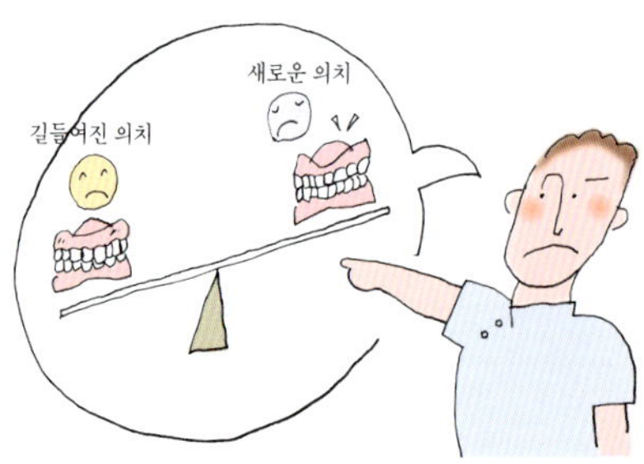

제V장

Wax denture에 의한 하악 교좌인상에 대해

– 矢崎의 교좌인상변법 –

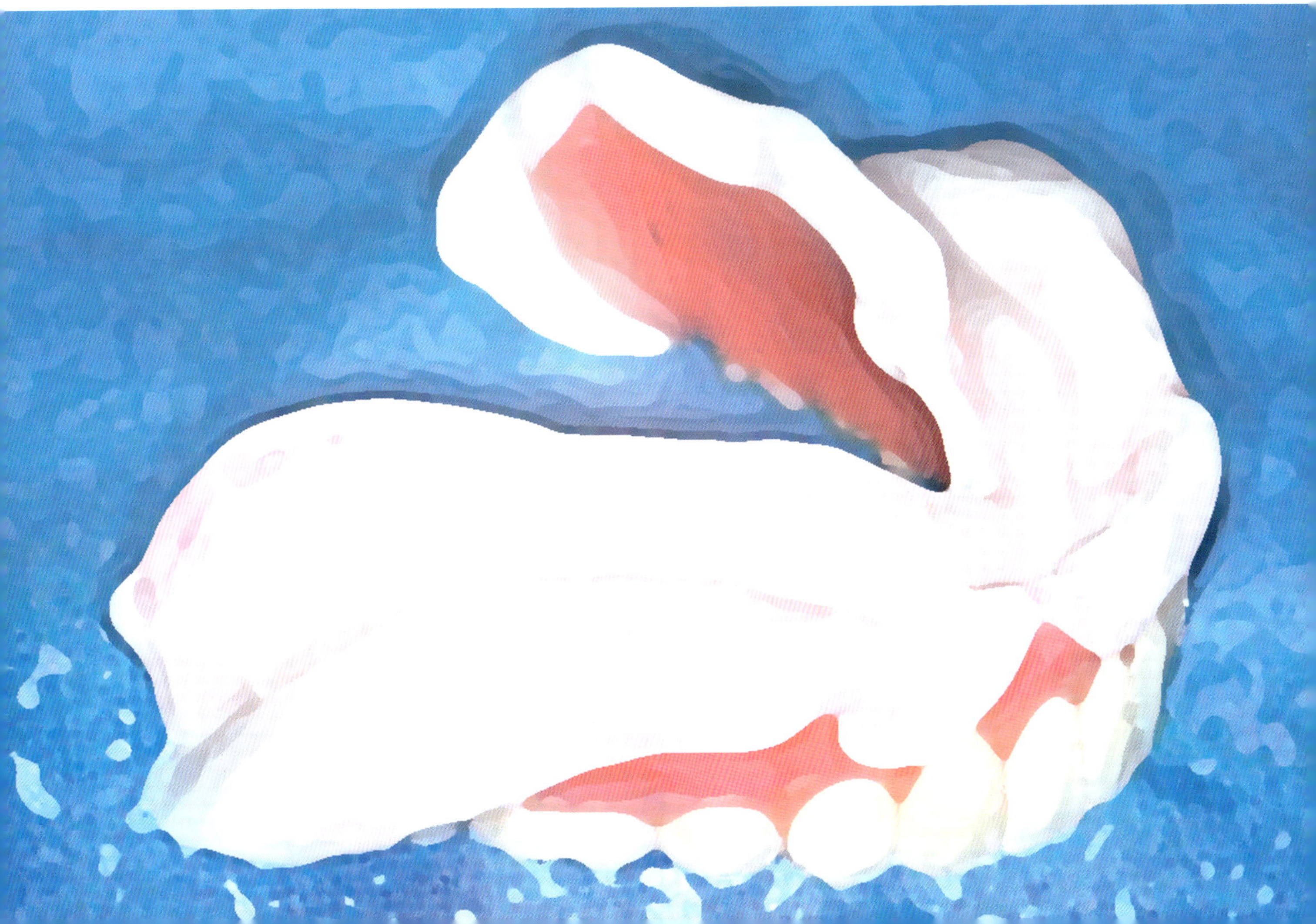

현재 필자가 채용하고 있는 총의치 제작시스템은 인공치를 배열한 wax denture 시적단계에 하악 wax denture의 점막면에서 상연에 걸쳐 기능인상재를 도포하고 구강 내에서 최종적인 의치의 외형을 부여하는, 소위 矢崎의 교좌인상 술식을 수정해 채용하고 있습니다.

총의치 제작의 수순에서 벗어나지만 지금까지 소개한 총의치 변연의 외형을 설정하는 견해는 이 단계에서도 중요하며 기본 견해의 연속성을 유지하는 의미에서 기술하겠습니다. 독자는 실제 술식과정과 견해의 공통점을 구별해 이해했으면 합니다.

1 교좌인상법에 대한 기본견해

1 하악을 교좌인상법으로 시술하는 필요성에 대해

기성 트레이로 제작한 알지네이트 인상으로 모형을 만들고 그 모형 상에서 외형선을 기록하는 수순에 대해 소개했습니다. 상악의 경우 이 조작으로 완전하다고는 말할 수 없지만 임상적으로 문제가 없는 상 외형의 총의치를 제작할 수 있습니다.

그러나 하악의 경우에는 사정이 약간 다릅니다. 움직임이 큰 혀 주위 기능운동을 의치상연에 수용해 흡착이 가능한 의치를 제작할 필요가 있습니다. 따라서 하악 총의치상연의 외형선, 특히 설측은 증례마다 차이가 커 모형만 보고 외형선을 예측해 기능운동에 합치하는 외형선을 부여하기는 곤란합니다.

따라서 하악은 어떤 형태로든 구강 내 기능운동을 총의치의 상연 외형선에 도입하는 공정이 필요하게 됩니다. 여기에는 근형성, 교좌인상, 교합압인상 및 동적인상 등 여러 수법이 있습니다. 이 중에서 필자는 가장 간편하다고 생각하는 교좌인상법을 선택했습니다.

2 왜 矢崎의 교좌인상 술식을 채용했나?

예전에 발표한 필자의 술식은 교합상 단계에서 내면에 기능인상재를 축성하고 기능인상을 채득하는 소위 阿部=Schleich의 교좌인상법의 변법이었습니다(문헌 3). 한참 동안 이 방법을 채용해 왔는데 인상재의 flow control 시기를 잘못 판단하면 변연의 두께와 길이가 잘못될 수 있다는 것을 깨달았습니다.

그리고 알지네이트를 이용한 예비인상 술식이 능숙해지고, 총의치 변연형태 설정의 기준이 점점 명확해지면서 인상 시 교합상을 수정하는 비율도 감소하게 되었습니다. 그렇다면 최소한의 인상재 두께로 적응할 수 있는 矢崎의 술식을 채용하는 것이 보다 간편하지 않을까 생각해 이 방식으로 전환하게 되었습니다.

3 폐구인상의 유효성을 활용한다

과거의 전통적인 개인트레이를 사용한 인상방법은 환자를 개구시킨 상태에서 진행했습니다. 이에 대해 교좌인상은 환자를 가볍게 교합시켜 폐구한 형태에서 스스로의 힘으로 연하, 구순 및 뺨 운동을 진행시킬 수 있습니다. 이것은 일상적인 저작연하와 유사한 상태에서 진행되는 기능운동으로 생각할 수 있습니다. 하악 총의치에 보다 생리적인 형태를 재현할 수 있는 가능성이 교좌인상법을 채용한 이유입니다.

4 왜 하악만 교좌인상할까?

① 술식의 간편화

상악은 일반 증례의 경우 기성트레이와 알지네이트 등 간편한 인상방법을 채용해도 충분히 좋은 결과를 얻을 수 있는 경우가 많기 때문입니다. 상하를 무리하게 같은 술식으로 진행할 필요도 없고 간단하게 좋은 결과를 얻을 수 있다면 그 방법을 선택해야 한다는 것이 필자의 기본생각입니다. 더 까다로운 하악 인상에 공을 들여야 한다고 생각했습니다. 다만 상악이 flabby 등 난증례일 때는 개인트레이를 이용한 근형성인상을 별도로 진행하고 있습니다.

② 진료시간의 단축

만약 상하악을 함께 교좌인상 술식으로 진행하면 30분 정도의 작업시간이 필요합니다. 바쁜 일상에서는 이 정도의 시간을 내기도 어렵습니다. 따라서 하악만 인상한다면 15~20분 정도의 진료시간으로 종료할 수 있습니다.

③ 정확한 교합관계

상하악을 함께 교좌인상 하면 교합채득 단계에서 설정한 교합고경과 중심교합위가 틀어지기 쉽습니다. 하악만 교좌인상 한다면 상악의 위치변화가 적고 상악을 기준으로 이용할 수 있으므로 교좌인상 시 교합관계가 틀어지는 것을 최소화할 수 있습니다.

5 矢崎 교좌인상의 적응증 및 금기증

대부분의 증례에 적응한다고 생각하지만, 하악위가 안정되지 않은 증례 중에 wax denture로 하악을 중심위로 유도하기가 곤란한 증례가 있으므로 주의가 필요합니다. 또한 치조제의 표면 요철이 현저한 증례에서는 장착 후의 조정량이 증가하는 증례도 있습니다.

또한 의치 제작 전반에 해당되지만 이해력이 부족한 환자 및 의사소통이 성립되지 않는 환자에게는 이 술식이 불가능하다고 생각하는 것이 좋습니다.

이상의 이유에서 평소 하악만 교좌인상 하는 술식을 채용하고 있습니다.

2 교좌인상의 실제 술식에 대해

1 필요한 기재 준비 (그림 5-1, 5-2)

- 클로르포름
- 松風 Tissue Conditioner(이하는 TC)
- TC 트리밍용 칼
- TOPCOAT(龜水化學工業)
- 에반스 조각도

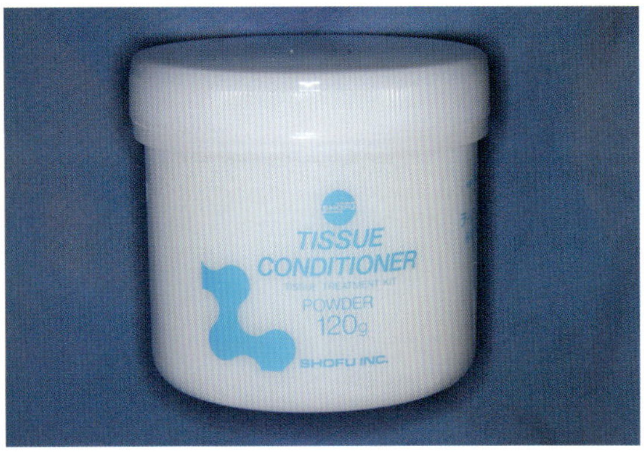

그림 5-1. 교좌인상 시 TC를 사용하고 있습니다. 실리콘 인상재를 사용하는 예도 있지만, 흐름(flow)을 조정할 수 있고 인상재의 두께가 적절한지 눈으로 확인할 수 있어 이 재료만 사용합니다.

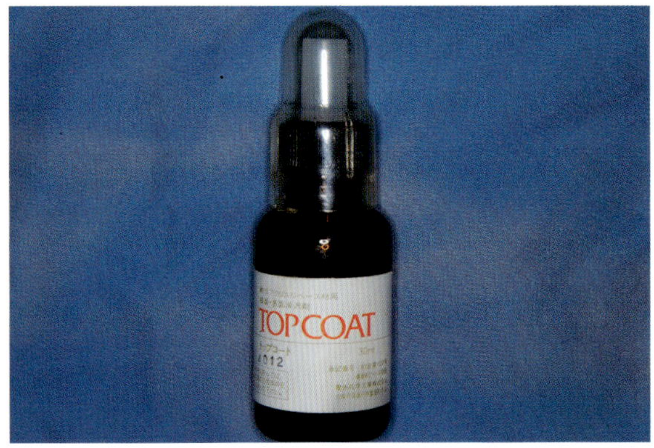

그림 5-2. 경화된 TC에 TOPCOAT를 반드시 도포합니다. 석고를 주입했을 때 인상재와 석고를 분리하는 역할을 합니다.

2 환자에게 술식을 설명

환자에게 미리 당일 치료 내용을 설명합니다. Wax denture 시적 후 하악 wax denture 내면에 인상재를 다시 축성하고, 그 상태에서 환자에게 기능운동을 지시하고 인상을 정확하게 채득하는 내용을 충분히 이해시킵니다. 이 부분을 설명하지 않고 갑자기 진행하면 잘 되지 않습니다. 환자 스스로 하는 기능운동은 이 단계에서 연습하도록 합니다.

3 작업모형 상에서 wax denture의 상연 수정

하악의 작업모형 위에서 변연의 외형설정 기준에 따라 예상 외형선을 표시합니다. Wax denture의 변연을 예상 외형선과 비교하고 거의 동일한 형태로 수정합니다. Wax denture의 변연이 너무 길다면 삭제하고, 반대로 짧다면 즉시중합레진으로 연장합니다.

드물게 설측 원심의 후악설골근선부가 예비인상으로 충분히 채득되지 않는 증례가 있습니다. 이런 경우에 좌우 어느 한쪽이라도 인상이 정확하게 채득된 증례는 수정이 가능합니다. 변연이 충분히 재현되지 않은 측을 제3장 그림 3-31의 변연설정 기준대로 대충 트리밍하고 그 위에 예상 외형선을 표시한 후 wax denture의 변연을 잠정적으로 연장합니다(그림 5-3~5-8).

짧은 wax denture의 변연을 수정하지 않고 교좌인상 하면 길어진 인상재가 이 부분에서 back up을 상실해 변형됩니다.

또한 악제의 흡수상태를 진단하고 제3장 표 3-1을 참고하면서 wax denture 변연의 두께를 적절하게 부여합니다.

4 Wax denture의 시적

통상적인 방법대로 시적합니다. 인공치는 전부 배열합니다. 상하 교합관계, 인공치배열 및 안모의 회복은 물론 모형상에서 미리 설정한 wax denture 변연의 외형과 두께를 구강 내에서 다시 검토합니다. Chair side에서 수정이 가능한 부분은 수정합니다.

단, 교합관계가 틀어진 경우에는 당황하지 말고 check bite를 다시 채득하기 바랍니다. 그 때에 교좌인상은 중지합니다.

5 하악 wax denture의 내면과 변연의 확인, 수정

Wax denture를 시적한 후 이번에는 하악의 교좌인상에 들어갑니다. 먼저 wax denture 상연의 외형을 구강운동에 적합한 형태로 수정합니다. 이것은 교좌인상으로 적절한 외형을 얻는 데 중요한 핵심입니다. 사견이지만 교좌인상의 진행 여부는 이 단계에서 약 80% 결정된다고 생각합니다. 개인트레이를 사용한 근형성이라면 modeling compound를 추가하거나 삭제해 상 외형을 결정해 가는 과정에 해당됩니다.

① 상악 wax denture는 구강 내에 그대로 장착합니다.

② 하악 wax denture의 내면 전체와 wax denture 변연까지 fit checker를 축성하고, 이것을 구강 내 원하는 위치까지 술자가 손가락으로 진동을 주면서 설치합니다(그림 5-9).

③ 이하의 조작을 신속하게 진행합니다(그림 5-10~5-12).

- Wax denture를 술자가 누르고 환자에게 혀로 하악 전치부 설측을 가볍게 누르도록 한다.
- 가볍게 교합시킨 상태에서 환자에게 구순을 돌출, 구각을 당기도록 한다.
- 교합한 상태에서 술자가 뺨을 의도적으로 가볍게 잡아당긴다.

④ 하악 wax denture를 꺼냅니다.

⑤ Wax denture 내면을 확인합니다. Fit checker가 얇고 레진이 비쳐 보이는 곳을 확인하고 그 부위를 1mm 정도 삭제합니다.

⑥ Wax denture 변연을 확인합니다. 너무 긴 부위는 fit checker가 얇고 변연이 노출됩니다. 이 경우에는 해당부를 짧게 삭제합니다.

변연이 짧은 부위는 fit checker가 wax denture 변연에서 길어진 형태가 됩니다. 변연이 너무 짧다면 변연을 연장하지만, 1mm 정도까지는 최종 인상으로 보정할 수 있으므로 그대로 둡니다.

⑦ 위의 ②에서 ⑥까지 조작을 2~3회 반복하고, wax denture 내면과 변연이 fit checker로 균등하게 덮이도록 합니다.

의치의 외형이 정확하게 설정되었다면 수정하는 작업은 최소화됩니다(그림 5-13~5-21).

6 TC의 연화, wax denture에 축성

① Wax denture에 부착해 있는 fit checker를 제거하고 버로 wax denture 내면과 상연의 표면을 한 층 삭제하고 클로르포름을 적신 면구로 닦아 냅니다.

Wax denture 내면 · 변연과 TC의 접착력을 높이기 위해 이 조작이 필요합니다.

② TC를 연화합니다.

회사가 지정하는 비율대로 가루는 첨부된 수저 1스푼에, 액은 첨부된 컵 1눈금만큼 계량합니다. 러버볼에 넣어 기포가 들어가지 않도록 조심하면서 연화합니다.

③ TC를 연화한 후 30초~1분 정도 기다립니다. 점점 유동성이 없어져 마요네즈처럼 될 때까지 기다린 후 spatula로 큰 덩어리로 떠 wax denture상 내면에서 변연에 걸쳐 가능한 한 얇고 균등한 두께로 축성합니다.

Wax denture 내면에는 좌우 2회 정도 축성하면 됩니다. 여러 번에 나눠 축성하면 인상면이 더러워집니다.

축성한 후 15초 정도 기다리고 유동성이 없어지는 시점에 구강 내에 삽입합니다.

교좌인상 변법은 인상재의 두께를 최소화(0.3~0.4mm 정도)하는 데 목적이 있습니다. 얇은 인상재가 wax denture 내면에서 상연을 균등하게 코팅하는 것이 이상적입니다. 따라서 인상재의 흐름(flow)은 본래 점막조정재의 탄력보다 더 묽게 합니다.

7 구강 내에 삽입, 환자에게 기능운동을 지시 및 교좌인상

① 상악 교합상은 환자의 구강 내에 삽입합니다.

② 환자의 구순을 술자의 한쪽 손으로 배제하고 하악 wax denture에 축성된 TC가 환자의 하악 치조제 점막면 이외 부분에 접촉하지 않도록 주의하면서 하악 wax denture를 환자의 구강 내에 삽입합니다.

③ 하악 wax denture가 하악 치조제 내 원하는 위치에 오면 양측 제1대구치 해당부에 술자의 좌우 검지를 올리고 1초에 2~3회 리듬으로 왕복수평회전운동 시키면서 전체를 치조제 점막면에 가볍게 압접합니다.

이 조작으로 wax denture가 편위되지 않고 거의 균등하게 침하 · 압접됩니다. 이 조작은 하악 알지네이트 인상 시 압접조작과 개념이 거의 같습니다(그림 5-9).

④ 하악 교합상의 전치부 순측 변연을 보고 이곳에서 TC가 흘러나오면 위의 조작을 중지합니다.

⑤ 환자에게 2~3회 연하하도록 하고 가볍게 tapping시킵니다.

상하 wax denture가 설정한 중심교합위에서 교합하는지 확인합니다.

⑥ 아래의 운동을 환자 스스로 진행하도록 합니다.

이때에는 술자가 마스크를 벗고 환자의 눈앞에서 재현해 봅니다. 서툴게 말로 설명하면 잘 되지 않습니다.

- 환자에게 가볍게 개구하도록 지시하고 하악 wax denture가 부상(浮上)하지 않도록 술자가 누른 상태에서 환자에게 혀를 내밀어 하악 전치부 설측면을 가볍게 누르도록 하고 약 10초간 기다립니다(그림 5-10).

- **환자에게 가볍게 교합하도록 하고 약 10초간 구순 돌출과 구각 견인운동을 번갈아 진행하도록 합니다(그림 5-11, 5-12)**
- **마지막에 술자가 환자의 뺨을 가볍게 견인하고 대구치부 협측 상연을 둥글게, 협소대부를 형성합니다.**

8 인상면의 평가

환자에게 교합하도록 지시하고 구강 내에서 wax denture가 경화할 때까지 기다립니다(4~5분). 그후 wax denture를 꺼내고 인상상태를 평가합니다. 이상적인 인상면은 wax denture 내면에서 변연에 걸쳐 TC가 균등하게 코팅되고 변연은 생리적으로 둥글게 재현되고 구강 내 기능운동을 반영하는 상태입니다(그림 5-23~5-25).

필요하다면 수정하지만, 내면을 fit checker로 사전에 점검한 경우는 수정할 필요가 거의 없습니다.

상연을 보면 악설골근선 후하방부의 wax denture의 변연 설정이 부족해 TC가 얇게 퍼져 있는 경우가 있습니다. 이럴 때에는 즉시중합레진으로 백업하고 그 부위만 TC를 추가한 후 다시 구강 내에 wax denture를 삽입해 해당부의 상연을 연장하기도 합니다. 이렇게 나중에 추가 · 수정할 수 있는 점이 TC의 강점일지도 모릅니다.

구강 내에서 막 꺼낸 TC는 변형되기 쉬우므로 만지지 않도록 주의하기 바랍니다.

9 TOPCOAT의 도포

인상면이 적절하다면 TC 표면에 TOPCOAT를 균일하게 도포하고 드라이어로 가볍게 건조시킵니다. 이 조작을 게을리 하면 인상면에 석고를 주입한 후에 인상과 석고가 잘 분리되지 않게 되므로 잊어서는 안 됩니다.

이후에는 TC로 채득된 인상면을 최종 인상면으로 보고 치과기공사에게 '교좌인상' 이라고 말한 후 매몰 · 중합에 들어갑니다.

하악 교좌인상의 실례

다음은 제1장에서 제시한 증례의 일부를 소개하고 술식을 자세하게 설명하겠습니다.

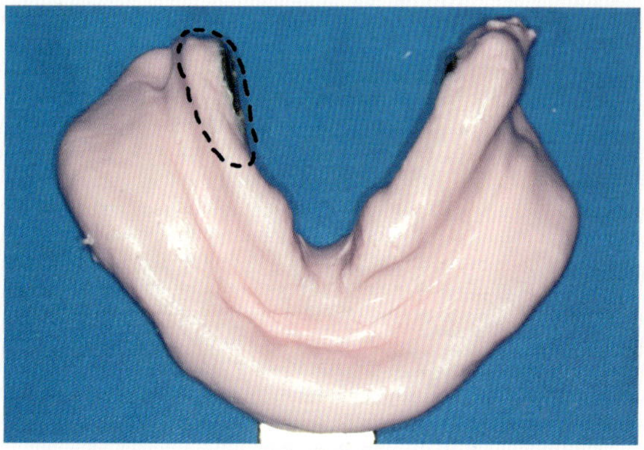

그림 5-3. 하악에서 인상채득이 가장 곤란한 설측 원심의 악설골근선 후하방부는 좌우대칭으로 충분히 깊게 채득되는 것이 이상적인데 이렇게 편측이 부족한 경우도 있습니다. 좌측 원심이 3mm 정도 부족합니다(점선으로 표시한 부분). 양측이 부족하다면 다시 작업하지만 이 정도라면 모형 상에서 수정할 수 있습니다.

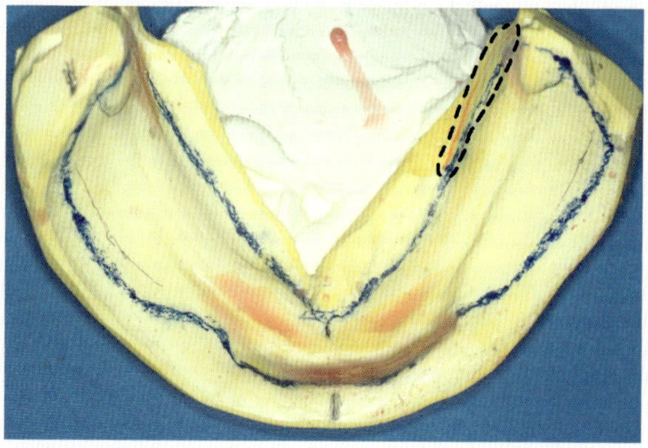

그림 5-4. 인상으로 제작한 작업모형입니다. 점선부분이 부족하다는 것을 알 수 있습니다. 하악의 작업모형은 사전에 외형선을 확인합니다. 치조제의 흡수 정도도 확인하고 부여할 상연의 두께를 설정합니다. 상연 두께에 대한 기준은 제3장 표 3-1을 참고하기 바랍니다.

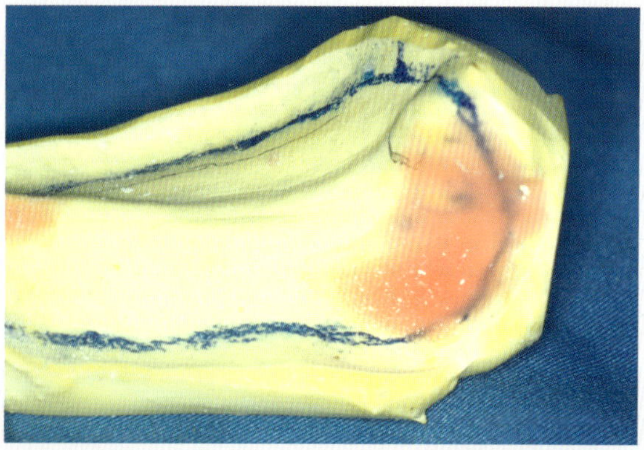

그림 5-5. 우측 설측 원심부가 충분히 인상되어 적절한 외형선을 표시할 수 있습니다.

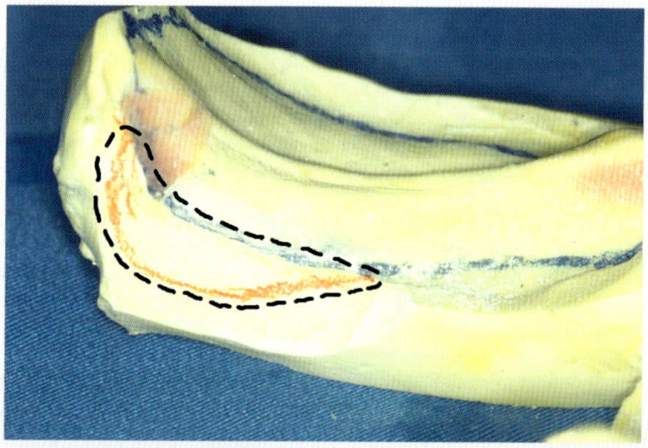

그림 5-6. 좌측 설측 원심부는 인상이 부족합니다. 3mm 정도 부족하다면 해당부를 버로 삭제하고 점선부분을 연장합니다. 우측 설측 원심부를 참고하면서 좌우대칭이 되도록 신경 씁니다.

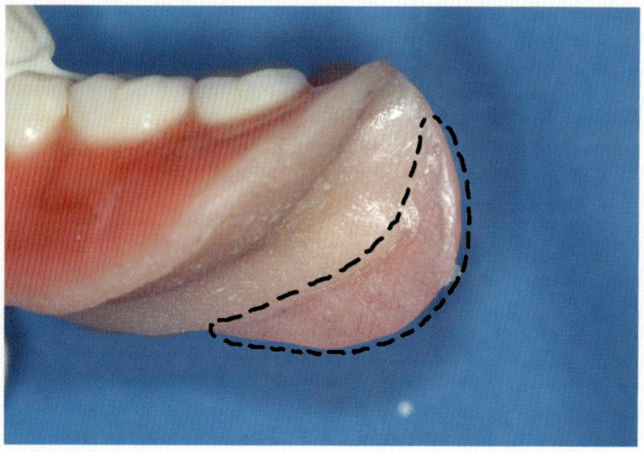

그림 5-7. 연장하고 싶은 부분을 즉시중합레진으로 연장합니다. 이 단계는 상연을 정확하게 설정할 필요는 없습니다. 이후 교좌인상 시 변연의 최종형태를 결정합니다.

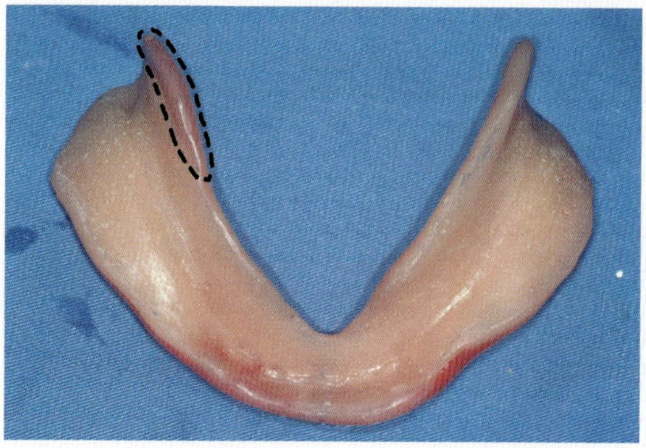

그림 5-8. 교합상을 뒤쪽에서 보면 점선부분이 연장된 것을 알 수 있습니다.

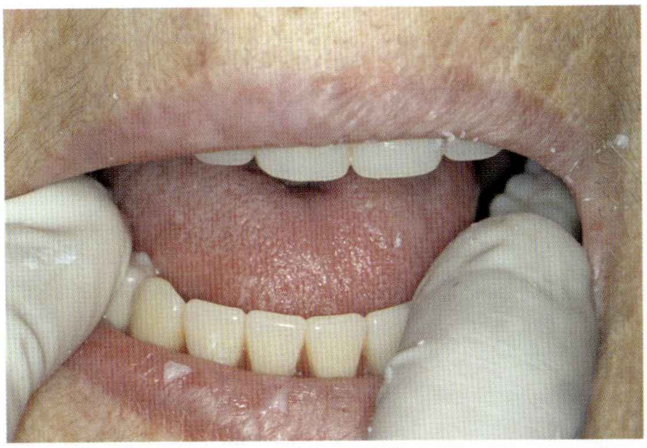

그림 5-9. Fit checker로 wax denture의 적합도를 판정하고 교좌인상 시 TC로 압접하는 방법은 하악을 인상할 때와 같습니다. 술자는 좌우 구치부에 손가락을 대고 1초에 2~3회 리듬으로 왕복회전운동 시키면서 압접하면 fit checker, TC가 wax denture 내면에 균등하게 퍼집니다(제4장 그림 4-24 참조).

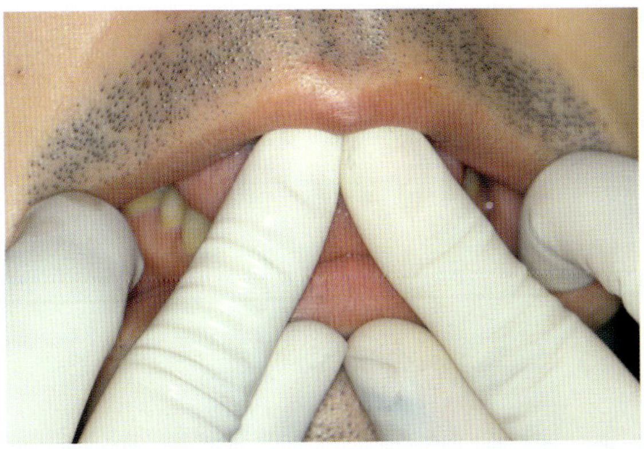

POINT

술자는 설첨이 구강 밖으로 돌출되지 않도록 환자의 혀를 손가락으로 막는 것이 요령입니다.

그림 5-10. Wax denture 변연의 적합도 판정과 교좌인상 시 환자에게 지시하는 각종 기능운동입니다. 그림 5-10은 혀로 하악 전치부 설측을 누르는 운동입니다.

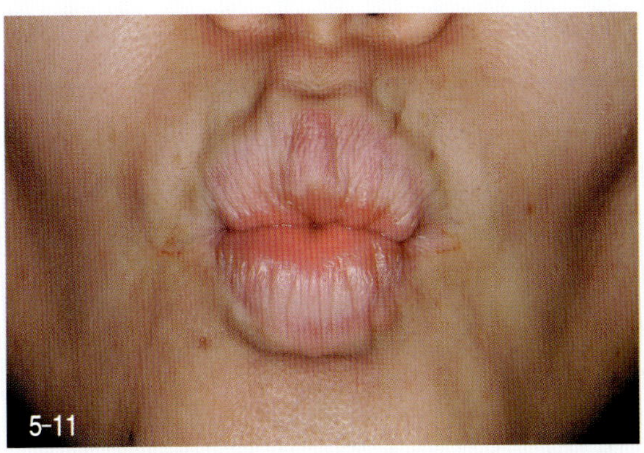

5-11

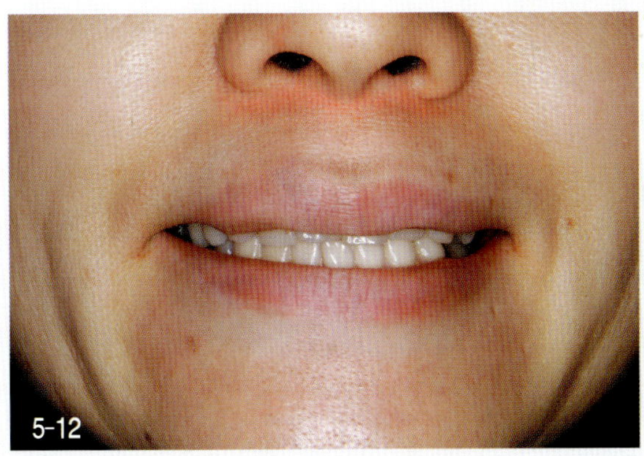

5-12

그림 5-11, 5-12. 또 다른 기능운동은 구순 돌출과 동시에 빰을 당기는 운동입니다. 구각을 좌우로 당기는 운동도 중요한 운동입니다.

POINT

이들 동작은 말로 설명하기보다 술자가 마스크를 벗고 직접 재연해 환자가 따라 하도록 하는 것이 가장 좋습니다. 기능운동은 이외에 연하운동도 빠질 수 없습니다. 또한 술자가 빰을 가볍게 당기는 운동도 있습니다.

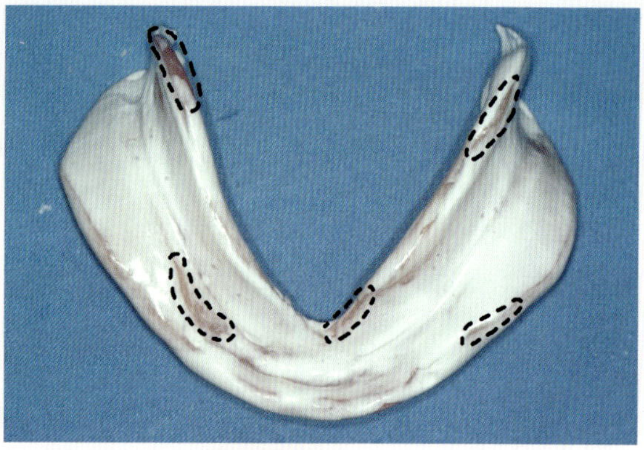

그림 5-13. Wax denture 내면에 fit checker를 축성하고 구강 내에 압접해 기능운동 시킨 후 꺼낸 그림입니다. 너무 긴 변연부분과 강하게 접촉하는 부분을 확인합니다. 점선으로 표시한 부분은 과장된 변연과 내면에서 접촉하고 있는 부분입니다. 이 각도에서는 주로 설측 상연의 과장과 전치부 부근의 내면 접촉이 관찰됩니다.

POINT

Wax denture의 변연은 약간 길게 설정하여 짧게 수정하는 소위 빼셈이론이 유효합니다. 반대로 변연이 짧으면 교좌인상을 채득해도 좋은 결과를 기대할 수 없습니다.

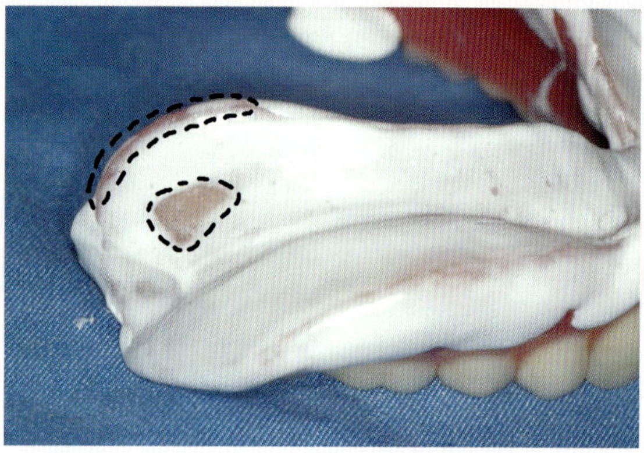

그림 5-14. 좌측 구치부에서는 악설골근선부의 내면 접촉과 설측 최후방 원심부의 변연이 너무 길다는 것을 알 수 있습니다.

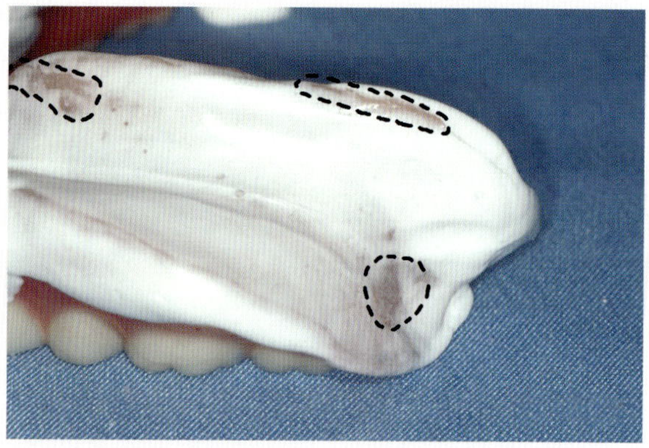

그림 5-15. 우측 구치부에서는 설소대부근과 악설골근선 하방부 상연의 과장 및 구후융기의 내면 접촉이 관찰됩니다.

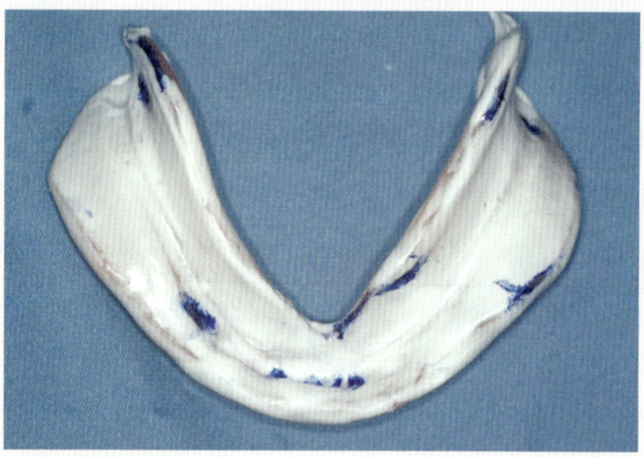

그림 5-16. 내면 접촉과 과장된 변연이 관찰된다면 fit checker를 도포한 상태에서 해당부를 매직으로 진하게 칠해 wax denture 내면에 표시합니다.

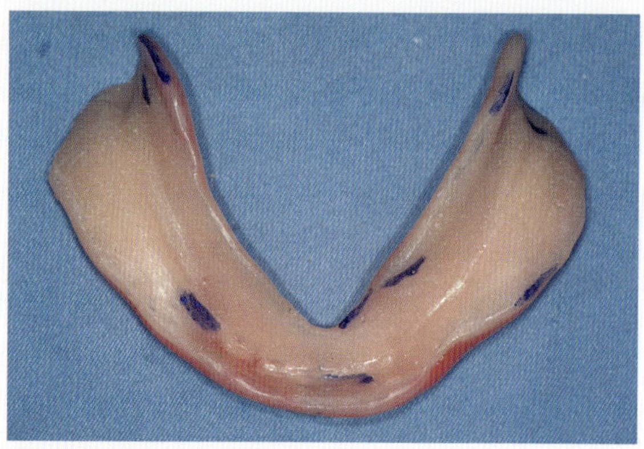

그림 5-17. Fit checker를 벗기면 매직으로 칠한 부분이 남습니다. 표시가 남은 부분을 버로 1mm 정도 삭제합니다.

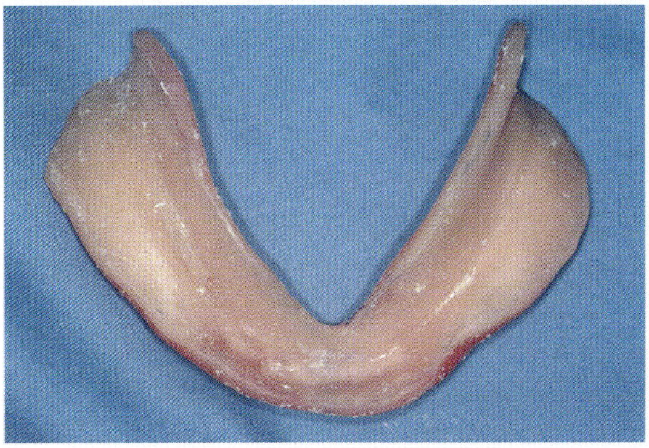

그림 5-18. 내면의 접촉부분과 상연의 과장된 부분을 삭제 수정한 그림입니다. Fit checker로 확인하는 과정을 2~3회 반복합니다.

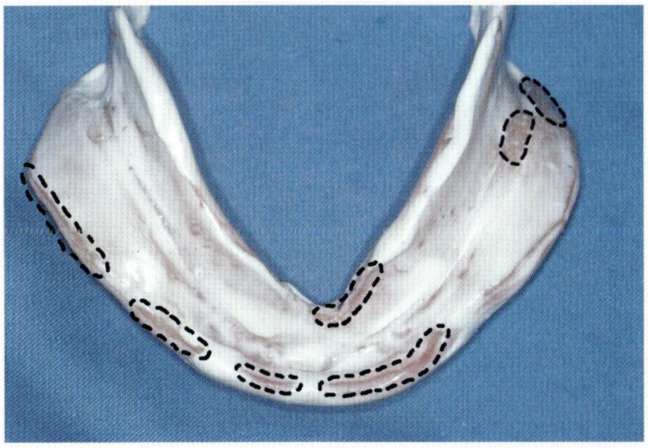

그림 5-19. Fit checker를 다시 축성하고 구강 내에서 기능운동을 시켜 꺼낸 그림입니다. 이번에는 다른 곳에 과장된 상연과 내면 접촉이 출현합니다.

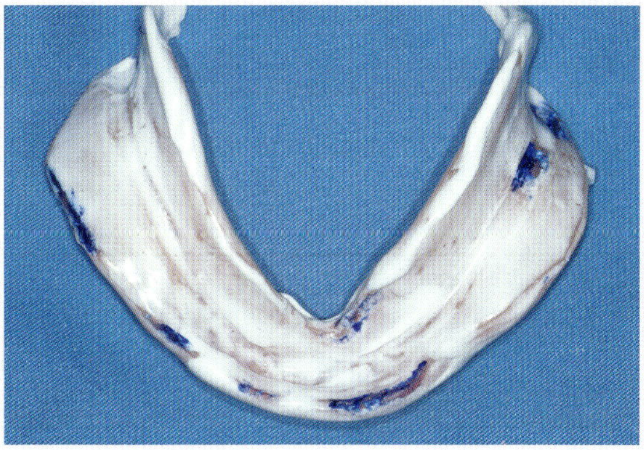

그림 5-20. 삭제할 부분을 매직으로 다시 표시합니다.

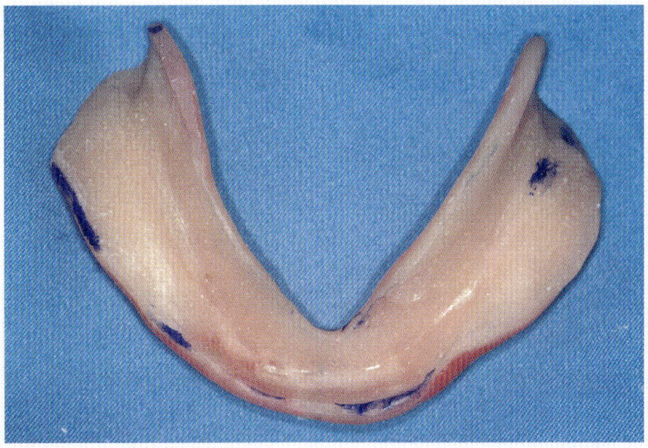

그림 5-21. Fit checker를 벗기고 매직 표시가 남은 부분을 확인한 후 버로 삭제합니다. 이 조작을 2~3회 반복하면 전체가 균등하게 접촉하게 됩니다. 이것으로 상연과 상 내면의 조정이 종료되었다고 생각해도 좋습니다.

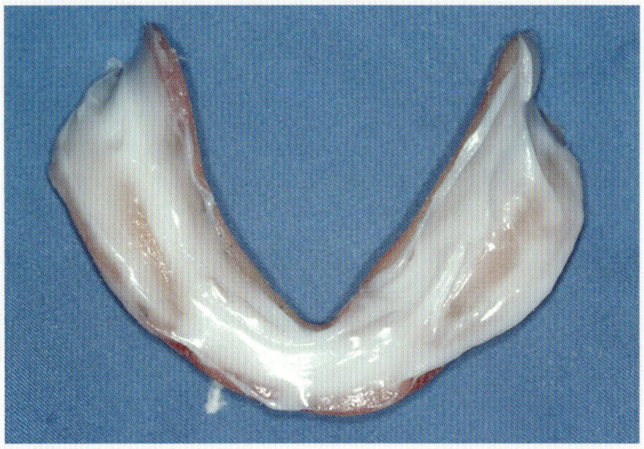

그림 5-22. TC를 연화하고 상 내면에 균등하게 도포합니다. 기포가 있는 생크림 정도의 조도(flow)가 될 때까지 기다립니다. 구강 내에 삽입하고, 그림 5-9의 요령으로 왕복회전운동을 시키면서 압접합니다. 그 후 환자에게 ①연하, ②가벼운 tapping, ③혀의 돌출, ④구순의 돌출과 뺨의 견인, ⑤구각의 견인을 지시합니다. 이 방법은 fit checker 시와 거의 동일합니다. 술자가 환자의 뺨을 가볍게 당겨 협측 상연과 협소대를 형성합니다.

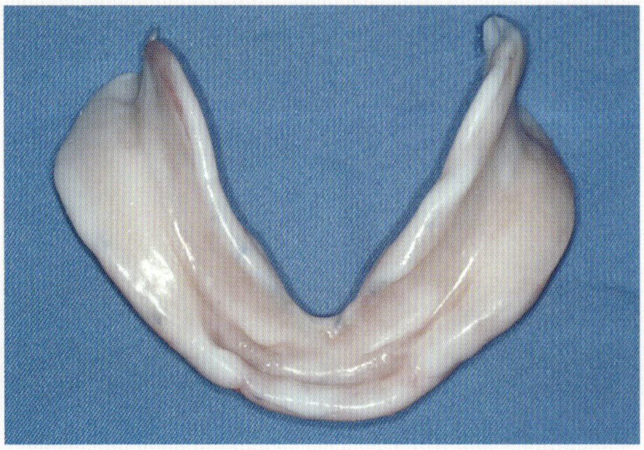

그림 5-23. 4~5분 경과하고 구강 내에서 교좌인상 한 wax denture를 꺼낸 그림입니다. 상 내면과 상연 전체가 얇은 TC로 균등하게 코팅된 것은 정확하게 인상된 증거입니다. 상 내면과 상연부의 레진이 노출된 경우에는 사전에 충분히 조정하지 않았다고 생각합니다. 또한 상연부의 지지를 못 받아 TC가 흐물흐물하게 퍼진 상태라면 상연의 설정이 너무 짧았다고 생각할 수 있습니다. 이 증례는 인상재가 거의 균등하게 코팅된 것을 알 수 있습니다.

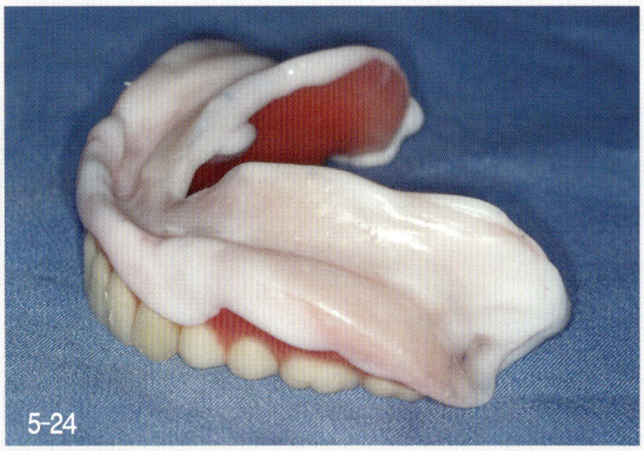

5-24

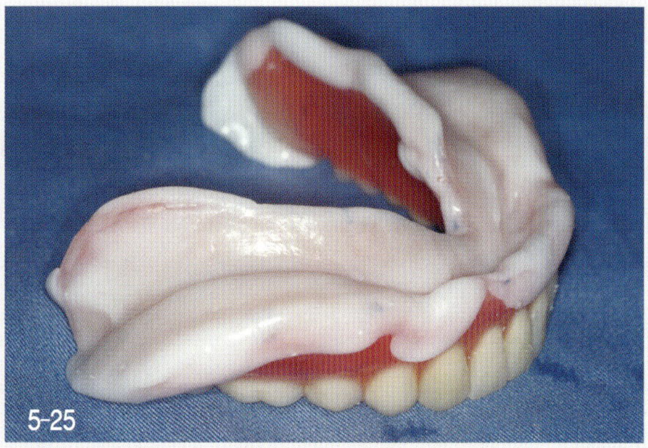

5-25

그림 5-24, 5-25. 같은 인상의 측면 모습입니다. 상연의 두께가 사전에 의도한 대로 재현되었는지 확인하기 바랍니다.

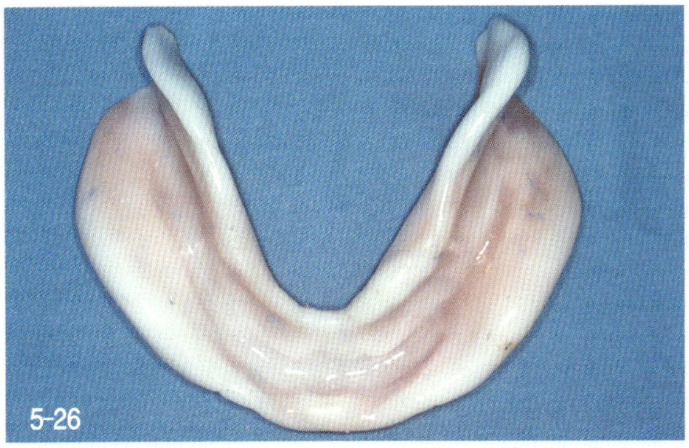

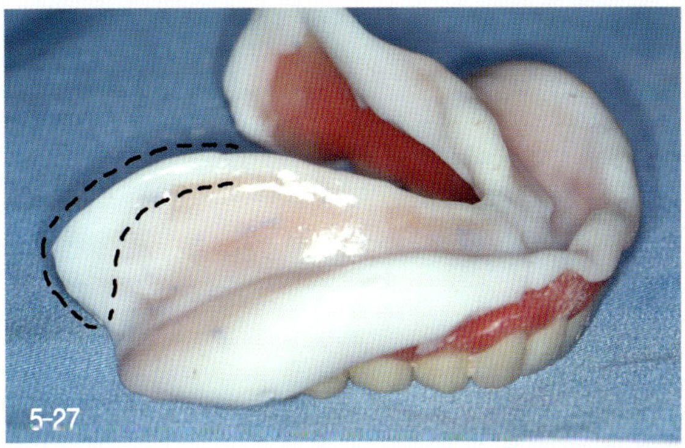

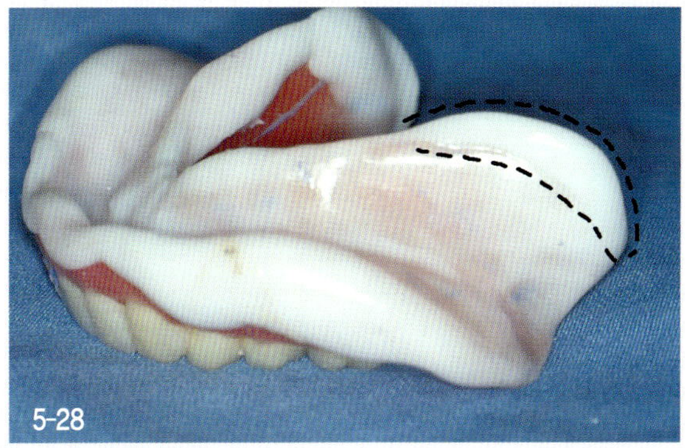

그림 5-26~5-28. 다른 증례를 교좌인상 한 상태입니다. 변연의 외형은 거의 이상적으로 재현되었지만 악설골근선 후하방부의 상연 설정이 다소 짧아 TC가 약 2mm 정도 지지를 잃은 상태에서 연장되었습니다(점선으로 표시한 부분).

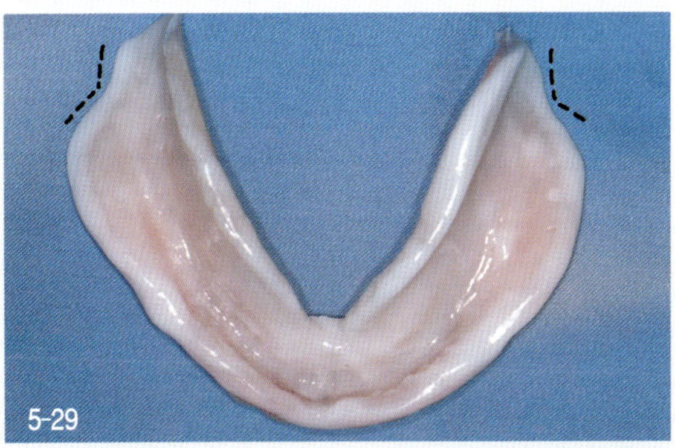

POINT

이런 증례는 사전에 교합상 해당부를 즉시중합레진으로 연장하는 것이 이상적입니다. 교좌인상을 채득한 후 발견했다면, 즉시중합레진으로 백업하고 석고를 주입한 후의 변연의 변형을 방지하는 것이 중요합니다.

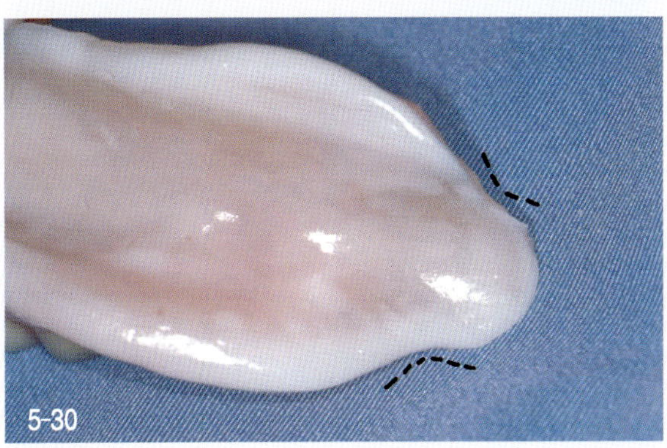

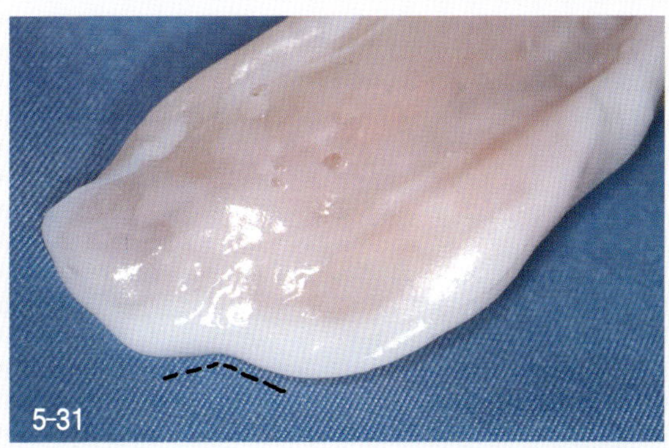

그림 5-29~5-31. 다른 증례를 교좌인상 한 상태입니다. 이 증례에서 주목할 점은 구후융기 주변에 부여된 형태입니다. 점선으로 표시한 부분을 일부러 파주었는데 주위 연조직이 긴장되면 하악 의치의 흡착을 더 얻을 수 있다고 합니다(문헌 12).

8 환자에게 의치는 인공물이라는 것을 인식시킵시다. column

의치를 장착한 당일 자신의 치아처럼 기능하리라 생각하는 환자를 만난 적은 없나요? 치과치료를 장기간 받지 않아 치주병이 있고, 한 번에 큰 의치를 장착하게 된 환자는 낙관적인 예측을 하게 됩니다.

필자는 의수, 의족에 비유해 설명합니다. 의수, 의족에 적응하는 데 많은 시간과 고통을 동반하며 일단 적응해도 자신의 손발처럼 자유롭게 사용할 수 있는 것이 아니라 독자적인 사용법을 습득할 필요가 있다. 의치도 그렇다라고 말합니다.

실제 실험 데이터에서도 총의치의 저작능률은 자연치의 몇 %밖에 안 된다고 합니다. 먹기가 곤란한 음식 종류도 당연히 있습니다. 얇은 김, 질긴 빵의 가장자리, 단무지는 의치에게 난이도가 높은 음식이며, 알갱이가 작은 깨는 의치 내면에 들어가 통증을 일으킵니다. 떡처럼 끈적끈적한 음식은 역시 의치를 탈락하게 만듭니다.

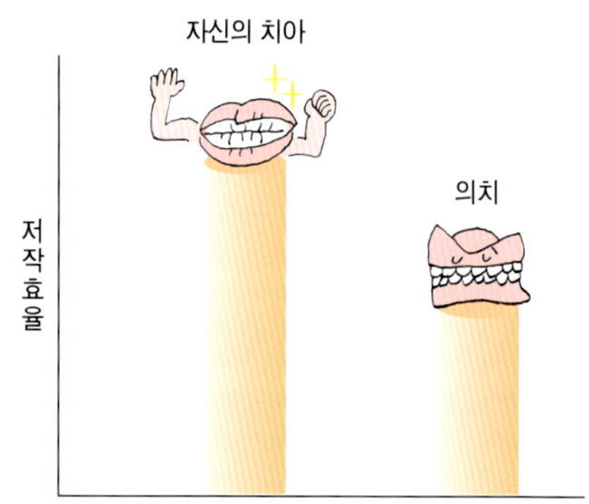

입을 크게 벌려 사과를 베어 먹는 행위도 치조제 조건이 좋지 않으면 무리입니다.

이런 한계를 솔직하게 말하고 조정하는 데 협조하도록 정중하게 부탁하면서 계속해서 조정합니다. 몇 차례 조정한 후 술자는 의치에 대한 기능의 한계를 찾아 끊임없이 길을 안내하고 환자를 납득시키는 지혜도 필요합니다(자신의 기량이 부족하다는 것을 변명의 수단으로 삼아서는 안 됩니다).

9 귓전에 속삭이는 전술이 필요합니다. column

환자는 술자측이 아무렇지 않게 하는 말 한마디까지 듣고 있습니다. 술자가 무의식적으로 내뱉는 '이런', '아뿔싸', '응?' 이라는 말에 환자는 귀를 기울입니다. 이것이 결과적으로 환자에게 '괜찮을까?' 라는 불안감을 주게 됩니다(필자가 환자로부터 이런 내용을 전해 들었을 때 미안해 했던 기억이 있습니다).

뒤집어 생각하면 환자의 신뢰를 얻는 것도 가능하지 않을까요? 어려운 진료 장면에서 슬픈 얼굴을 포커페이스로 감추고 진료 하나하나를 아무렇지 않게 혼잣말로 내뱉는 느낌으로 환자에게 들리듯이, '좋아!', '좋은데!', '오케이!' 라고 말해 보기 바랍니다. 환자는 '이 선생님 실력이 좋은데, 최선을 다하는 것 같다' 고 느끼게 됩니다(물론 실력도 기르시기 바랍니다).

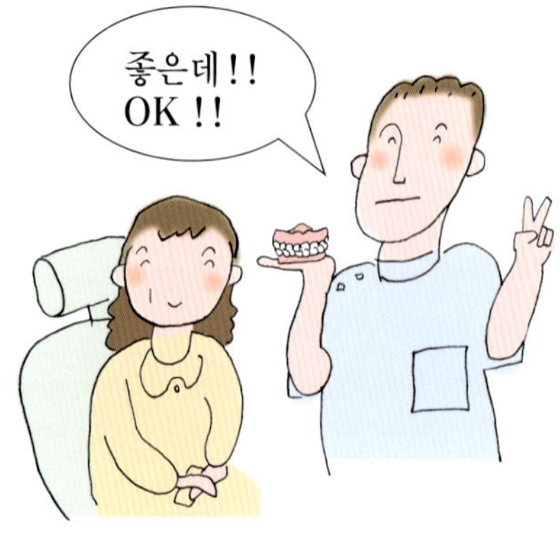

제VI장

교합채득의 견해와 술식에 대해

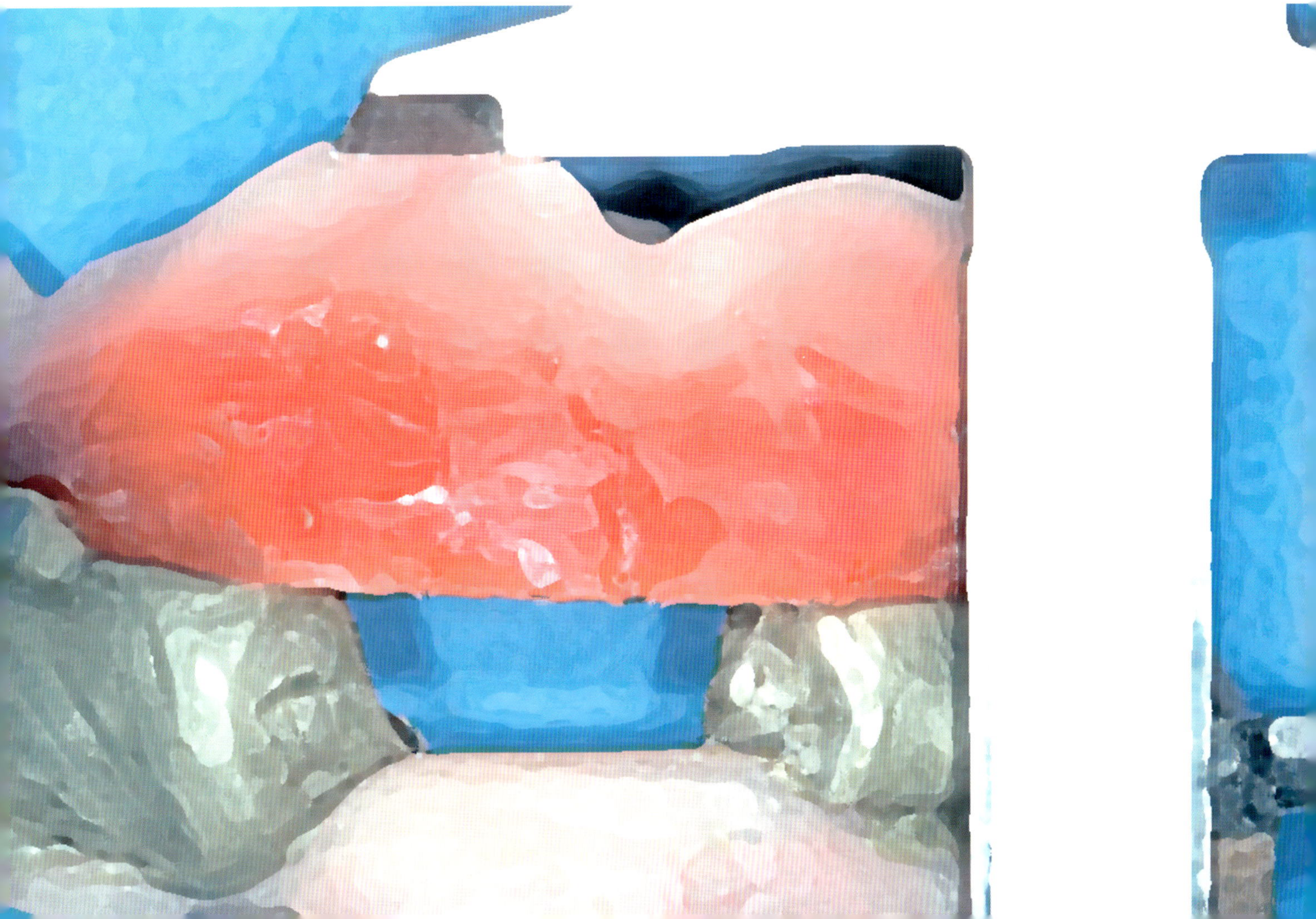

지금까지 총의치의 변연 형태에 대해 일정한 기준을 만들어 가면서 그에 준하는 구체적인 외형설정의 수순에 대해 소개했습니다. 그리고 교합채득에도 같은 발상을 적용할 수 있다고 필자는 생각합니다. 이 장에서는 그 견해와 구체적인 술식에 대해 기술하겠습니다.

1 교합채득 시 무엇을 결정할까?

복습이 되겠는데 다시 한 번 확인해 보죠. 다음의 네 가지로 집약된다고 생각합니다.

① 교합평면의 설정

② 인공치의 배열위치 결정

③ 수직적 악위(교합고경)의 결정

④ 수평적 악위(중심교합위)의 결정

이들 결정에 대한 기본방법이 확립되어 있는데, 이들 방법에 대해 개념적으로 더 정리하고 술식을 간편하게 정리해 보았습니다. 구체적으로 다음과 같은 발상을 기본으로 합니다.

1 치아가 원래 있던 위치를 재현

이것은 Watt(문헌 5)를 비롯해 阿部(문헌 3) 등이 주장하는 내용입니다.

과거 대학 교육에서는 인공치의 배열위치에 대해 역학적인 관점에서 Gysi의 치조정간선법칙에 준하는 고전적인 배열양식이 주를 이루었습니다. 실제 이 법칙에 따라 인공치를 배열하면, 치열궁이 전체적으로 축소되고, 결과적으로 설방을 침해하거나 안모를 충분히 회복할 수 없다는 폐해가 생기는 것으로 생각됩니다.

그런 문제점을 반성하는 의미에서, 주위 근조직과의 생리적 조화를 고려해 인공치를 유치악시절에 치아가 원래 있던 위치에 배열하면 보다 좋은 결과를 얻을 수 있다는 것이 위에 소개한 대가들의 견해입니다. 이 견해에 따르면 인공치가 배열된 치열궁은 고전적인 배열에 비해 비교적 커집니다. 역학적 안정이라는 측면에서는 전복의 우려가 있을지 모르지만 상연의 길이와 두께 및 연마면의 형태를 적절하게 설정하면 주위 근육과 혀는 의치를 유지하려는 방향으로 작용하고, 구강 내 의치의 안정도는 오히려 증가하리라 생각됩니다(문헌 4, 5, 9).

필자도 예전부터 이 주장에 찬동하고 교합채득 및 인공치 배열을 진행해 왔습니다. 전치를 배열할 때 유치악시절과 유사한 안모를 재현할 수 있게 되고 의치에 대한 환자의 심리적 협조도도 높아지는 것을 경험하고 있습니다.

또한 구치부를 배열할 때는, 특히 하악 총의치의 경우 혀의 운동을 방해하지 않으므로 기능운동 시 안정을 얻을 수 있게 되었습니다.

2 일본인의 골격형태를 고려한 교합채득의 기준 설정

인공치 배열이론과 교합고경의 설정이론은 대부분 구미의 임상가에 의해 제창된 내용이 도입되고 있습니다. 기본발상에는 차이가 없더라도 골격형태가 확연히 다른 구미인과 몽골계인 일본인 간에는 약간의 변경이 필요하지 않을까요?

분야는 다르지만, 구미인과 아시아인의 발 형태는 기본적으로 다르며 그에 따라 신발의 형태에도 차이가 있습니다. 그래서 일본 상점에 전시된 유럽 브랜드 수입 신발은 실제 아시아인용 신발 형태에 기초해 제작되었다고 합니다.

치과분야로 말을 바꾸면, 교정학에서는 이러한 인종 간 골격형태의 차이는 이미 주지되고 있으며, 일본인의 골격형태에 대한 표준 데이터는 구미인의 그것과 다른 독자적인 시스템이 채용되고 있습니다. 본 장에서는 필자 나름의 임상적인 경험과 교정학적인 개념을 가미하여 교합채득 시 인종 간 차이라는 관점에서 다시 고찰해 보겠습니다.

2 교합채득의 기본설정 및 기재(器材)에 대해

먼저 교합채득의 기준을 어떻게 설정할지에 대해 필자 나름의 견해와 그것을 실현하기 위해 도입한 기재를 소개하겠습니다.

1 상악 중절치의 전후적 배열위치에 대해

Schleich(문헌 3)는 유치악에 있어서 상악 중절치 절연의 전후적 위치는 절치유두부의 중앙에서 전방 약 7mm에 있다고 합니다. 총의치를 제작할 때도 이것을 참고하면 인공치의 상악 중절치 전후적 배열위치를 결정할 수 있다고 합니다(그림 6-1).

또한 阿部(문헌 3)는 이 설을 발전시켜 상악 무치악에서 치조제가 흡수된 증례는 흡수량을 고려해, 흡수량을 X로 하고 절치유두 중앙부에서 인공치 상악 중절치 절연까지의 전후적 거리를 (7-X)mm로 설정하고 있습니다(그림 6-2).

한편 일본인에 대한 다른 데이터에서는 유치악, 무치악 모두 그것보다 큰 값이 제시되고 있으며 약 9mm 전후의 데이터가 대세를 차지하고 있습니다(그림 6-3; 표 6-1).

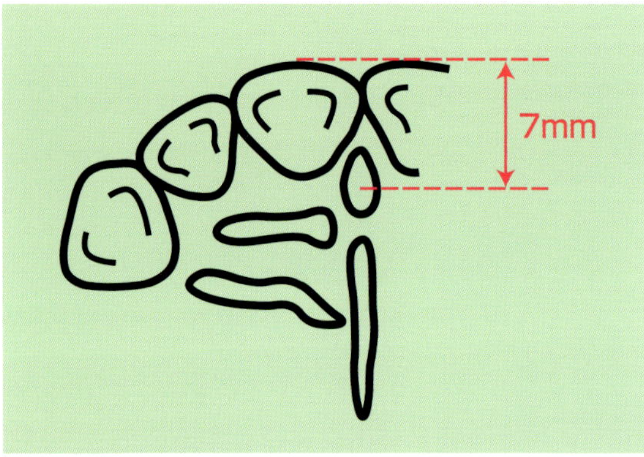

그림 6-1. Schleich는 절치유두 중앙부에서 전방 7mm가 중절치 절연의 위치라고 했습니다.

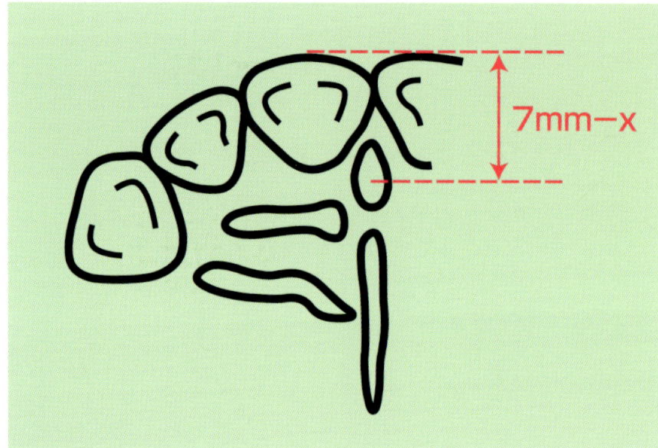

그림 6-2. 阿部는 치조제의 흡수량을 고려해 (7-X)mm가 타당하다고 했습니다.

(그림 6-1, 6-2는 문헌 3에서 인용)

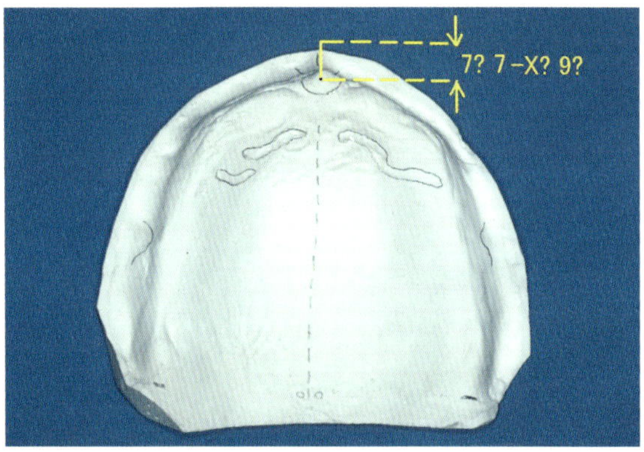

그림 6-3. 연구자마다 절치유두와 중절치 간 거리에 큰 차이가 있습니다.

표 6-1 절치 유두의 중앙부에서 상악 중절치 중점까지의 거리

Schleich	(유치악 계측치)	7	(mm)
阿部	(무치악의 설정치)	7−X	
堤	(유치악 계측치)	9.6	
堤	(무치악 설정치)	9.1	
일본치과대학 富永 등	(유치악 계측치)	9.36±1.6	

이 차이에 대해 필자 나름대로 고찰하면 일본인과 구미인의 골격계 차이, 전치의 돌출도의 차이 및 비하(鼻下) 안모의 차이에 기인한다고 생각합니다.

그림 6-4와 그림 6-5에 전형적인 일본인과 구미인의 프로필을 소개해 보았습니다. 일본인은 구순이 돌출된 데 반해 구미인은 돌출감이 비교적 약하고 입주변이 평탄하다는 것을 알 수 있다고 생각합니다. 즉, 일본인은 본래 안모가 '뻐드렁니' 경향을 보입니다. '튀어나온 양만큼' 절치유두에서 상악 중절치까지의 거리도 길어집니다.

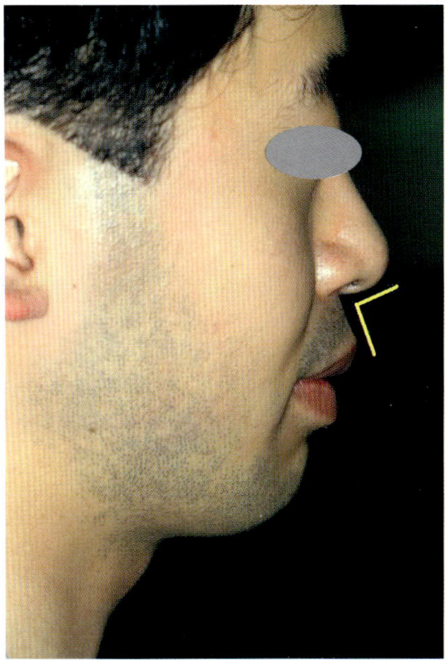

그림 6-4. 전형적인 일본인의 프로파일입니다. 상순이 돌출해 있습니다.

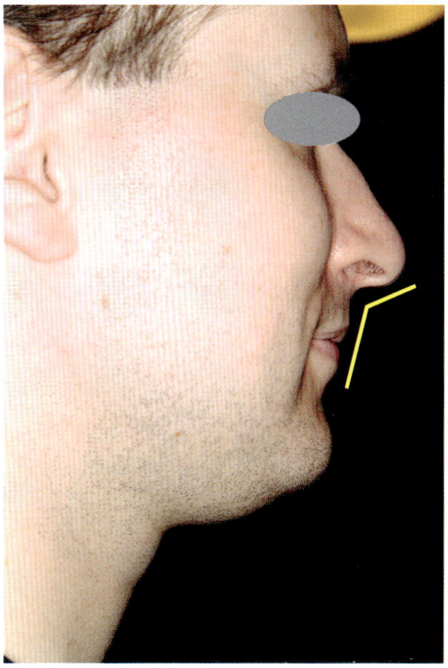

그림 6-5. 전형적인 구미인의 프로파일입니다. 상순은 비교적 평탄한 느낌입니다.

일본인의 상악 전치부 배열위치를 결정할 때, 구미인의 골격기준을 따르면 오히려 평면적이고 개성이 없는 안모를 만들지 않을까요? 그런 견해에서 현재는 중절치 변연위치의 기준을 절치유두 중앙부에서 8~9mm 전방으로 정하고 있습니다.

상악 전치부의 전후적 위치를 판단하는 적절한 방법을 소개하겠습니다. 상악 의치 또는 교합을 채득한 교합상을 점막면 측에서(뒷면에서) 관찰하기 바랍니다. 상악 전치가 전후적으로 적절한 위치에 있으면 점막면 쪽에서 봐도 상악 전치부 순측면을 관찰할 수 있습니다. 반대로 전치부가 전후적으로 들어간 상태로 배열되어 있으면 전치부 순측면을 관찰할 수 없습니다(그림 6-6~6-9).

상악 전치부의 배열위치가 적절한지 판단하려면 앞에서 언급했듯이 상악 절치유두와 중절치의 위치관계, 일본인 특유의 프로필 및 의치와 교합상을 뒤(점막면)에서 관찰했을 때 전치부가 보이는지 등을 확인하는 것이 현재로서 타당하지 않을까 생각합니다.

뒤에서도 언급하겠지만 상악전돌, 하악전돌처럼 악골의 전후적 위치관계에 문제가 있는 증례는 이 견해를 일률적으로 적용하기에 무리가 있습니다. 이 점에 대해서는 다시 설명하겠습니다.

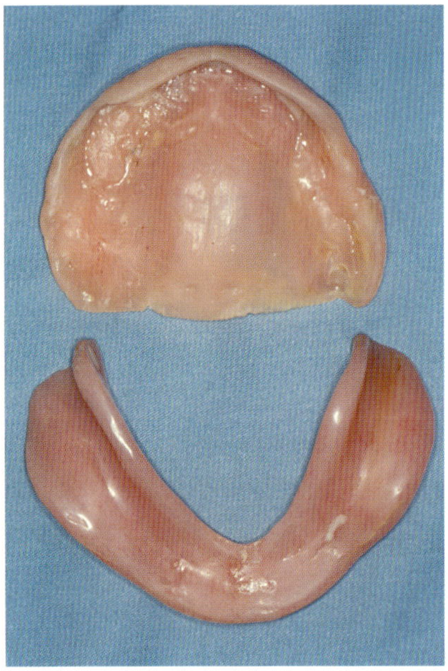

그림 6-6. 그림 6-6~6-9에서 보는 바와 같이, 의치를 통하여 상악 전치부의 적정위치 여부를 판단할 수 있는 증례를 소개합니다. 구의치의 점막면 모습입니다. 이 상태에서는 상악 전치부 인공치의 순측면은 보이지 않습니다.

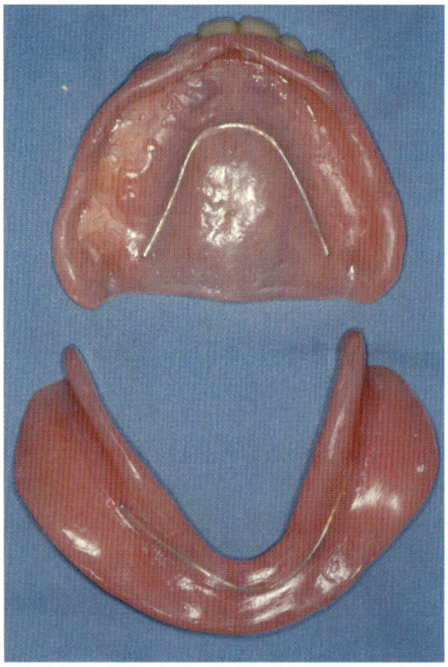

그림 6-7. 신의치의 점막면 모습입니다. 상악 전치부 인공치가 전후적 적정위치에 배열되었으므로 이 각도에서 상악 전치부 인공치의 순측면을 관찰할 수 있습니다.

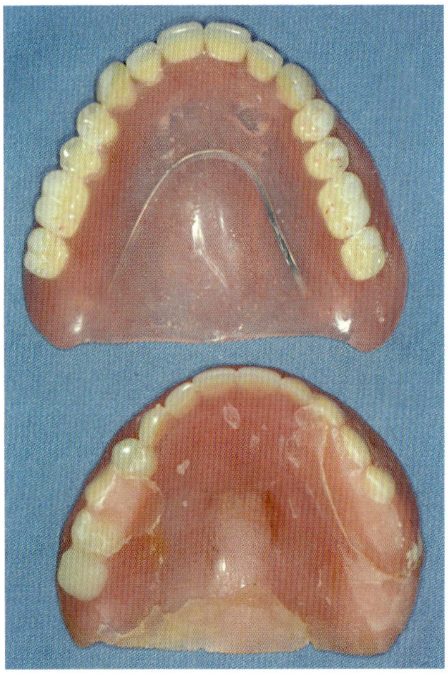

그림 6-8. 상악 신 · 구의치를 교합면에서 관찰한 그림입니다. 배열된 치열궁 자체도 신의치가 크다는 것을 알 수 있습니다.

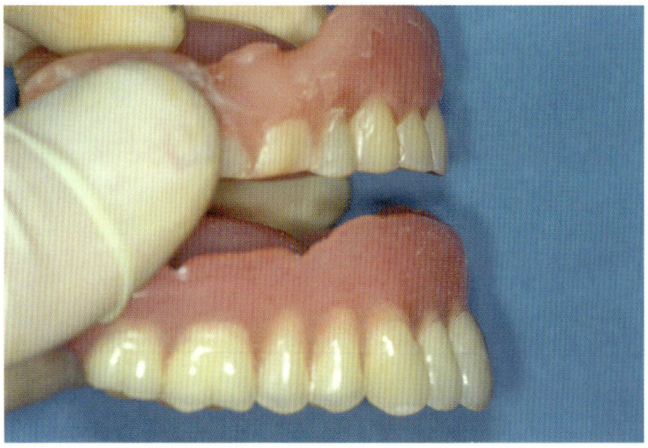

그림 6-9. 신 · 구의치를 옆에서 비교한 그림입니다. 위가 구의치, 아래가 신의치입니다. 전치부 인공치의 돌출도와 각도의 차이를 알 수 있으리라 생각합니다.

2 상악 6전치를 어떻게 합리적 · 효율적으로 배열할까

상악 전치부의 배열위치를 결정할 때, 중절치의 위치결정과 함께 견치의 위치를 동시에 결정할 필요가 있습니다. 이 점에 대해 Schleich(문헌 3)는 구개추벽 끝에서 측정하는 방법을, 필자(문헌 13)는 견치 해당부 부근의 치조제 형태가 꺾어진 것을 이용해 견치 인공치의 배열위치를 추정하는 방법을 고안했습니다(그림 6-10~6-13).

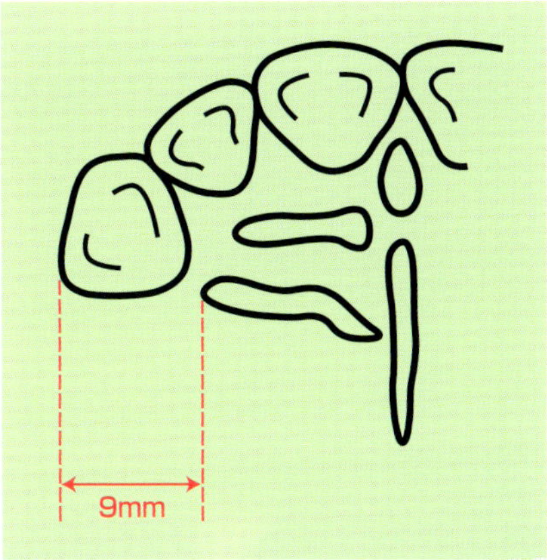

그림 6-10. 상악 견치의 협설적 위치는 구개추벽 측방 9mm라는 설이 있는데 실제 구개추벽을 읽어 내기는 어려운 것 같습니다.
(문헌 3에서 인용)

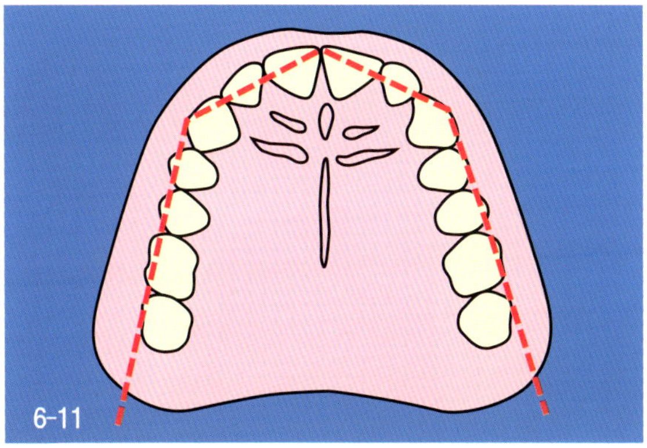

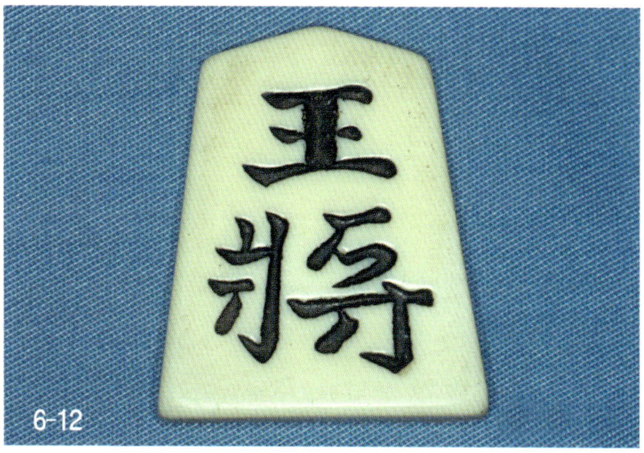

그림 6-11, 6-12. 상악 아치가 견치 부분에서 꺾어진 것을 이용해 장기의 말을 생각하며 아치를 설정하는 방법입니다.

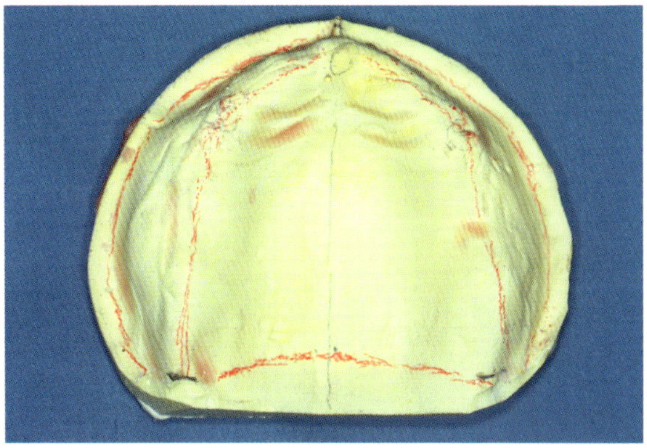

그림 6-13. 그림 6-11의 실제 증례입니다. 견치부분에서 꺾어져 있는 것을 알 수 있습니다.

종래의 이런 방법들을 이용하면서 상악 전치부의 배열위치를 결정해 왔지만, 전치의 배열위치는 기성 인공치 크기에 의하여 규정되어 있다는 것을 최종적으로 깨닫게 되었습니다.

그렇다면 차라리 기성 인공치 크기에 맞춘 형태의 배열 가이드를 미리 제작하고 치조제 형태에 맞는 배열 가이드를 적절하게 선택하는 것이 합리적이지 않을까 생각했습니다.

그림 6-14는 교정진료에 일반적으로 사용되고 있는 상악 표준형 arch form입니다. 이 아치는 Endura 인공치(松風) HC5를 사용해 배열했을 때 아치와 거의 합치하는 것을 확인했습니다. 또한 표준 arch form을 115%로 확대한 것이 Endure HC6, 87%로 축소한 것이 HC4를 배열했을 때의 아치와 거의 합치하는 것을 확인했습니다.

이상을 통해 크기가 다른 세 가지 아치를 상악 전치부 배열 가이드로 채용하기로 했습니다. 그림 6-15는 일반 각도기를 개조해 크기가 다른 세 종류의 아치를 전사 · 제작한 그림입니다.

크기가 다른 세 가지 배열 가이드를 각각 S, M, L이라 하고 치조제 크기에 맞춰 선택합니다. 이 가이드에 준해 상악 wax rim을 조정함으로써 전치부의 배열위치를 쉽게 설정할 수 있게 되었습니다.(그림 6-16, 6-17).

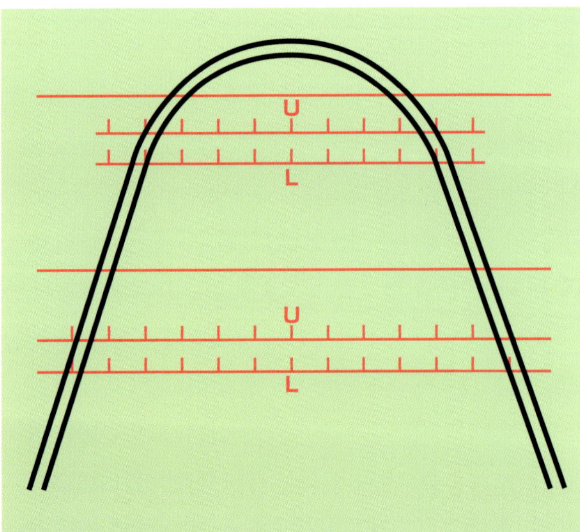

그림 6-14. 교정진료에 사용되는 arch form입니다. 이 아치의 외측을 상악 전치부의 인공치 배열 시 가이드로 채용했습니다(그림은 실제 크기).

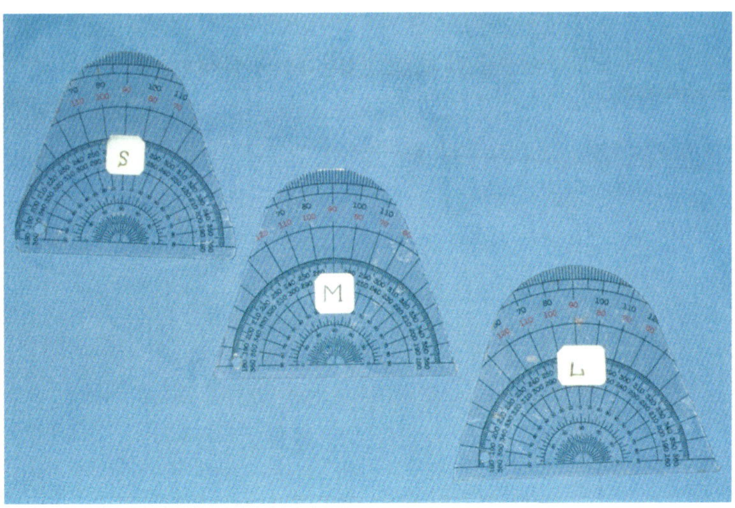

그림 6-15. 그림 6-14의 아치에 기초해 이것을 원래 크기로 하고, 87% 축소 및 115% 확대해 준비했습니다. 각각의 크기에 맞게 S, M, L로 정하고 치조제 크기에 맞춰 선택 · 사용했습니다. 일반 각도기를 구입해 세 가지 아치에 맞게 트리밍해 사용하고 있습니다.

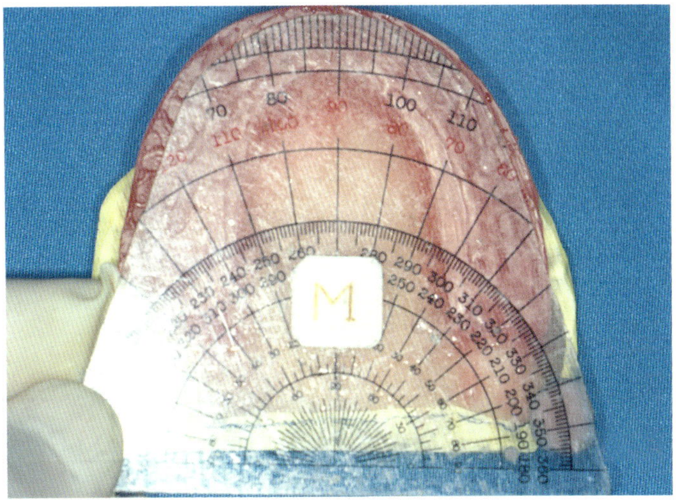

그림 6-16. 선택한 크기의 전치 배열 가이드를 wax rim에 갖다 댄 그림입니다.

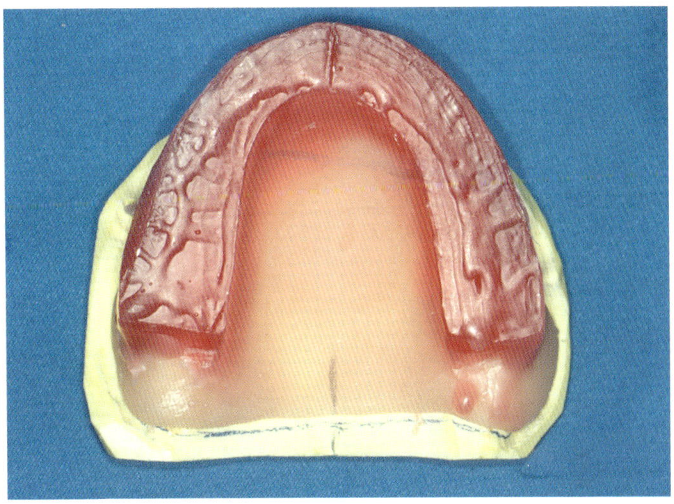

그림 6-17. 가이드보다 돌출되어 있는 부분을 트리밍하고 전치부 아치를 결정할 수 있습니다(구체적인 수순은 후술).

총의치 교과서를 보면 상악 전치를 배열할 때는, 인공치 선택방법에서 개성적인 배열방법까지 다양하게 소개되고 있음을 알 수 있습니다. 필자의 방법은 이것을 3종류로 간소화했기 때문에 너무 개략적이라는 인상을 받을 수 있습니다.

그러나 실제로는 대부분이 3종류의 분류에 해당되며, 이후는 구강 내에 시적할 때 약간의 수정을 가하면, 환자로부터 이해를 구할 수 있는 배열이 가능합니다. 이런 경험을 통해 현재도 이 배열 가이드를 유효하게 활용하고 있습니다.

또한 부차적인 효과로 모형에 표시한 정중선과 이 배열 가이드의 정중을 맞추면 구치부도 포함해 좌우가 대칭되는 배열위치를 쉽게 설정할 수 있습니다. 이 방법은 좌우 치조제가 다르게 흡수된 증례의 wax rim을 좌우대칭하게 설정할 때에 큰 장점이 됩니다.

3 교합평면 guide spatula

이것은 阿部(문헌 3)가 개발한 것으로 상악 교합평면을 간단하게 설정하는 기재입니다(그림 6-18). Hamular notch에서 7mm 높이가 상악 구치부의 교합평면 원심단과 거의 일치한다는 가설에서, 교합평면판 끝을 7mm로 구부렸습니다. Guide spatula의 구부러진 끝을 석고모형의 hamular notch에 갖다 대고 상악 wax rim을 연화 정형하면 camper 평면에 거의 일치한 교합평면을 쉽게 설정할 수 있습니다(그림 6-19).

이 기구는 과거부터 사용되었는데, 안면의 크기가 작고 교합고경을 낮게 설정할 수밖에 없는 증례(맥그렌의 값 약 34mm 이하)인 경우, 끝부분이 7mm인 guide spatula를 사용하면 구치부 교합평면이 너무 아래로 내려와서 수정하게 되는 증례가 생겼습니다(그림 6-20). 이런 경험을 하면서 끝부분이 7mm인 guide spatula와 5mm인 guide spatula를 제작했습니다. 교합고경이 낮아지리라 예상되는 증례는 5mm를 사용했더니, 이후 구치부 교합평면을 수정하는 일이 줄어들었습니다(그림 6-21).

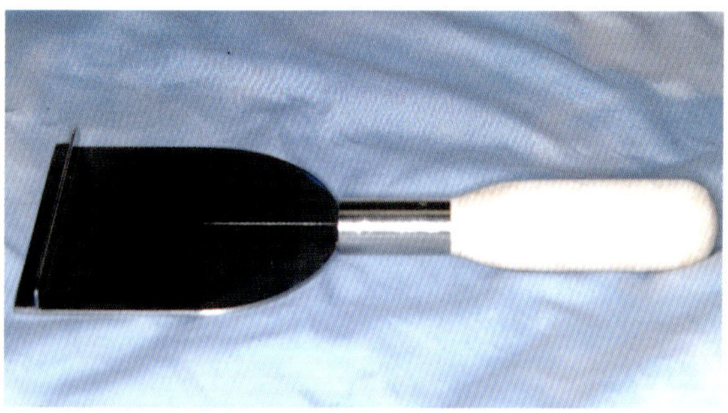

그림 6-18. 교합평면 guide spatula입니다.

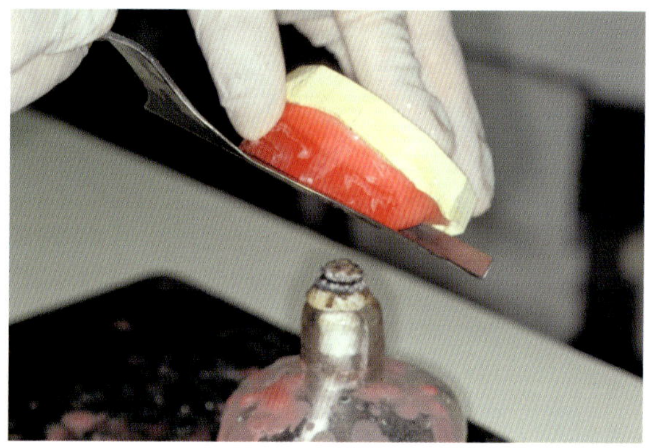

그림 6-19. Spatula 끝부분을 상악모형의 양측 hamular notch부에 갖다 대고 spatula 전체를 불로 달궈 가면서 wax rim을 연화 정형해 갑니다.

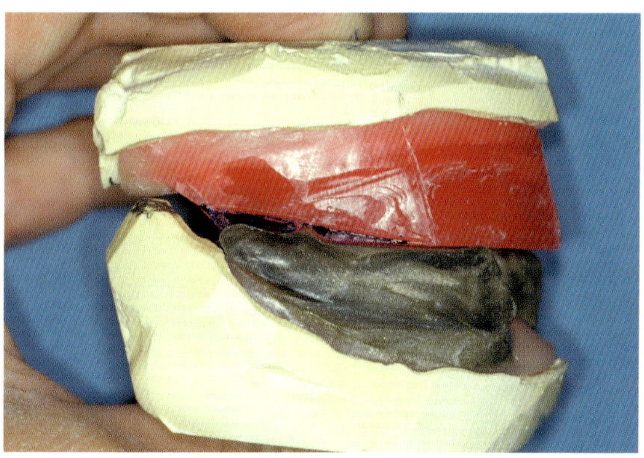

그림 6-20. 교합고경이 낮게 설정되는 증례에 7mm guide spatula를 사용하면 구치부 교합평면이 아래로 내려와서 교합채득 후에 교합평면을 수정하는 경우가 있습니다. 이 증례는 2mm 정도 상방으로 수정했습니다. 상악 구치부의 wax rim 측면에 파란 매직으로 표시한 부분입니다.

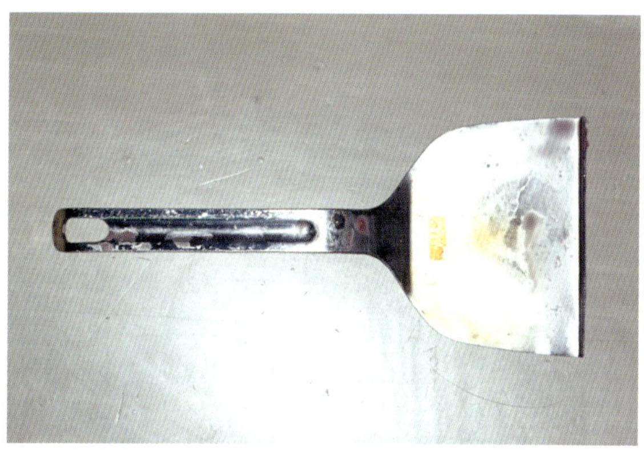

그림 6-21. 일반 조리용 도구로 직접 제작한 guide spatula입니다. 끝부분을 5mm, 7mm로 설정할 수 있습니다.

4 교합고경 설정의 견해

교합고경을 설정할 때 과거 사용되었던 안정 공극(free way space)을 1차로 선택하는 일은 없습니다. 맥그렌의 견해를 받아들여 치아의 평균적인 식립위치를 이용하고 그것을 wax rim의 크기에 활용해 교합고경을 설정하는 방법만 채용하고 있습니다(그림 6-22).

이 방법은 상악 교합상의 전치부 상연에서 wax rim 전치부 변연까지 거리와, 하악 교합상 전치부 상연에서(교합시켰을 때) 상악 wax rim 전치부 변연까지 거리를 적절한 비율로 결정합니다. 맥그렌에 따르면 이 값은 상악에서 22, 하악에서 16이고, 상하악 합산해 38이 표준 값이라고 합니다.

이 값이 적정하다면 총의치와 교합상 및 구강 내 해당 부분의 거리를 직접 측정하면서 교합고경의 시비를 판정하고 설정할 수 있습니다.

그러나 맥그렌의 값은 설정하기 간단하다는 장점은 인정하지만 구미인의 골격을 따르고 있습니다. 골격의 형태가 상하적으로 작다고 생각되는 일본인의 경우 너무 높은 교합고경을 설정할 위험이 있다고 생각합니다.

실제 필자의 증례에서도 맥그렌의 값과 안모의 조화를 고려하면서 교합고경을 설정해 보면 맥그렌의 표준값인 38mm를 나타내는 경우는 오히려 적고 36mm 또는 그 이하 값을 보이는 예가 대다수였습니다.

鹽田(문헌 7)은 일찍부터 이 점에 주목하고 환자의 키를 기준으로 맥그렌의 값을 조정해 교합고경을 설정할 것을 제창해 왔습니다. 즉, 키가 큰 사람은 얼굴도 길고 결과적으로 교합고경도 큰 값을 보이며, 키가 작을수록 그 반대라는 가설에 기초하는 수법입니다. 보기에 조잡하다고 생각할지 모르지만 실제로 시술해 보면 정곡을 찌른다고 생각합니다. 무엇보다 직접 교합상의 크기를 노기스로 측정해 교합고경을 설정할 수 있고 의치 간 교합고경도 어느 정도 비교할 수 있다는 것은 큰 이점이라고 생각합니다.

따라서 필자도 이 견해를 답습해 나름대로 값을 수정하면서 임상에 응용하고 있습니다(표 6-2). 鹽田이 제창한 값과 다소 차이가 있는 것은 鹽田은 상악 정중부에서 4mm 되는 곳에 측정점이 있고, 필자는 그것보다 약간 원심측 상악 2번 근첨 해당부에 있기 때문이라 추측됩니다.

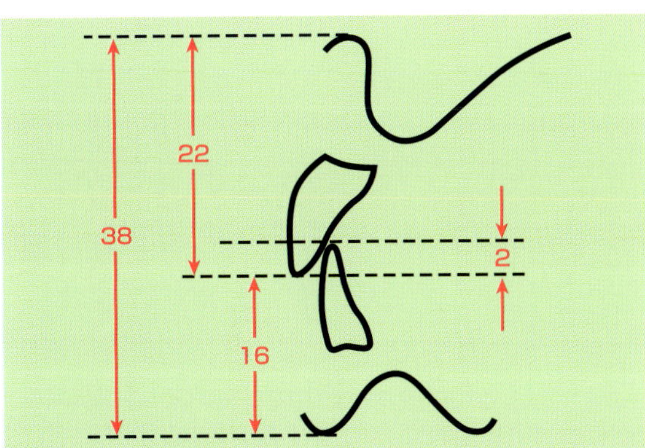

그림 6-22. 맥그렌 값의 설명도입니다. 상하악 전치부 치은협이행부에서 상하악 전치부 절연까지 거리가 평균 22mm와 16mm, 총 38mm라고 가설하고 있습니다.

표 6-2 키에 대응하는 교합고경의 설정기준

상악	하악	총	키의 범위
22	16	38	160cm 이상
21	15	36	150~160cm
20	14	34	140~150cm
19	13	32	특히 안면형태가 작은 경우 고령이고 근력이 떨어져 있는 경우

(문헌 7의 값을 인용, 수정)

필자의 사견이지만 상하 맥그렌 값의 합계가 36인 증례가 가장 많고, 다음은 34인 증례가 많은 것 같습니다. 표준값 38로 설정하는 증례는 신장이 170cm로 체격이 큰 남성에게 가끔 있을 정도이며 사용할 일이 거의 없었습니다(그림 6-23~6-32).

맥그렌 값의 참고증례

그림 6-23~32는 맥그렌의 값을 참고하면서 값을 적절하게 조정해 교합고경을 결정한 증례입니다.

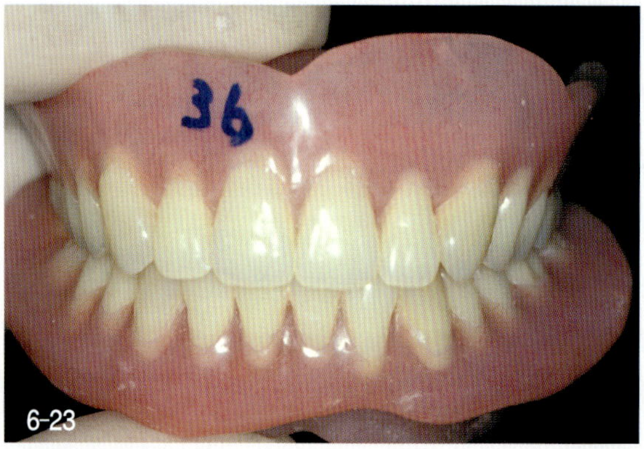

6-23

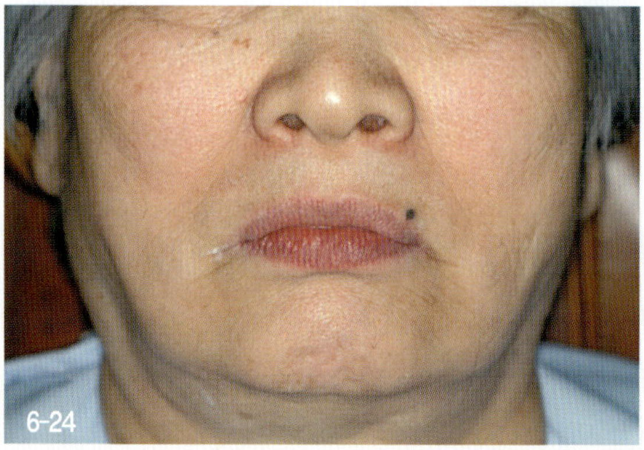
6-24

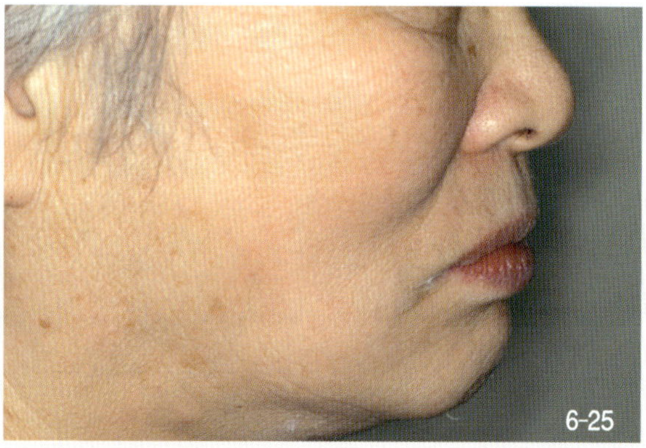
6-25

그림 6-23~6-25. 여성 환자입니다. 제작한 총의치의 맥그렌 값은 36mm, 키는 150cm였습니다.

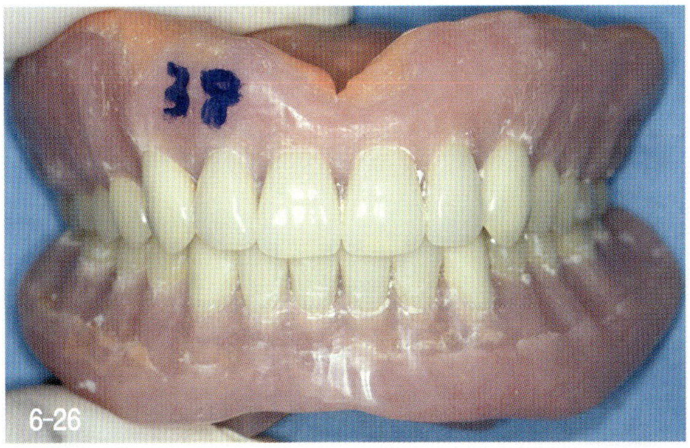

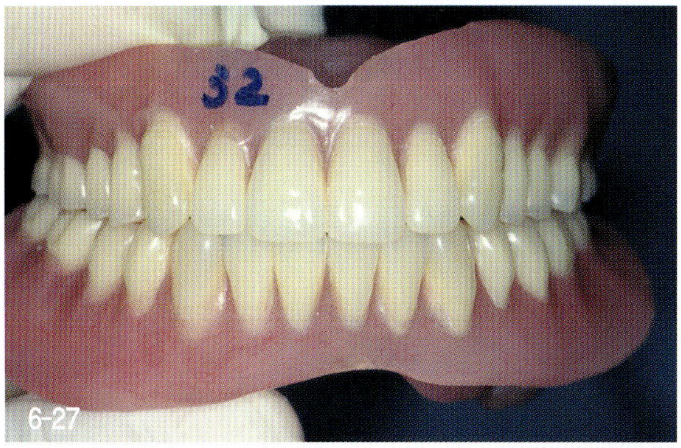

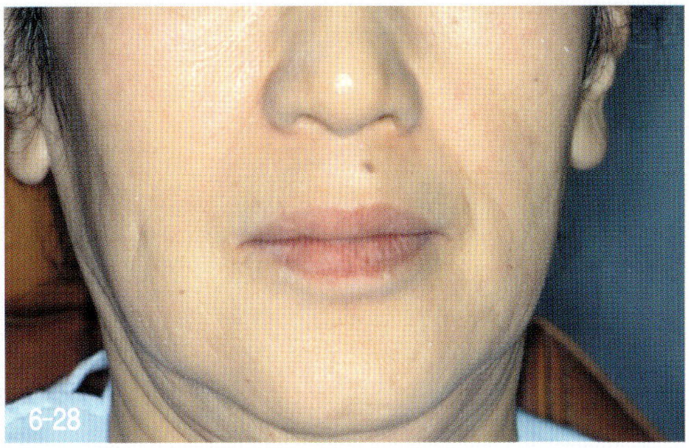

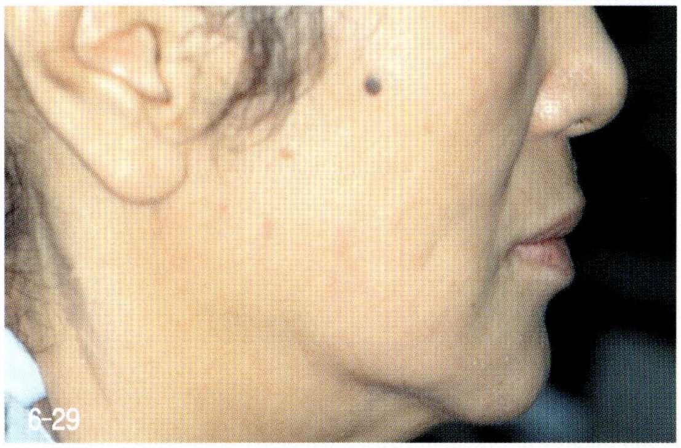

그림 6-26~6-29. 여성 환자입니다. 구의치는 너무 높아 장착할 수 없다고 호소했습니다. 그림 6-26의 구의치의 맥그렌 값을 측정했더니 38mm였습니다. 신의치는 환자의 구강감각 등을 참고해 교합고경을 설정했더니 그림 6-27처럼 32mm가 되었습니다. 이 환자의 키는 155cm 전후였는데, 이렇게 맥그렌 값은 절대적이지 않으며 어느 정도 여유가 필요하다는 것을 알 수 있습니다.

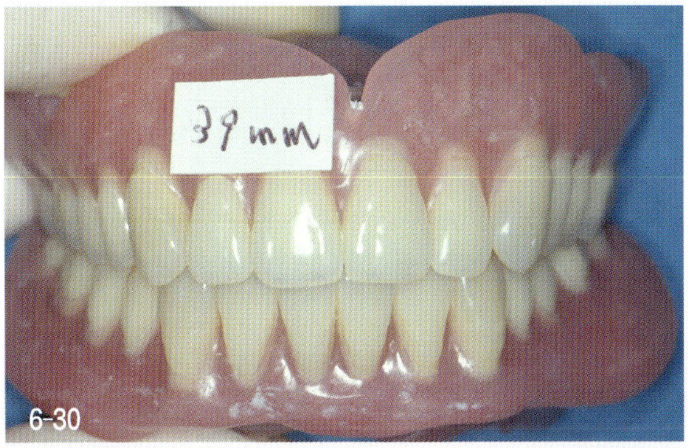

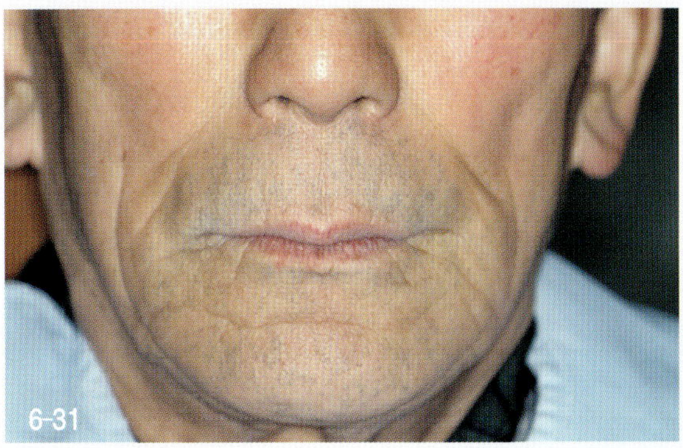

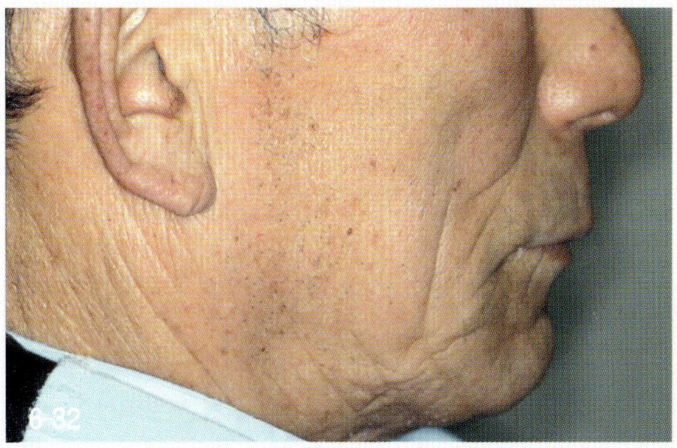

그림 6-30~6-32. 남성 환자입니다. 제작한 의치의 맥그렌 값은 39mm, 환자의 키는 168cm였습니다. 이렇게 키가 크고 얼굴의 골격도 크다고 추측되는 증례는 39mm를 나타내기도 합니다. 그러나 임상 경험상 대다수는 36mm에서 그 이하의 값을 보이는 경우가 많은 것 같습니다.

교합고경을 설정할 때 맥그렌의 값을 1차 기준으로 사용하는 방법은 과거 시행착오적으로 교합고경을 설정해 왔던 방법에 명쾌한 기준을 제시한 획기적인 방법이라 할 수 있습니다(물론 이 외에도 안정공간과 안모의 균형 및 환자의 감각 등도 함께 확인하지만).

그러나 사물에는 예외가 있다는 것을 잊어서는 안 됩니다. 악안면의 형태에 따라 이 값을 일률적으로 적용할 수 없는 경우도 있습니다.

가령 하안면이 수직방향으로 크게 성장한 증례는 예외적으로 38 이상을 설정할 필요가 있는 것 같습니다. 교정에서 말하는 하악각이 큰 하악전돌 angle class Ⅲ 증례(소위 high angle case)입니다. 쉽게 말하면 얼굴이 전체적으로 길고, 하관이 발달되지 않으며, 턱이 길고 좁은 증례입니다.

이런 환자는 교합고경을 38 이하의 값으로 설정하면 오히려 하안면이 눌려 부자연스러운 안모가 완성될 수 있습니다. 필자의 경우에는 환자의 정면 및 측면에서 안모를 관찰하면서 교합고경을 결정하고 있습니다. 결과적으로 38 이상의 값을 설정해야 하는 증례가 있었습니다(그림 6-33~6-38).

맥그렌 값을 적용하기가 곤란한 증례

그림 6-33~40에 맥그렌 값을 일률적으로 적용하기가 곤란한 증례를 제시합니다.

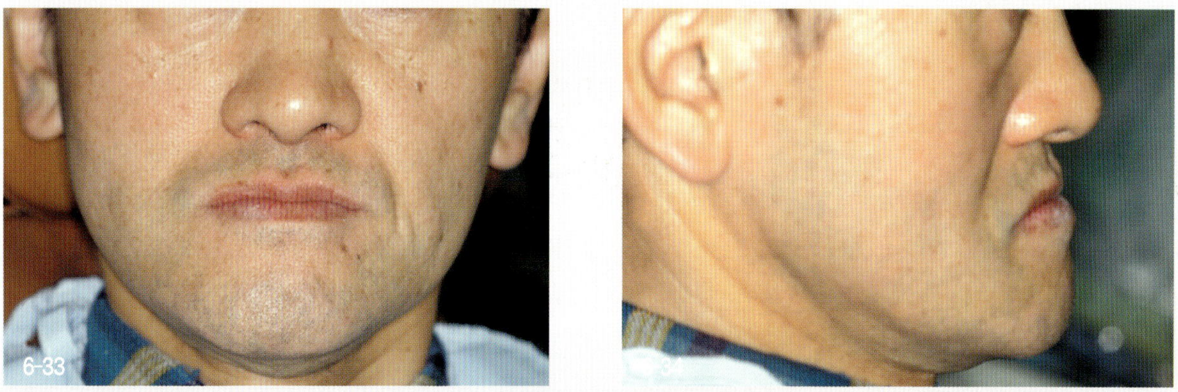

그림 6-33, 6-34. 이 환자는 하안면의 수직방향이 길고, 소위 하악이 상하로 좁고 긴 환자입니다. 교정학적으로 high angel이라고 합니다. 초진 시 안모입니다. 교합고경이 낮은 의치를 장착해 하악이 전방으로 돌출되어 있습니다.

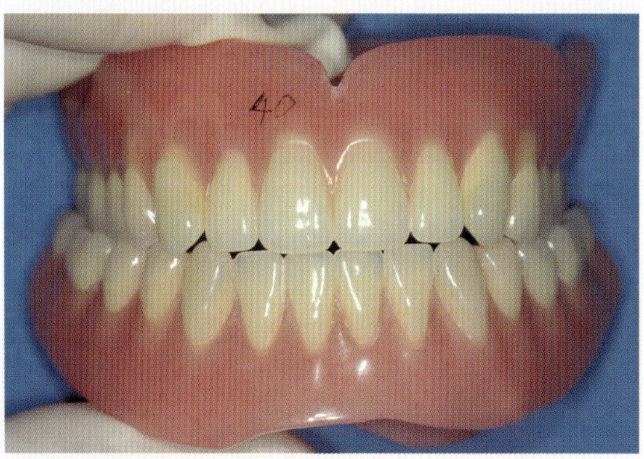

그림 6-35. 환자의 안모를 고려하면서 교합고경을 설정한 신의치입니다. 맥그렌 값을 측정했더니 40mm입니다.

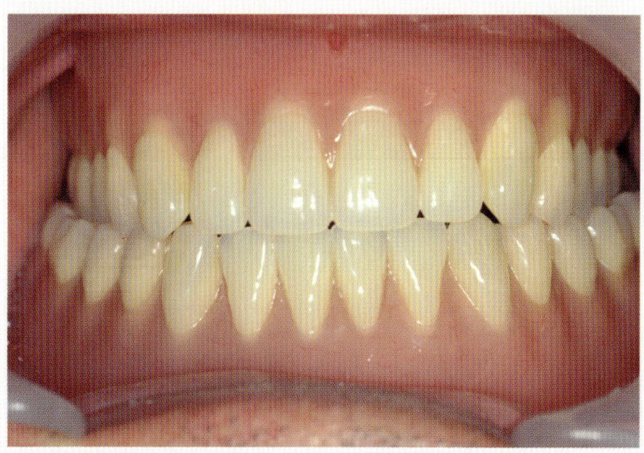

그림 6-36. 구강 내에 신의치를 장착한 상태입니다.

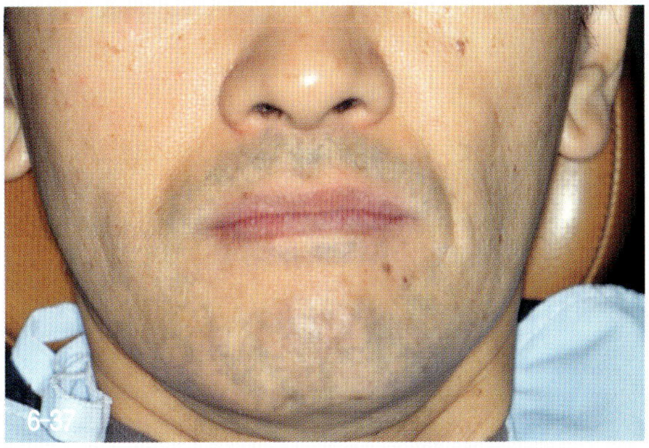

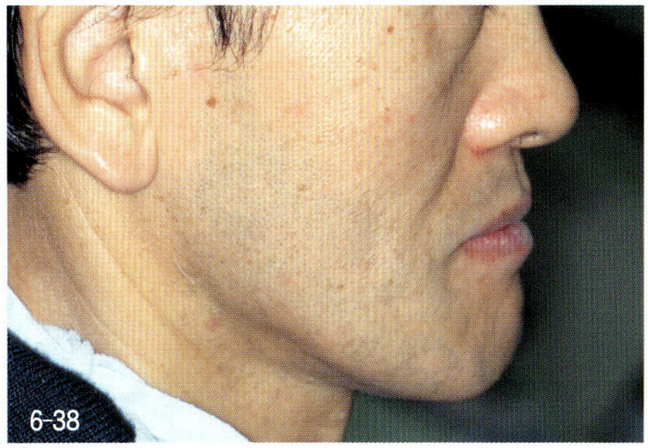

그림 6-37, 6-38. 신의치를 장착한 상태의 안모 소견입니다. 안모가 자연스럽게 재현된 것을 알 수 있다고 생각합니다.

이런 증례를 간과하지 않기 위해서라도 환자의 안모, 특히 측면에서 안모를 관찰하고 상하 안면의 높이 비율, 하악각의 크기 및 하악 하연의 길이에 항상 주의할 필요가 있습니다.

다른 예로 재택요양 중인 환자, 고령 환자의 경우 악주위 근육의 위축이 진행되리라 추측되는 증례가 있습니다. 이런 환자의 교합고경은 의도적으로 낮게 설정하지 않으면 환자가 의치를 받아들일 수 없게 됩니다(그림 6-39, 6-40).

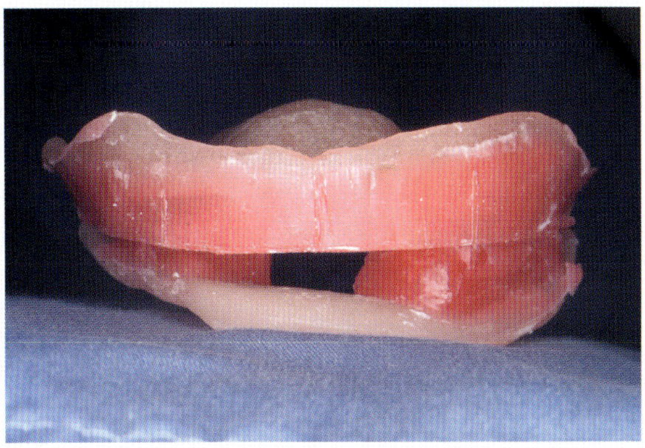

그림 6-39. 왕진을 해 총의치를 제작한 증례의 교합을 채득한 상태입니다. 안면 주위 근육이 크게 위축되어 이 이상 교합고경을 크게 설정할 수 없었습니다. 맥그렌 값은 30mm 였습니다.

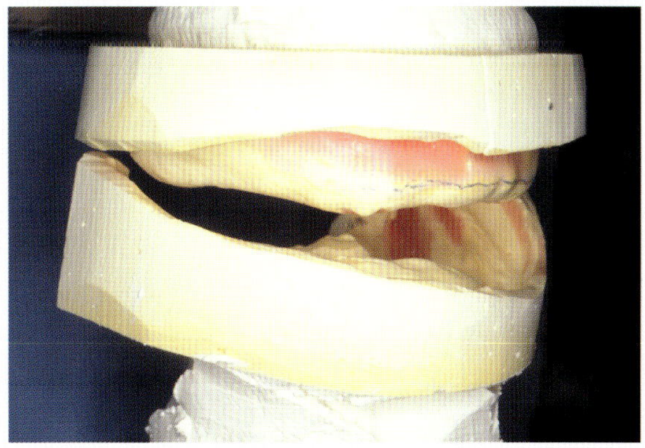

그림 6-40. 같은 증례이고, 상하 모형을 교합기에 부착한 상태입니다. 악간거리가 매우 좁아져 있습니다.

또한 총의치를 처음 시도하는 분들은 교합고경을 높게 설정하기 쉬워 환자가 받아들일 수 없는 경우가 있는 것 같습니다. 너무 높은 의치보다 낮은 의치가 환자의 수용성 측면에서 안전성이 높다고 생각하므로 그 점을 염두에 둘 필요가 있습니다(그림 6-42~6-54).

아울러 교합고경을 설정하는 한 가지 방법인 윌리스 값은 일본인에게 잘 맞지 않는다고 생각합니다(그림 6-41). 유치악 및 무치악의 안모를 관찰해 보았는데 많은 사람들이 하안면의 높이가 상안면보다 낮았습니다. 따라서 윌리스의 방법으로 교합고경을 설정하면 너무 높게 설정될 위험성이 많다고 생각합니다. 만약 이 기준으로 참고한다면 상안면 길이의 90% 정도를 하안면 길이의 기준으로 삼는 것이 타당할지 모릅니다.

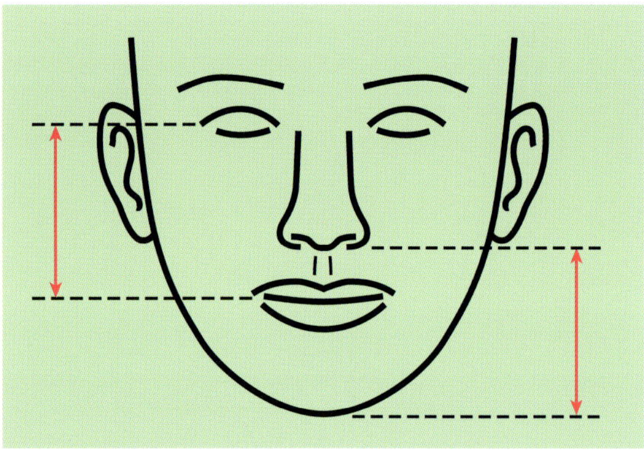

그림 6-41. 교합고경을 설정할 때 사용되는 윌리스 값. 실제로는 적용이 곤란하다는 것이 필자의 사견입니다.

교합고경 설정의 참고증례

그림 6-42~6-54에 교합고경의 설정에 관해 시사하는 바가 많은 참고증례를 제시하겠습니다.

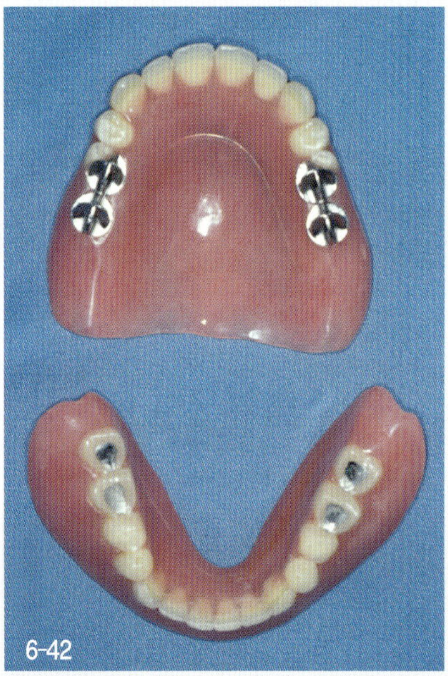

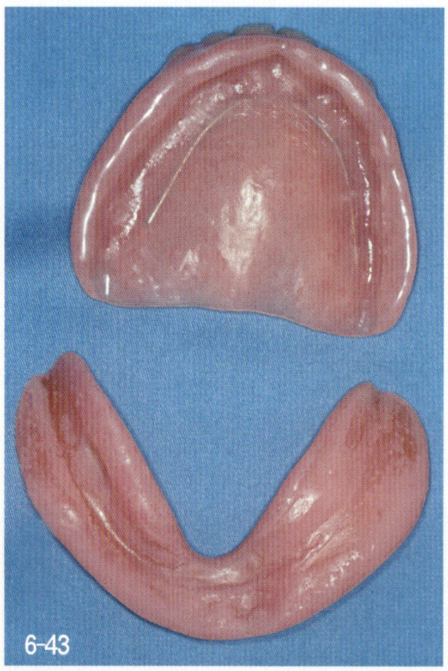

그림 6-42, 6-43. 총의치를 막 시작한 치과의사가 제작한 상하 총의치 증례인데 환자는 대합이 높아 씹을 수 없다고 호소해 필자가 맡게 된 증례입니다. 환자가 장착하고 있던 총의치의 교합면 모습과 점막면 모습입니다.

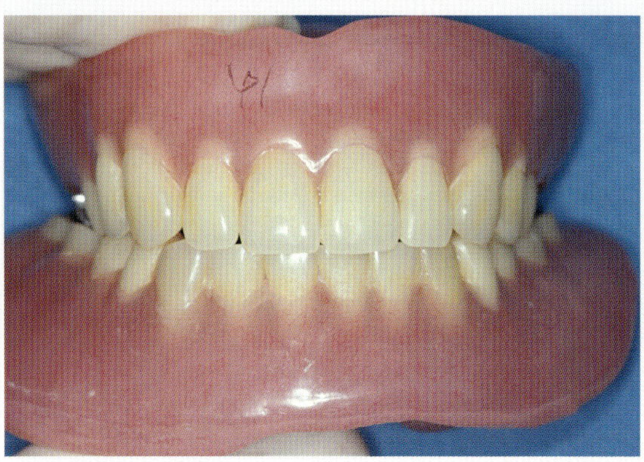

POINT

맥그렌의 상하 적정비율을 고려하면 위 10에 대해 아래 8.5 정도로 높이를 설정하는 것이 적절한 것 같습니다. 그런 점에서 이 의치는 역시 하악이 너무 높다고 할 수 있습니다.

그림 6-44. 총의치를 정면에서 관찰한 그림입니다. 맥그렌의 값은 41mm입니다. 상악의 높이는 적절하다고 생각되지만 하악의 높이가 너무 높게 설정된 것 같습니다.

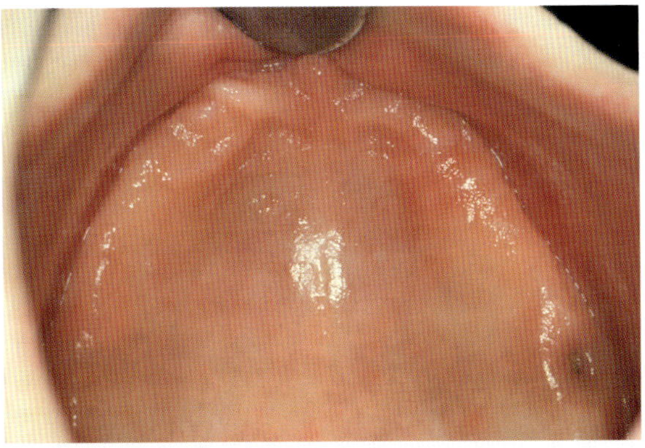

그림 6-45. 상악의 치조제입니다. Flabby가 관찰됩니다.

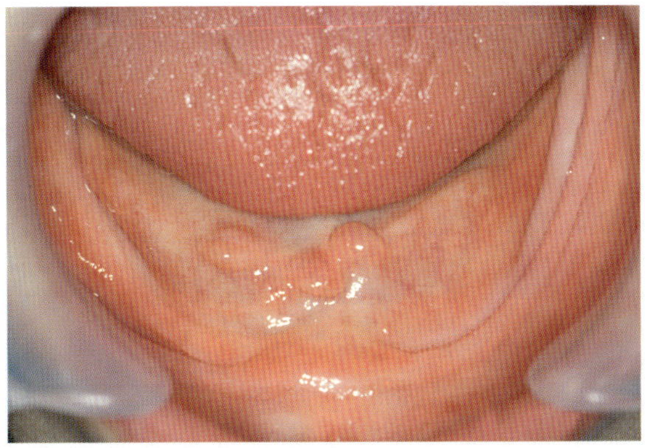

그림 6-46. 하악의 악제입니다. 치조제가 크게 흡수된 것 같습니다.

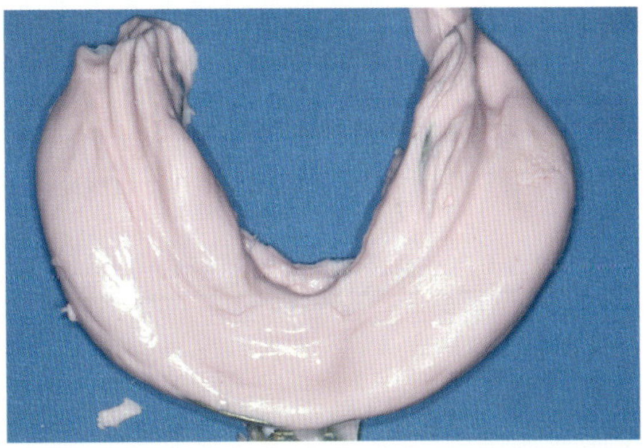

그림 6-47. 이 증례에서 상악의 의치는 형태적으로 적절하게 제작되었으므로 하악만 교합고경을 낮게 다시 제작하기로 했습니다. 알지네이트로 인상채득한 그림입니다.

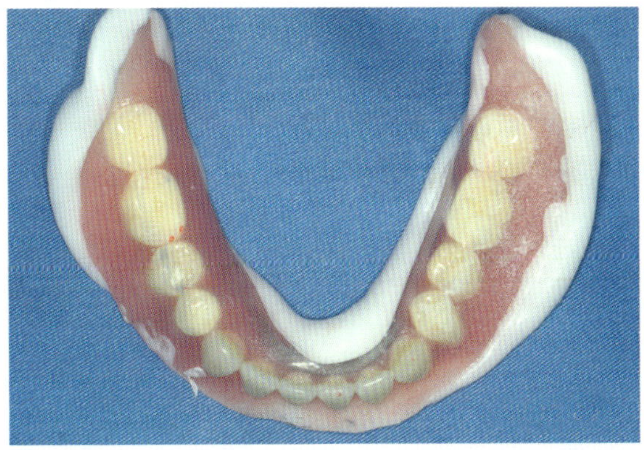

그림 6-48. 악제가 크게 흡수되어 일단 중합한 의치에 다시 TC로 기능적 외형을 부여하는 수법을 채용했습니다.

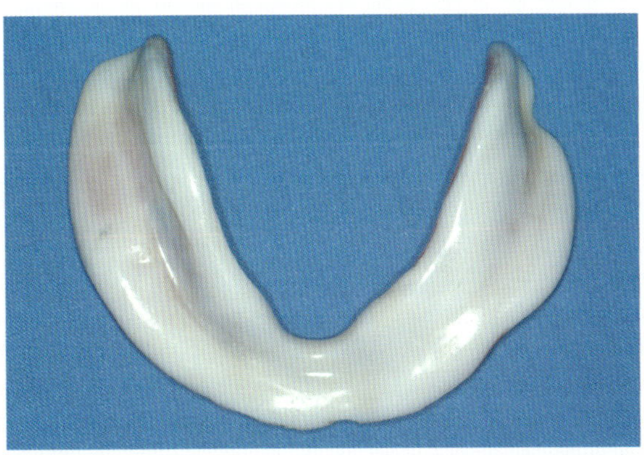

그림 6-49. TC로 완성된 변연의 외형입니다.

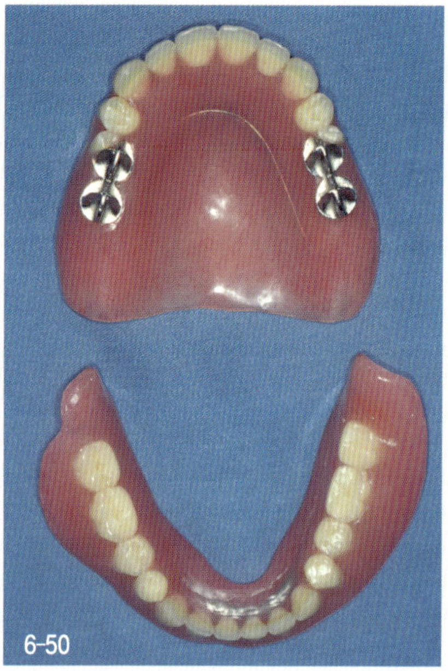

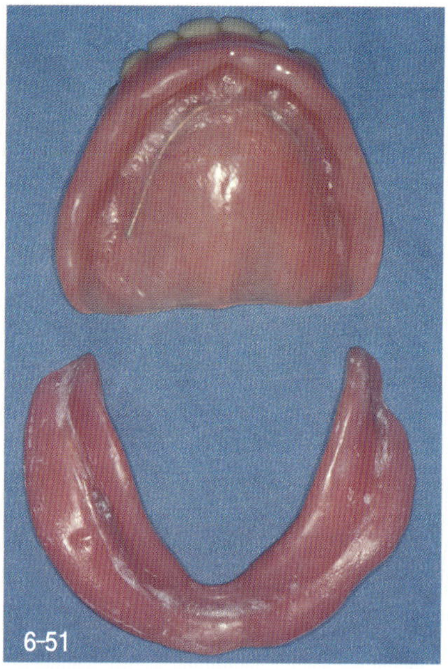

그림 6-50, 6-51. 새로 제작한 하악 총의치입니다. 점막면은 탄성이장재를 사용했습니다.

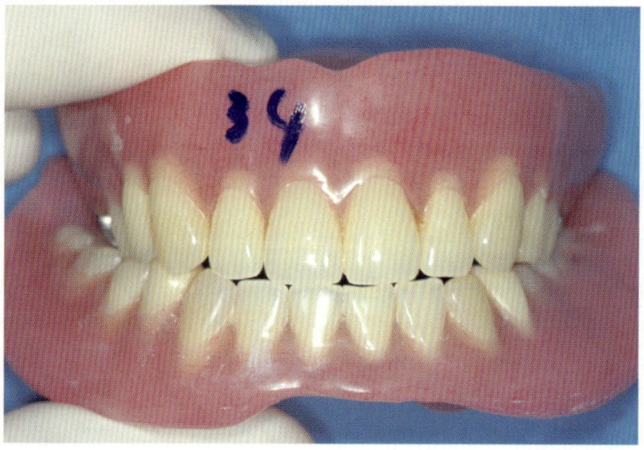

그림 6-52. 교합시켜 정면에서 관찰한 그림입니다. 맥그렌 값은 34mm 이고, 구의치보다 7mm 낮아졌습니다.

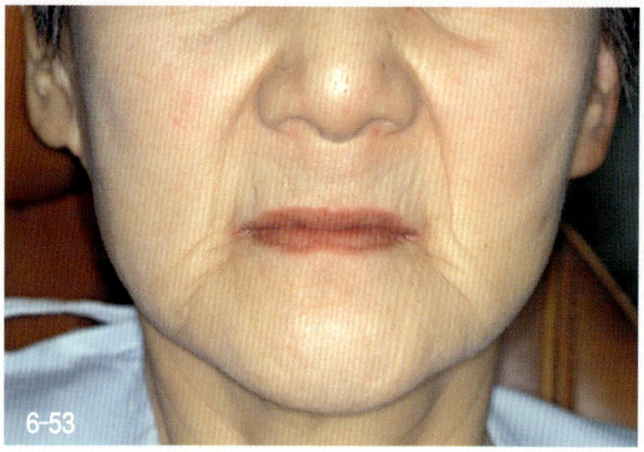

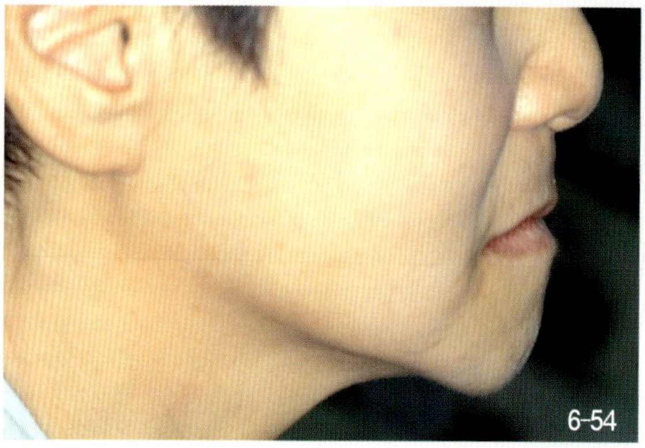

그림 6-53, 6-54. 신의치를 장착한 환자의 안모입니다. 구강주위 긴장이 해소되었습니다.

5 Gothic arch를 어떻게 적용할까

Gothic arch의 적합 여부에 대해서는 임상가들 사이에 의견이 분분합니다. 필요하다는 의견과 wax rim에 의한 교합채득을 엄격하게 진행하면 필요 없다는 의견이 있습니다.

필자의 사견은, 모든 증례에 적응할 필요는 없지만, 증례에 따라서는 gothic arch tracing과 그에 따라 수평적 하악위를 다시 결정하면 수평적 하악위의 정밀도가 향상되고 의치 장착 후 예후를 판정하는 데 도움이 된다고 생각합니다.

장기간 부적합한 의치를 장착해 온 증례 및 의치를 처음 장착하는 증례 중에는 생리적 중심위로 유도하기가 곤란한 증례가 존재합니다. 이런 증례에 gothic arch를 적응하면 임시적으로 수평적 하악위를 비교적 실수 없이 설정할 수 있다고 생각합니다.

물론 일반 증례라도 소위 중심위를 육안으로 확인해 wax rim으로 교합을 채득했을 때 있었던 미세한 실수를 해소하는 의미에서 효과가 있습니다. 초보자의 경우 일단 이것을 사용해 보면 gothic arch tracing과 교합의 재채득으로 수평적 하악위의 정밀도가 향상되는 것을 느낄 수 있으리라 생각합니다(그림 6-55~6-78).

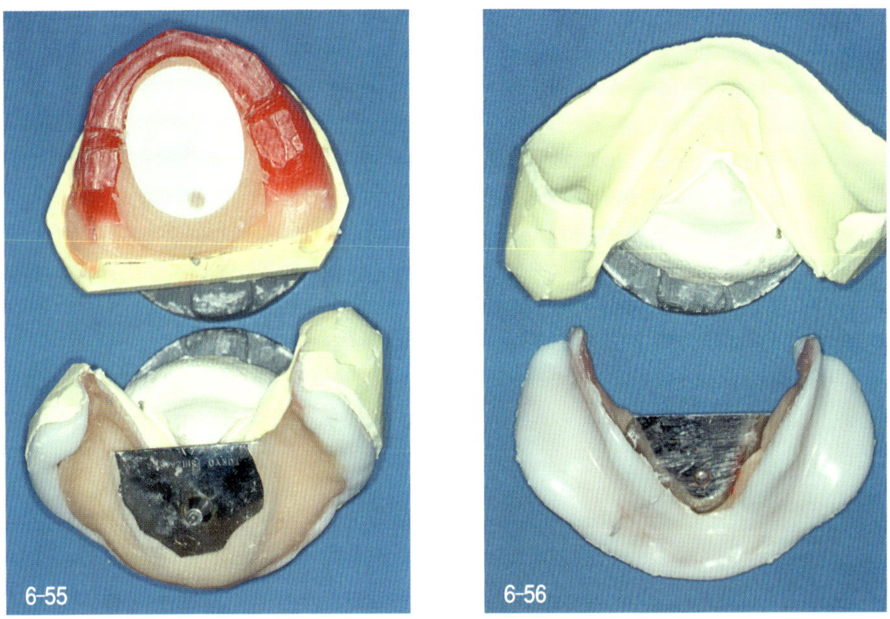

6-55 6-56

그림 6-55, 6-56. 그림 6-55~6-78에 필자가 시술한 gothic arch의 예를 소개합니다.
Gothic arch tracer를 장착한 상하 교합상입니다. 이 증례는 교합을 채득하는 시점에서 하악에 대해 교좌인상을 진행하고 있습니다.

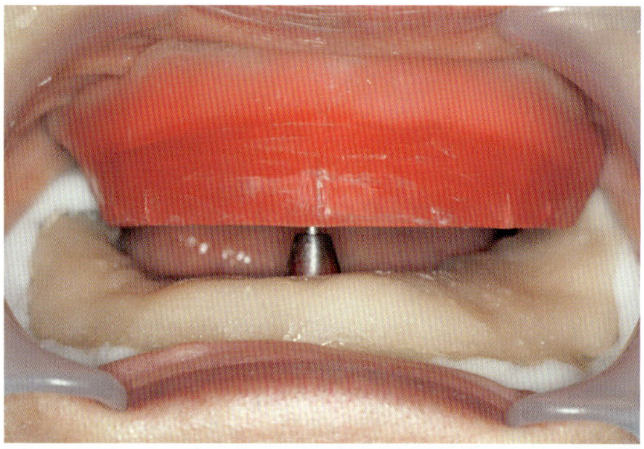

그림 6-57. 구강 내에 시적하고 적합성의 여부 및 상하 상이 접촉하는 곳이 없는지 확인합니다.

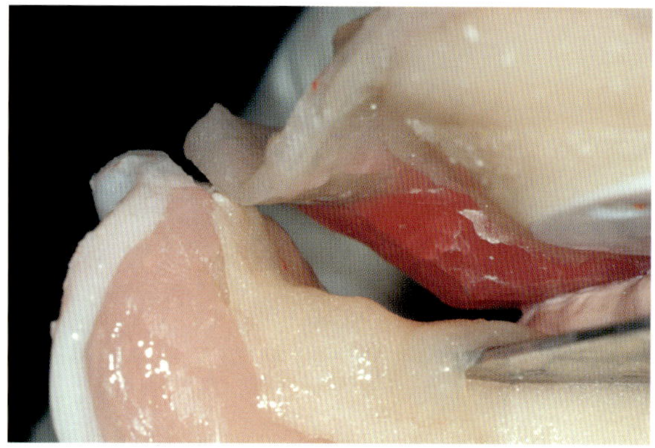

그림 6-58. 이와 같이 상하 교합상이 최후방 원심부에서 충돌하는 경우에는 그곳이 접촉하지 않도록 삭제하기 바랍니다.

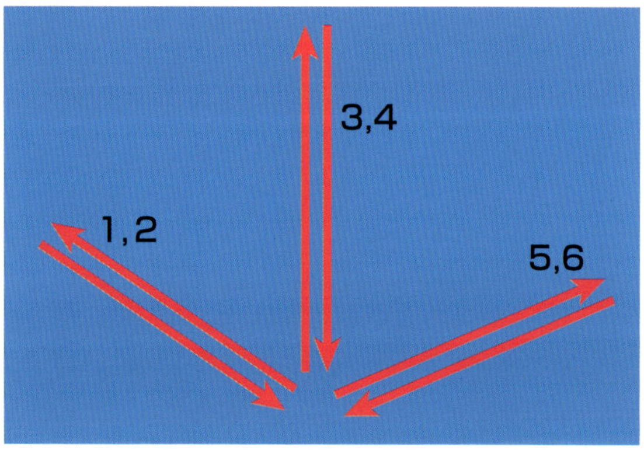

그림 6-59. Gothic arch를 묘기할 때에 환자에게 지시하는 기본동작인데 실제로는 이해시키기가 곤란합니다.

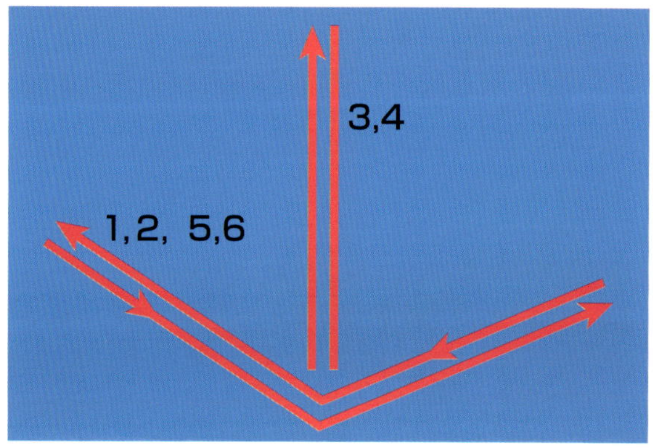

그림 6-60. 이렇게 동작을 지시하면 비교적 쉽게 이해하는 것 같습니다. 좌우→전후→좌우→전후→좌우…… 이렇게 지시를 합니다.

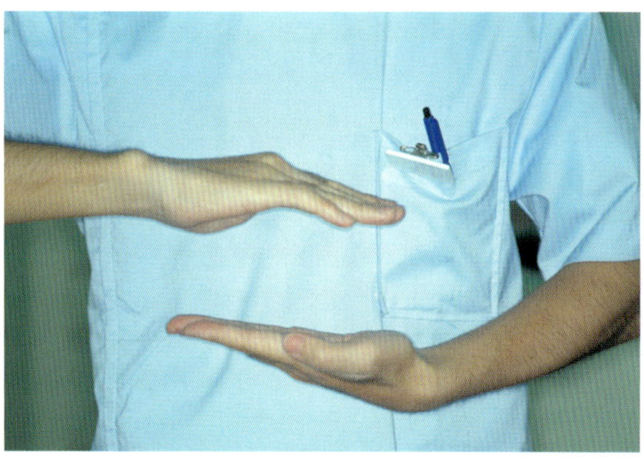

그림 6-61. 환자에게 턱운동을 지시할 때는 말보다 눈으로 볼 수 있는 방법이 더 좋은 것 같습니다.

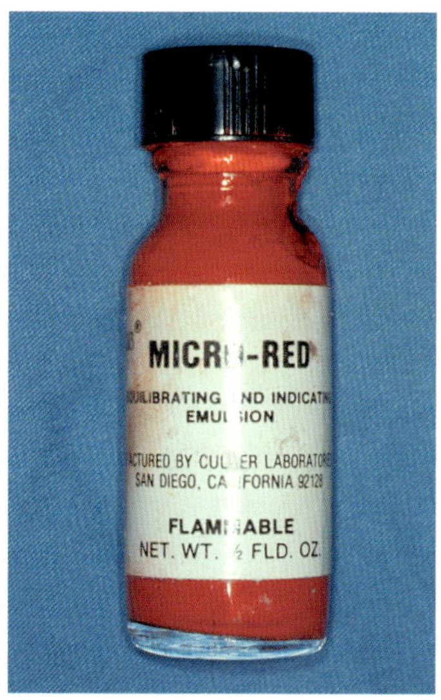

그림 6-62. Gothic arch 묘기판에 Micro-red(矢田화학공업)를 도포합니다.

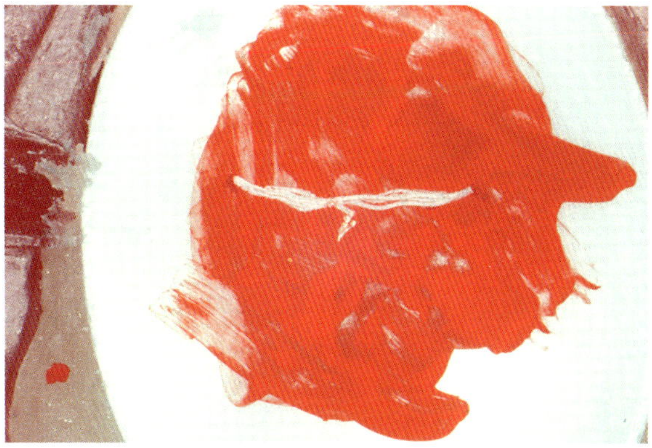

그림 6-63. 그림 6-63~6-71은 실제 증례의 묘기 예와 상하 tracer의 고정방법입니다.
처음에는 움직임이 어색하고 십자모양의 궤적을 남깁니다.

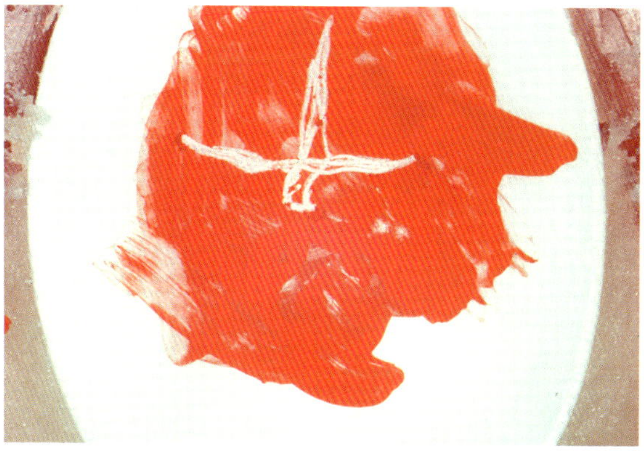

그림 6-64. 턱이 약간 뒤로 움직이게 되었습니다.

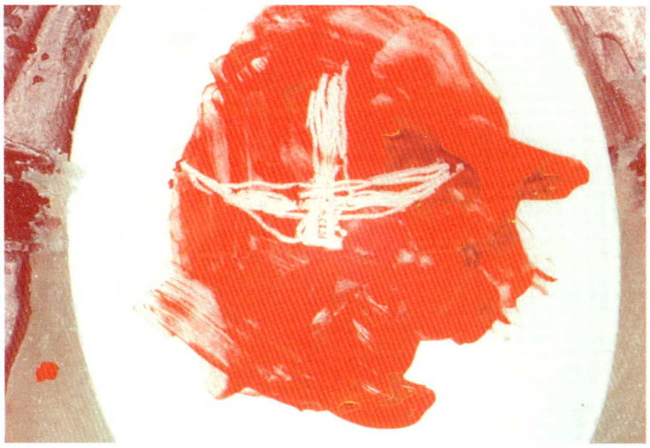

그림 6-65. Apex에 가까운 형태로 묘기가 조금씩 만들어지고 있습니다.

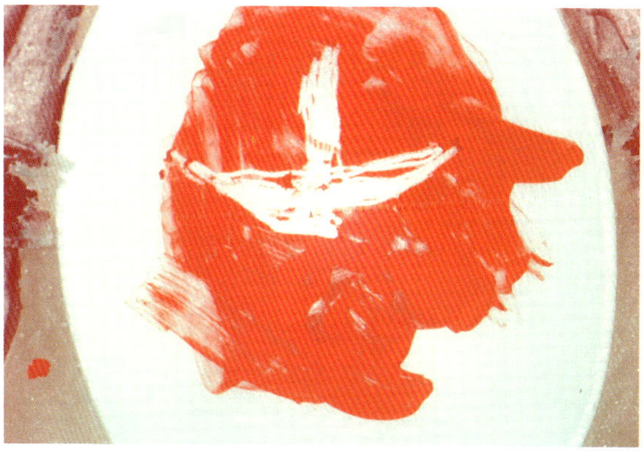

그림 6-66. 더 확실해지고 있는데, 이 증례는 완전한 apex의 묘기가 불가능한 것 같습니다.

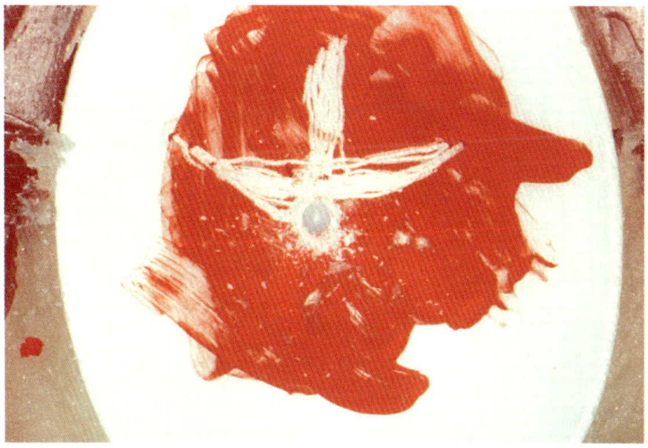

그림 6-67. Apex에 가장 가깝다고 생각되는 부분을 버로 표시하고 묘기바늘이 들어가도록 합니다.

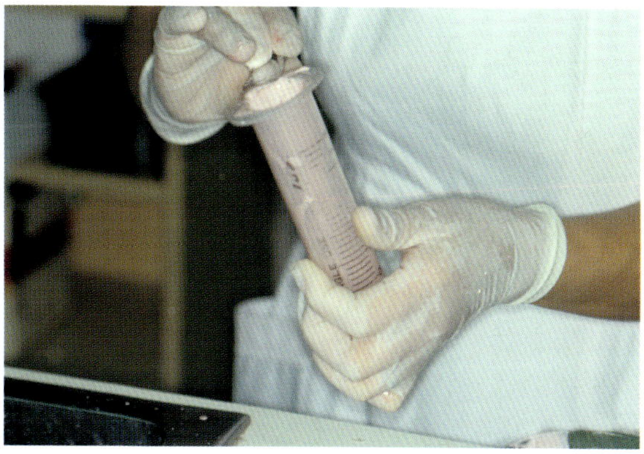

그림 6-68. Xanthano(산타노-초경화성 석고, 바이엘)을 묽게 연화해 플라스틱 시린지에 신속하게 넣습니다.

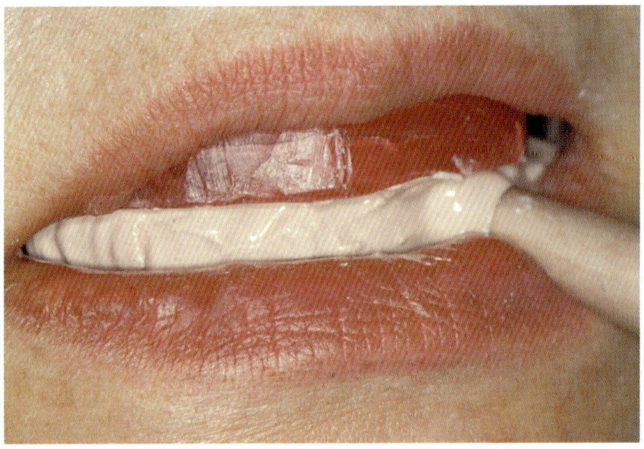

그림 6-69. 상하 교합상 사이 공간에 Xanthano(산타노)를 주입합니다.

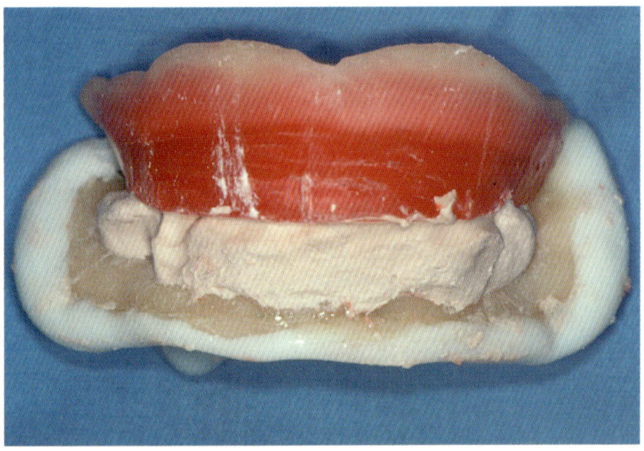

그림 6-70. 석고가 경화하면 구강 밖으로 꺼냅니다.

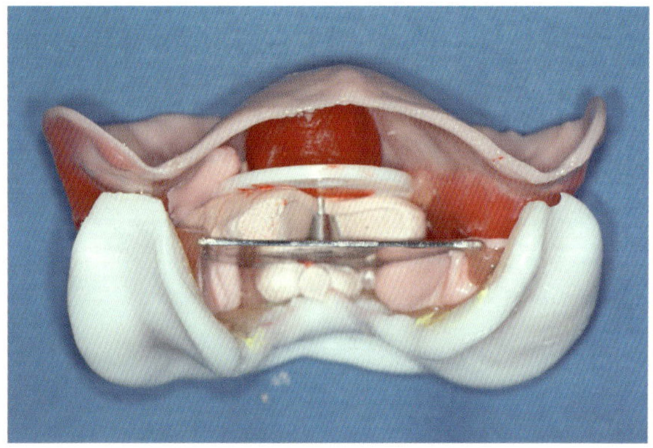

그림 6-71. 후방에서 점검하고 좌우 대칭성을 확인하는 것도 gothic arch의 타당성을 점검하는 한 방법입니다.

10 잔재주에 능한 치과의사가 되자. column

필자는 격투기 비디오를 보는 취미가 있습니다. 화려한 기술과 관객을 사로잡는 퍼포먼스를 즐기기도 하지만 또 다른 즐거움은 세련되지 않은 작은 기술에서 그 선수의 진면목을 발견하는 것입니다. 관절기술의 명수로 알려진 藤原喜明이라는 선수가 있었습니다. 자신의 장기로 몰고 가기 위해 상대방의 움직임을 막으면서 관절을 결정해 가는 과정은 신속한 판단과 숙련된, 그리고 최소한의 힘으로 펼치는 절묘한 기술이었습니다. 정말 흥미진진합니다.

치과임상에서도 진정한 실력이라는 것은 같은 차원에서 말할 수 있지 않을까요? 환자의 호소와 구강 내 증상을 조기에 간파하고 최소한의 정확한 처치로 일이 커지기 전에 증상을 치료하는 것이 필자의 목표입니다.

큰 기술을 습득하는 것도 물론 필요하지만 그 이상으로 작은 기술의 습득이 일상 임상에서 중요하다고 생각합니다. 작은 기술이 가능하면 적재적소에서 큰 기술도 빛을 발하게 됩니다.

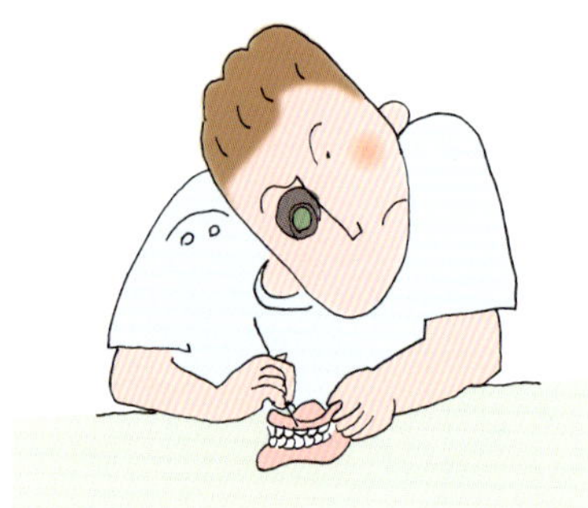

총의치에서는 미묘한 교합조정 및 의치상 변연의 정확한 판독 등이 해당되겠지요. 앞으로 계속 노력할 생각입니다.

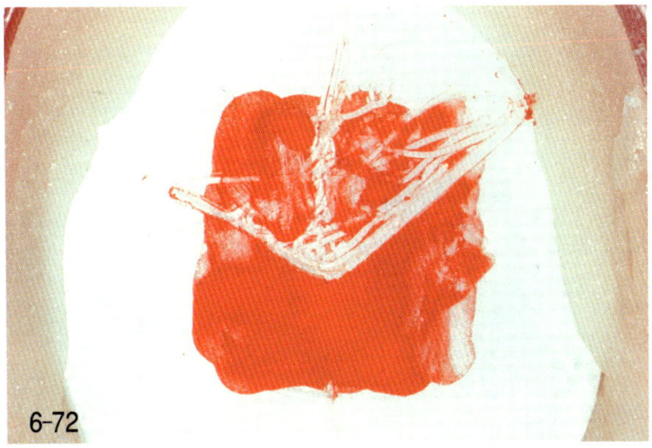

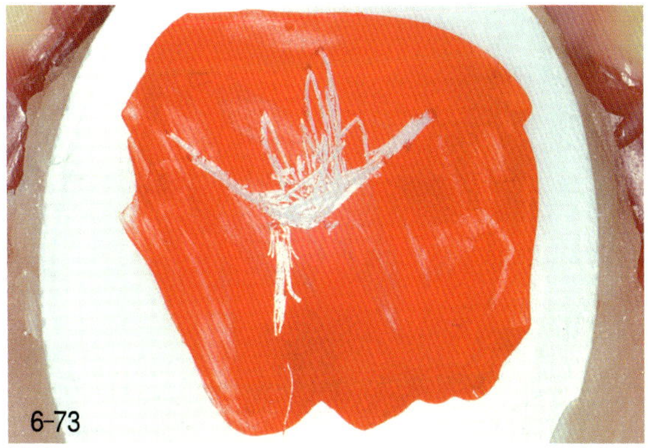

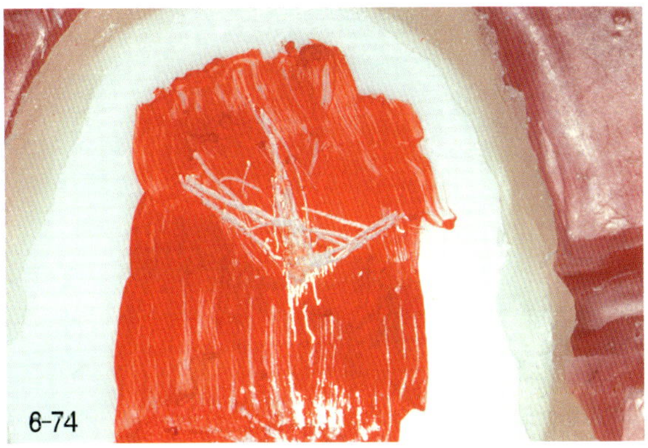

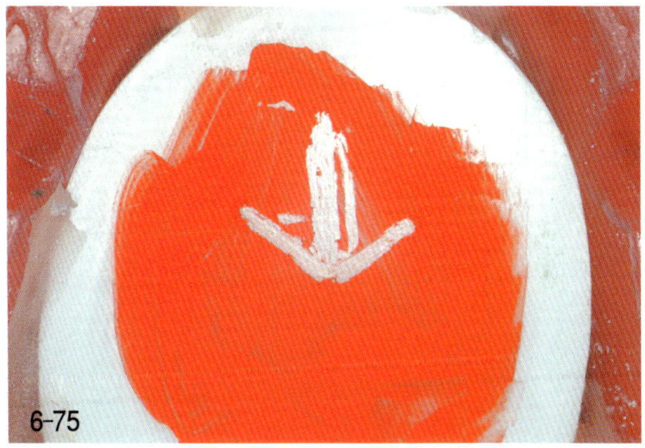

그림 6-72~6-75. 다른 증례에서 gothic arch를 묘기한 예입니다. 비교적 apex가 잘 그려져 있습니다. 그러나 이들 중에 전방운동이 편위된 예가 보이므로 구의치에 의한 교합 편위와 저작습관 등의 영향을, 신의치를 제작할 때 배려할 필요가 있습니다.

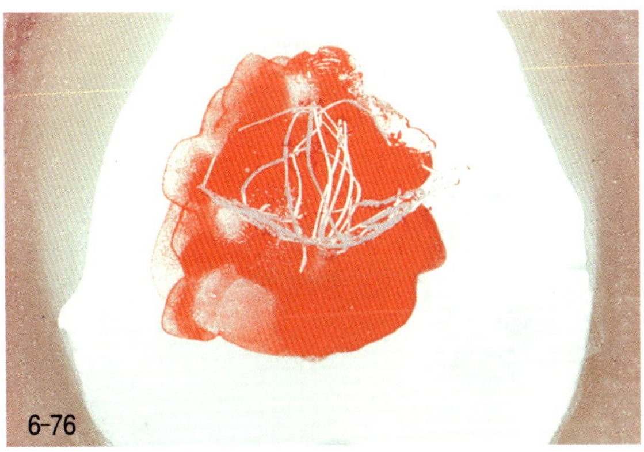

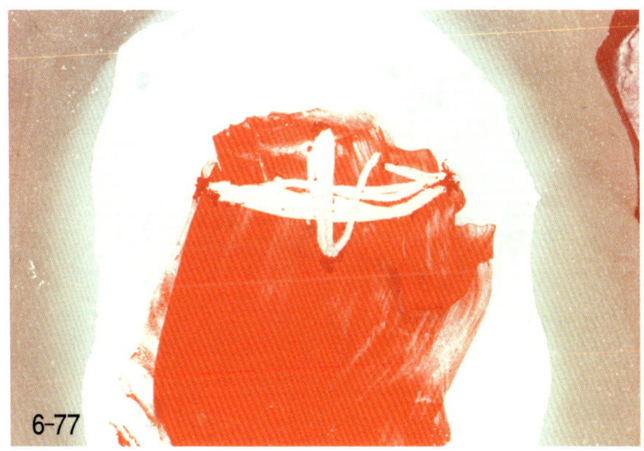

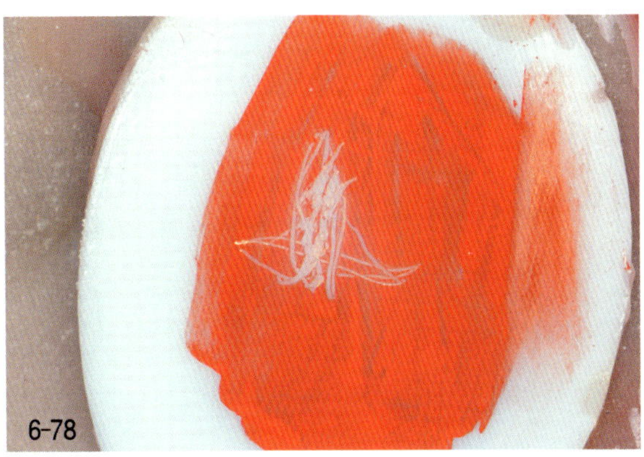

그림 6-76~6-78. Gothic arch의 묘기 예입니다. Apex를 선명하게 그릴 수 없는 예를 소개합니다. 이들 증례는 악기능에 이상이 의심되고 신의치를 제작할 때에도 교합이 불안정할 것으로 예상되므로 주의가 필요합니다.

3 교합채득의 구체적인 술식

그러면 교합채득의 술식을 순서대로 설명하겠습니다.

1 필요한 기재의 준비

① 상악 교합상; 통상적인 방법으로 제작합니다.

상악 교합상의 wax rim은 처음에는 크게 제작하고, 이것을 술식대로 적절한 크기로 트리밍해 갑니다. 작게 만들어 추가해 가는 방법보다 큰 것을 삭제해 작게 만드는 방법이 임상에서서는 효율적입니다.

상악 wax rim의 전치부 치은협이행부에서 절단부까지의 길이는 阿部 방법에 준해 25mm로 정하면 좋습니다(그림 6-79).

② 하악 교합상; 왁스는 Aluwax를 사용합니다(그림 6-80, 6-81).

이 왁스를 구치부에만 올립니다. 전치부에는 사용하지 않습니다. Aluwax를 사용하는 이유는 따뜻한 물에 넣으면 균일하게 연화할 수 있기 때문입니다. 전치부를 생략하는 이유는 교합채득 시 환자가 앞으로 다물려고 해 하악이 전방으로 이동하는 실수를 피하기 위해서입니다.

③ 교합평면 guide spatula(직접 제작 또는 기성품)

7mm, 5mm 제품입니다. 교합고경의 높이를 고려해 적절하게 선택 · 사용합니다(그림 6-18, 6-21).

④ 교합평면판(기성품, 그림 6-82, 6-83)

⑤ 상악 인공치 간이 배열 가이드(직접 제작. S, M, L. 그림 6-15)

⑥ 러버볼(큰 것이 좋습니다)

⑦ 45° C의 물(러버볼에 준비합니다)

⑧ 연필

⑨ 에반스 조각도

⑩ 왁스 정형용 칼

⑪ 노기스

⑫ 자

⑬ 알코올램프

⑭ 라이터

⑮ 작업용 깔개 종이(많은 양의 왁스를 올려도 괜찮도록)

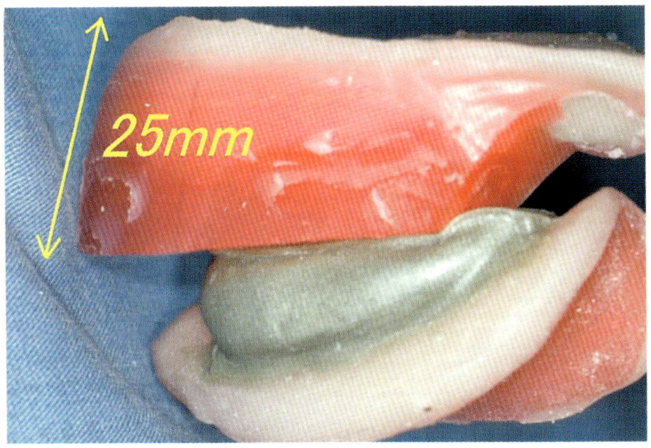

그림 6-79. 상악 wax rim의 순측면은 크게 제작하고, 교합채득 할 때 작게 트리밍하는 것이 효율적입니다.

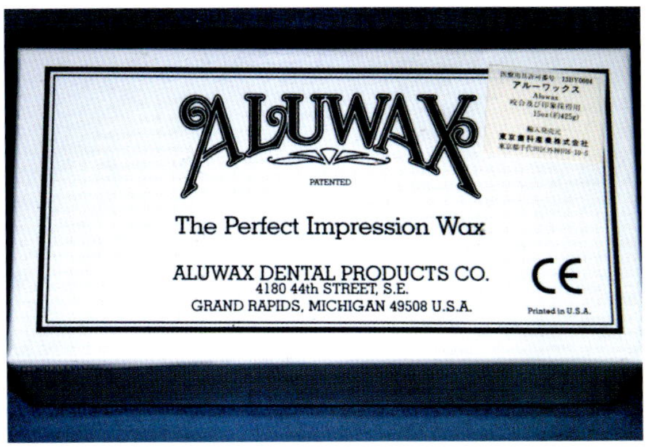

그림 6-80. Aluwax(동경치과산업)는 따뜻한 물에 넣으면 똑같이 연화할 수 있으므로 교합채득의 실수를 줄일 수 있습니다.

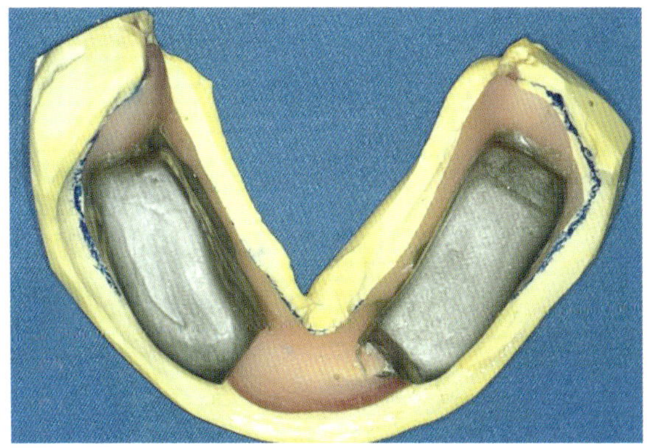

그림 6-81. 하악 구치부에만 왁스를 올립니다.

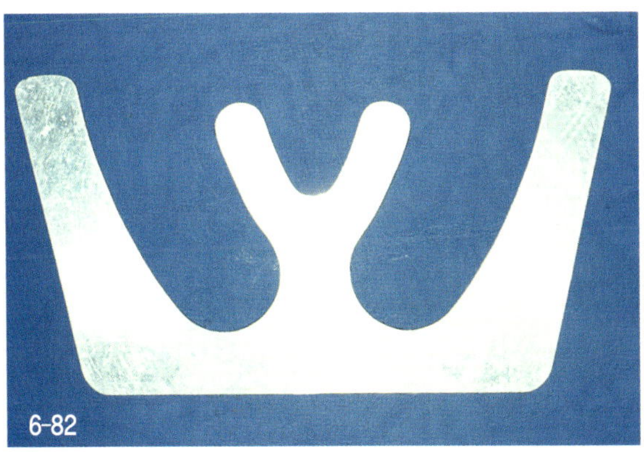

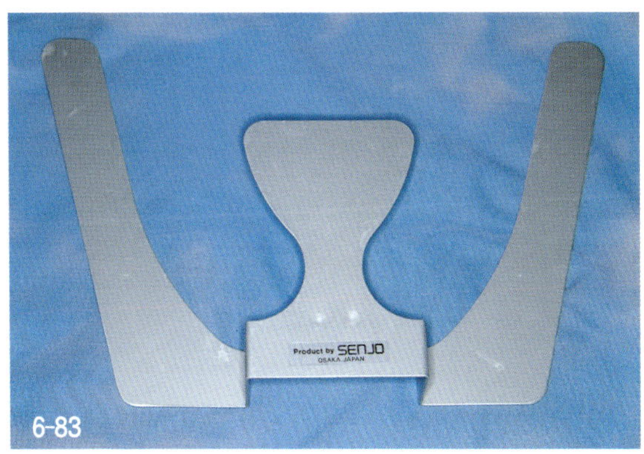

그림 6-82, 6-83. 판매용 교합평면판입니다.

2 작업 전 준비

① 하악 교합상은 미리 러버볼에 준비한 45℃ 물에 담궈 둡니다.

이 조작으로 wax rim 부분의 Aluwax가 똑같이 연화됩니다. 불에 달군 spatula로 wax rim을 연화하는 작업을 생략할 수 있습니다. 이 작업으로 연화작업공정이 5분 정도 단축됩니다. Wax rim이 식어 단단해지면 다시 물에 넣어 연화합니다(그림 6-84).

② 필요한 기재를 확인하고 작업하기 편한 곳에 기재를 준비합니다.

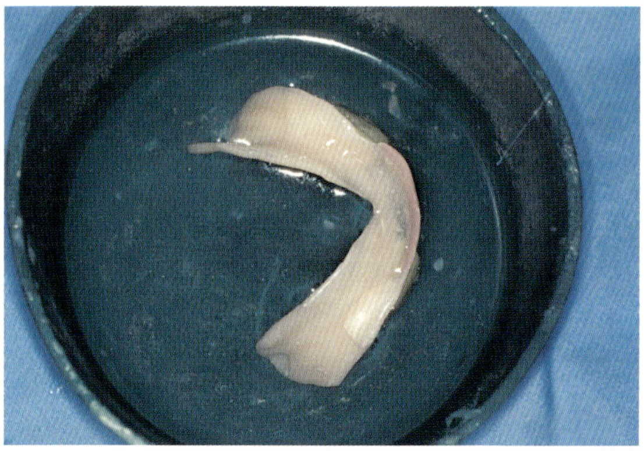

그림 6-84. Aluwax를 올린 하악의 wax rim을 미리 45℃ 물에 넣어 두면 똑같이 연화할 수 있습니다.

3 석고작업모형의 기준점 · 기준선의 기록, 확인 (그림 6-85~6-94)

① 상하악 모형은 주위, 기저면을 균등하게 트리밍합니다.

특히 상악작업모형의 기저면은 좌우 높이를 똑같이 합니다. 이 조작은 교합기에 부착할 때에 중요합니다.

② 다음의 요령으로 상악석고모형 상에 기준점 · 기준선을 기록합니다.

- 구개정중봉합, 구개소와를 참고로 정중선을 기록합니다.
- 정중선을 작업모형의 전연과 후연으로 연장하고 그 측면에 연장해 기록합니다.
- 모형의 전연과 후연에 기록한 정중선을 작업모형 바닥으로 연결하고 모형 기저면에도 정중선을 표시합니다. 모형 기저면까지 정중선을 연장하면 교합기에 부착할 때 정중을 맞추기가 좋습니다.
- 상악 절치유두를 표시합니다. 중심부에서 전방 약 9mm 모형 상연부 위에, 중절치 근심 선단부를 배열하기 위한 표시를 합니다.

③ 다음의 요령으로 하악석고모형 위에 기준점 · 기준선을 표시합니다.

- 하악 구후융기를 표시합니다.
- 하악 구후융기 1/2~2/3 높이에 해당하는 부위를 정하고, 그 위치를 석고모형 측면에 표시합니다. 이것은 구치부 교합평면의 중요한 후방기준이 됩니다.

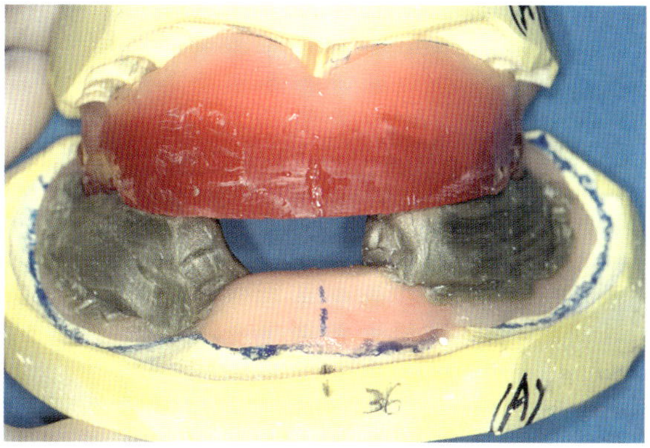

그림 6-118. 정면에서 관찰해 상하 정중선이 일치하는지 확인하면 교합채득의 타당성을 판정하는 데 도움이 됩니다.

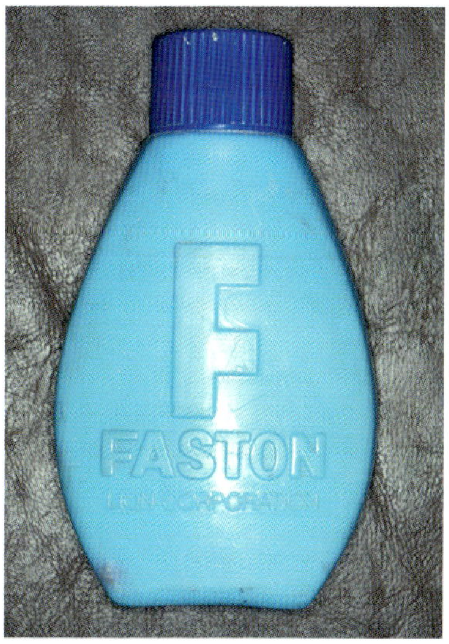

그림 6-119. 교합상을 안정시키기 위해 보조적으로 Faston 등의 의치안정제를 사용하기도 합니다.

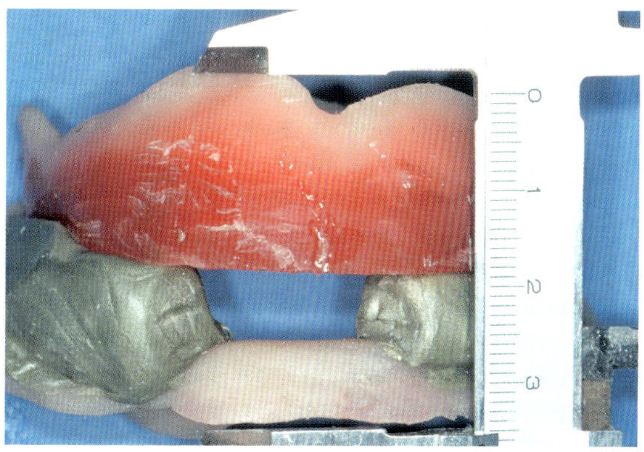

그림 6-120. 꺼낸 교합상에서 맥그렌 값을 측정합니다. 미리 설정한 값이 될 때까지 다시 하악의 wax rim을 연화하여 가볍게 교합하는 과정을 반복합니다.

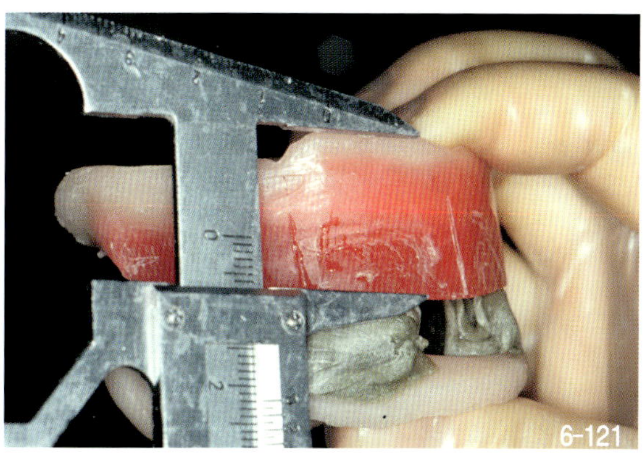

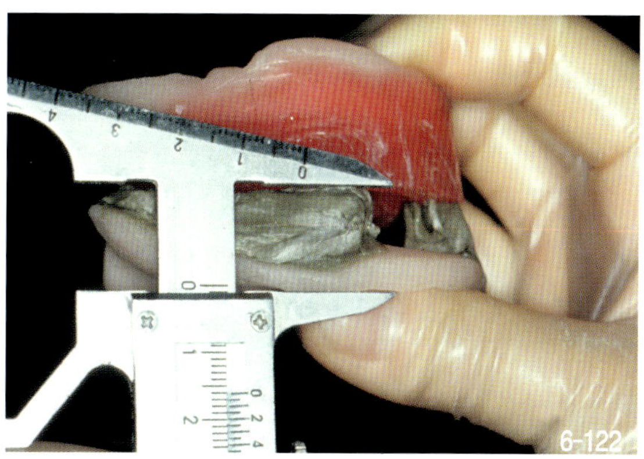

그림 6-121, 6-122. 이렇게 상하 따로 측정하고 상하의 배분비율이 적절한지도 확인합니다(다른 증례).

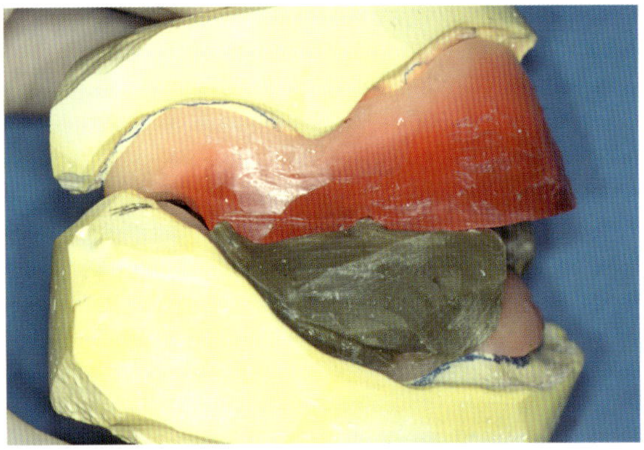

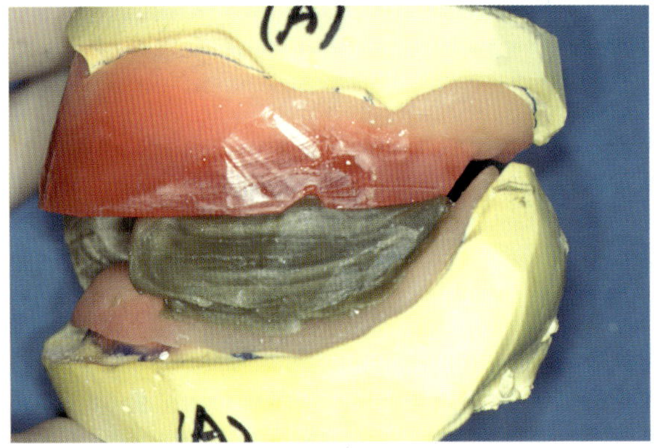

그림 6-123, 6-124. 교합채득이 종료되면 좌우측면에서도 교합상을 관찰하고 교합평면의 상하적 위치의 타당성, 그리고 교합상의 최후방부가 충돌하지 않는지도 확인하기 바랍니다.

11 손을 대면 곤란해지는 경우? column

임상경험이 쌓이면 자신의 능력으로 가능한지, 불가능한지 또는 현재 치과의학의 한계를 고려할 때 가능한지, 불가능한지 경계가 보이게 됩니다.

자신의 능력과 치과의학은 결코 완전한 것이 아니며 일정한 한계 속에서 조금씩 틀을 확대해 가는 것이 현실이라고 생각합니다.

소극적인 치료로 일관하라는 말은 아닙니다. 이런 한계점을 객관적으로 인식하면서 앞에 있는 증례의 어느 부분까지 개입할 수 있는지를 항상 고찰하고 한계의 틀을 넓히는 연구를 게을리 하지 않는 것이 실력을 쌓는 비결이라고 생각합니다.

그런 상황에서 좋은 예후를 기대할 수 없는 증례도 있는 것 같습니다. 이런 증례의 경우 자신이 없다면 손을 대서는 안 되고 만약 손을 대더라도 곤란한 내용을 환자에게 충분히 설명한 후 시작해야 합니다.

다음은 필자가 어렵다고 생각하는 증례를 소개하겠습니다.

- 악제가 흡수되어 좌우에 큰 차이가 있는 분
- Single denture(편측은 총의치이고, 다른 한쪽은 유치악 증례)
- 여러 개의 의치를 갖고 있고 치과의원을 떠도는, 즉 denture shopping 습관이 있는 분
- 심리적인 문제를 안고 있는 분
- 치매 환자
- 심각한 교합습관이 있는 분
- 타액이 적고 구강건조증상이 있는 분
- 교합력이 강하고 꽉 무는 습관이 있는 분

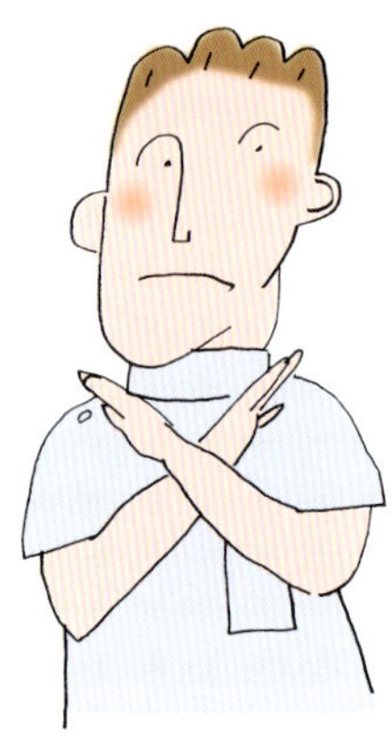

제VII장

인공치배열 및 연마면의 형태부여 시 기본 주의점

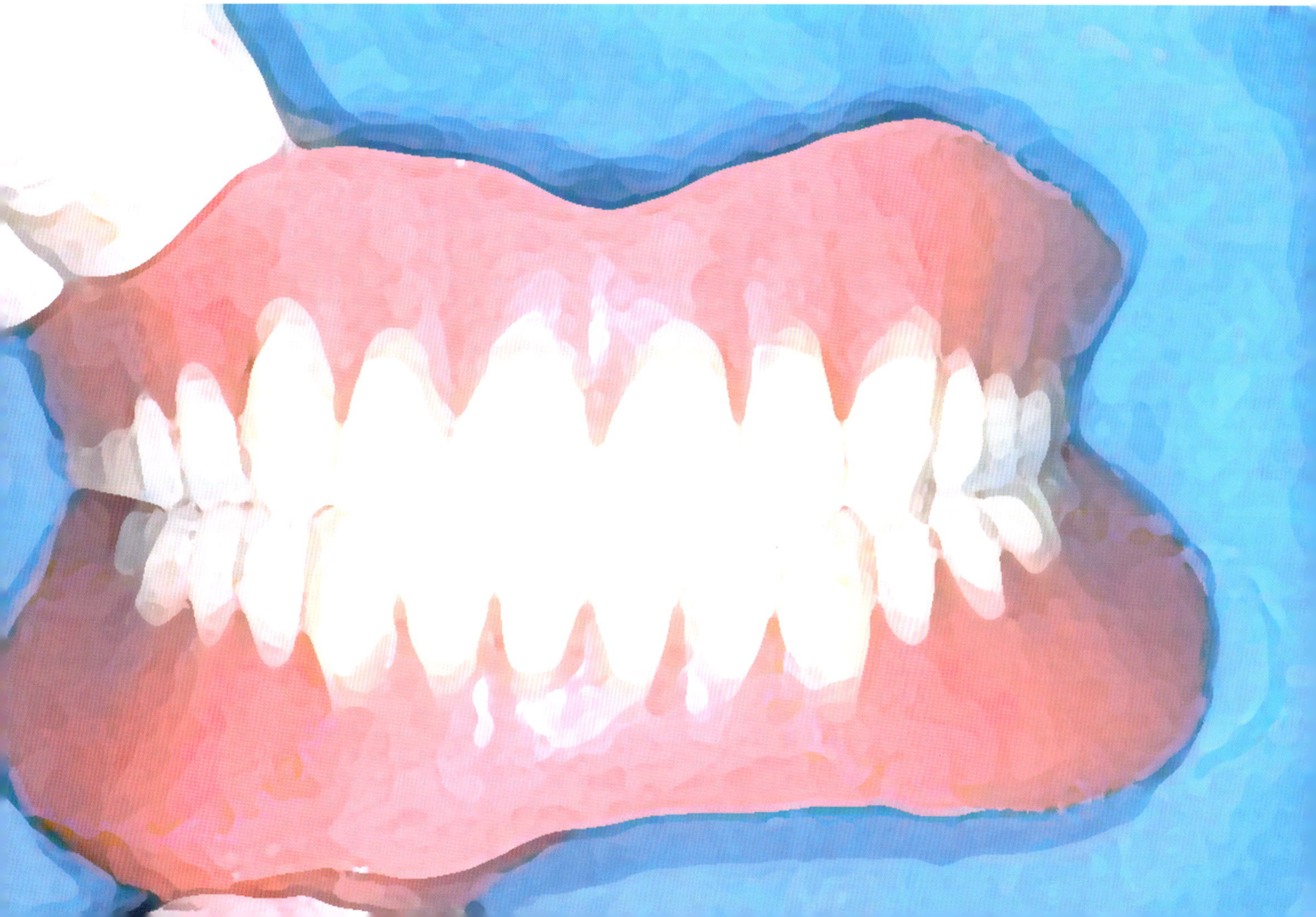

이번에는 인공치를 배열할 때 주의점에 대해 소개하겠습니다. 인공치배열에 관한 견해는 교합채득 부분에서 언급한 '치아를 원래 있던 위치로 되돌린다'는 개념을 그대로 답습하고 있습니다. 그런 의미에서 인공치배열은 교합채득과 표리일체의 조작이며, 교합을 정확하게 채득하면 인공치배열의 위치도 자동으로 결정됩니다.

또한 인공치배열과 함께 연마면(의치상연과 인공치 간 의치상의 외측면)의 형상도 의치의 안정을 좌우하는 중요한 요소입니다. 연마면 형태는 인공치배열에 부수하는 치은형성 시점부터 주의해야 합니다. 이 점에 대해서도 원칙적인 항목을 확인해 보기 바랍니다.

이들 주의점은 인공치배열과 wax denture 시적 시 뿐만 아니라 구의치의 검사, 인상채득, 교합채득 및 신의치의 조정 시에도 항상 염두에 두고 확인하는 것이 중요합니다. 기준 포인트에서 벗어난 곳이 어디인지 알고 조정부위와 양을 점차 알아가는 것이 실력을 높이는 지름길입니다.

1 인공치배열 시 기본 주의점

1 전치부배열은 상악을 기준으로 생각한다

상악 전치부의 배열위치는 환자의 안모 회복을 위해 매우 중요한 요소입니다. 이 위치는 교합채득 시점부터 모형을 분석하고 환자의 구강 내에서 결정합니다.

결정한 아치를 따라 상악 인공치를 배열합니다. 의치처럼 보이지 않도록 자연치와 유사한 위치에 배열합니다. 이것은 특별한 것이 아니며 기공 교과서에 나와 있듯이 2번을 약간 안쪽으로 집어넣고, 3번을 약간 회전시켜 원심부가 정면에서 잘 보이지 않도록 하기 바랍니다(그림 7-1, 7-2).

상악 전치의 경사는 일본인의 자연치와 비슷하게 80° 정도로 순측 경사시키는 것이 무난한 것 같습니다(단, 후술하듯이 상악전돌과 하악전돌 증례는 약간 수정할 필요가 있습니다).

하악 전치를 배열할 때는 상악 전치에 어울리는 형태로 배열합니다. 상하 견치가 Ⅰ급 관계(상악 견치에 대해 하악 견치가 치아 절반 정도 근심에 위치한다)가 되도록 주의하면서 overbite와 overjet는 2mm 정도의 표준 값을 부여하고 있습니다. 견치의 Ⅰ급 관계를 중요하게 생각하는 이유는 구치부를 배열할 때 견치가 Ⅰ급이 되면 상하 구치부가 정확하게 교합접촉하기 때문입니다. 따라서 하악 전치부를 배열할 때는 견치부터 배열하는 것도 한 가지 방법이라고 할 수 있습니다(그림 7-3).

또한 의치의 교합부분에서도 언급했듯이 상하 전치부는 접촉시키지 말고 0.5mm 정도 띄우는 것이 교합 시 의치 안정에 도움이 됩니다.

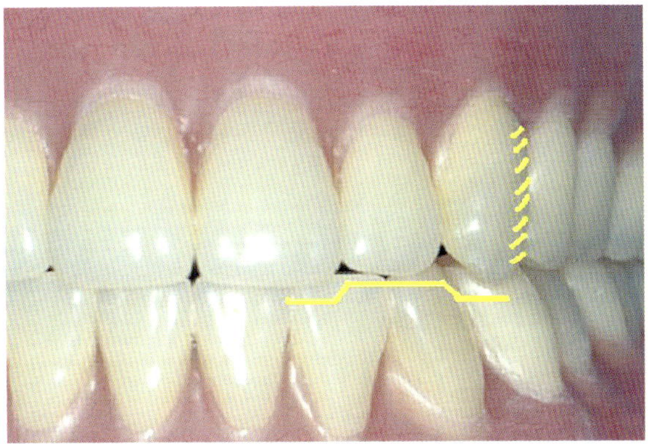

그림 7-1. 상악 전치부는 2번 절연을 약간 짧게 하고, 3번은 회전시켜 원심부분이 정면에서 잘 보이지 않도록 합니다.

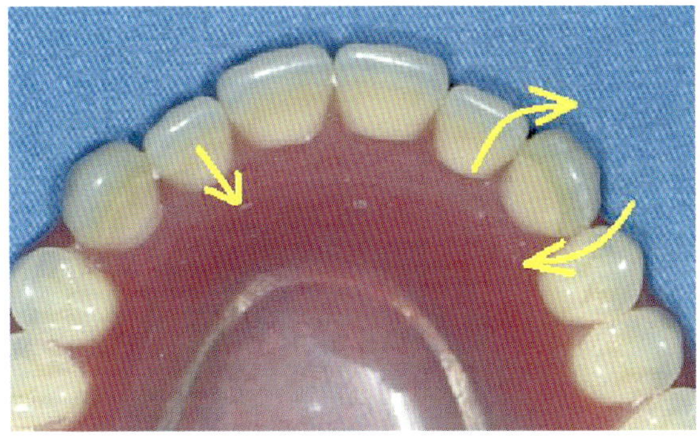

그림 7-2. 상악 전치부의 배열상태를 교합면에서 관찰한 그림입니다. 2번은 약간 설측으로 들어가고 3번은 원심으로 회전시킵니다.

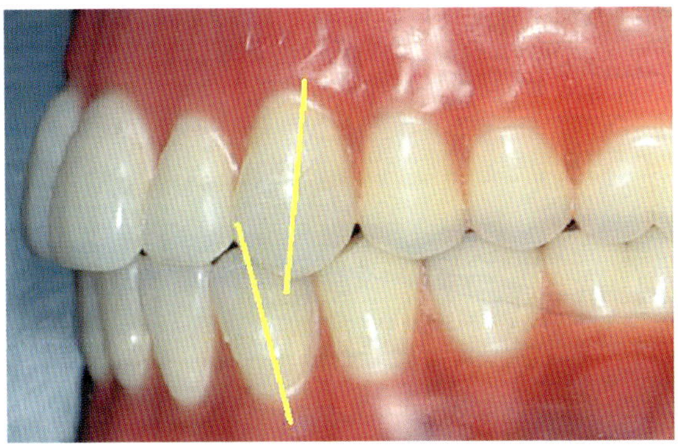

그림 7-3. 상하 견치의 위치관계는 Ⅰ급 관계(상악 견치에 대해 하악 견치가 치아 절반 정도 근심에 위치한다)가 되도록 배열하면 구치부의 인공치배열이 비교적 용이해집니다.

2 구치부배열은 하악을 기준으로 생각한다

상악과 하악의 총의치를 비교했을 때 통증과 흡착불량의 빈도는 하악이 더 많다고 느끼는 분이 많은 것 같습니다. 하악은 치조제의 면적도 상악에 비해 좁고 형태가 불량한 의치를 장기간 장착한 증례에서는 치조제 흡수가 가미된 경우가 있습니다. 또한 혀가 존재하기 때문에 하악 의치상 주위 근육운동도 커 흡착이 곤란해집니다.

이런 상황에서 보면 기능 시 의치의 안정을 원한다면 먼저 하악 총의치를 우선해야 한다고 생각합니다. 기능 시 우열을 좌우하는 구치부는 하악을 기본으로 인공치배열을 진행합니다. 구체적인 수순은 다음과 같습니다.

① 구치부 교합평면의 재확인

교합채득 시점에서 hamular notch를 기준으로 guide spatula를 사용해 교합평면을 설정하고 있지만, 교합기에 부착한 시점에서 이 상태가 타당한지 재확인합니다. 하악 3번의 절연과 선단과 구후융기(RMP) 2/3 높이를 연결한 선이 측방에서 관찰한 구치부의 교합평면이 되어야 합니다. 구강 내에서 설정한 구치부의 교합평면이 이 기준에 합치하는지 확인합니다(그림 7-4).

종종 교합고경이 낮은 증례는 구강 내에서 설정한 구치부의 교합평면이 하악을 기준으로 하는 최종 교합평면보다 낮게 위치하는 경우가 있습니다(대구치부의 교합평면이 아래로 처지게 된다). 이런 경우에는 교합평면을 다시 설정하고 약간 상방으로 수정합니다(그림 7-5).

단, 이렇게 수정하면 상악 구치부의 치조제가 정출해 있는 경우는 상악 구치부의 인공치 두께가 감소하는 경우가 있습니다. 이때에는 인공치의 파절을 방지하기 위해 잘 깨지지 않는 레진치를 배열합니다.

② 하악 구치의 협설적 위치를 결정

하악 의치의 안정을 좌우하는 중요한 요인 중에는 혀운동을 방해하지 않는 충분한 공간(설방)의 확보가 있습니다. 이러기 위해서는 하악의 구치를 너무 안쪽에 배열하지 않고 혀와 뺨의 근육이 조화를 이루는 위치에 배열하는 것이 중요합니다.

이 배열위치를 구하는 수법에는 다양한 방법이 있는데 비교적 간단하고 모형 상 조작이 가능한 방법으로 필자는 Pound line에 의한 방법을 채용하고 있습니다. 이것은 하악 견치와 구후융기(RMP)의 내외측을 연결한 2개의 선입니다. 이 선 사이에 구치부 설측교두가 위치하게 합니다. 즉, 하악 구치를 너무 안쪽으로 배열하지 않기 위한 기준선이라 생각하면 되겠죠(그림 7-6).

증례에 따라서는 이런 조작을 해도 혀의 폭이 넓어 하악 총의치를 장착했을 때 설방이 좁게 느껴지거나 혀가 7번 인공치 위로 올라간 것처럼 보이는 경우가 있습니다. 혀가 정상보다 크다고 생각되는 증례는 하악 치열을 외측으로 배치할 필요가 있습니다. 즉, 7번을 더 외측으로 배열하고, 외측으로 이동한 만큼 교차교합배열 하거나 아니면 7번 인공치 설측교두의 폭을 삭제해 7번 인공치의 폭을 축소하는 처치가 필요하게 됩니다(그림 7-7~7-9).

이들 견해에서 알 수 있듯이 협설적인 배열에서 중시할 점은 역학적으로 안정적인 인공치의 배열위치가 아니라 혀가 저항을 받지 않고 위치하는 것이라고 생각합니다.

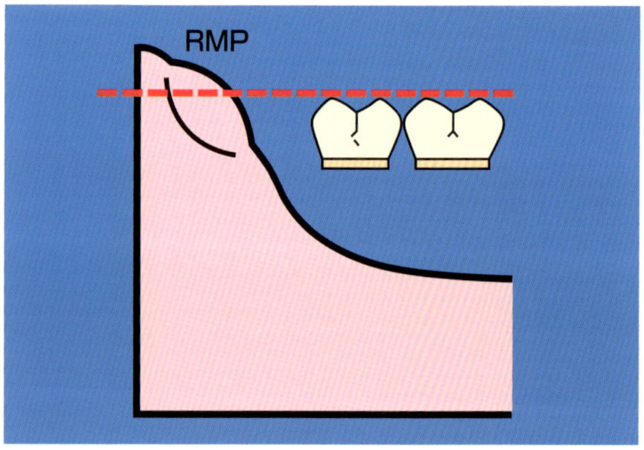

그림 7-4. 구치부의 교합평면은 하악 구후융기의 1/2~2/3 높이가 후방기준이 됩니다.

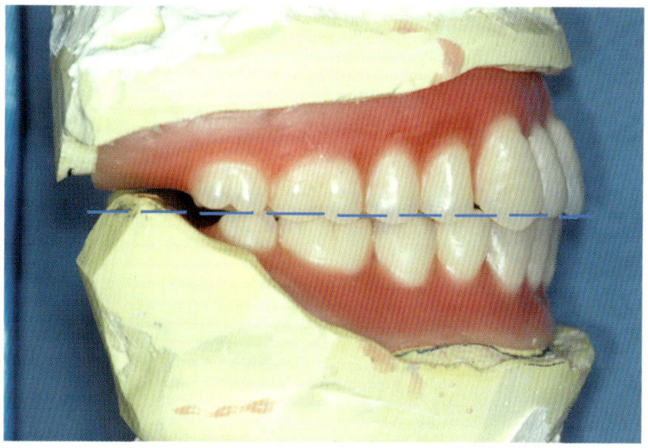

그림 7-5. 구후융기의 1/2~2/3 높이와 하악 견치의 절연을 연결한 선이 구치부 교합평면이 됩니다.

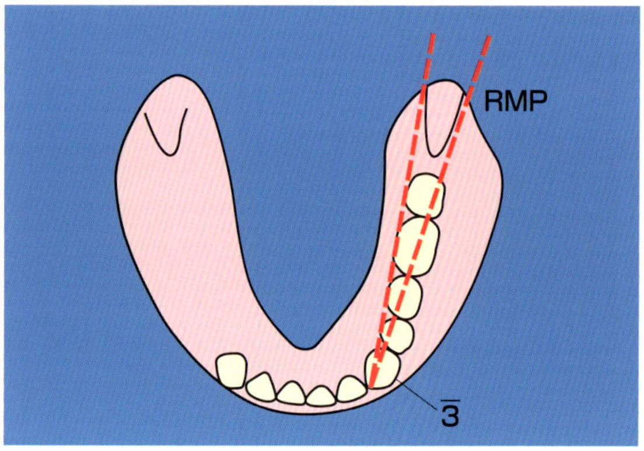

그림 7-6. 하악 구치부를 협설적으로 배열할 때 기준이 되는 Pound line. '두 선 사이에 구치부의 설측교두가 위치한다'가 이 선의 원래 정의입니다. 즉, 인공치가 이 선의 내측 선보다 설측으로 들어가지 않도록 하고 혀의 공간을 확보하는 것이 중요합니다. 경우에 따라 이 기준보다 더 외측에 구치부 인공치를 배열하기도 합니다.

혀가 큰 증례에 대해 하악 구치부 인공치를 배열한 예

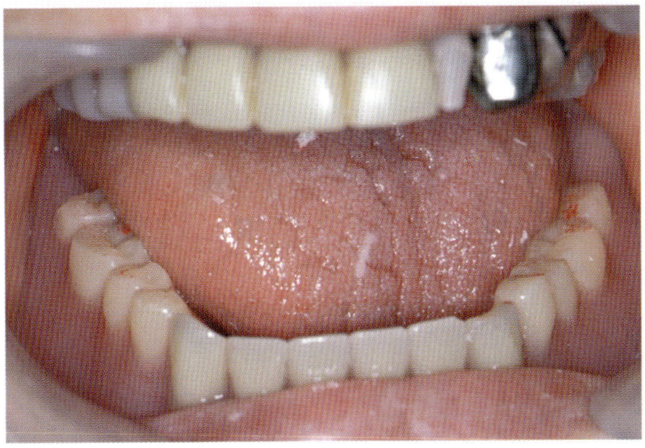

그림 7-7. 의치를 장착했을 때 혀의 상태입니다. 혀의 폭이 크다는 것을 알 수 있습니다.

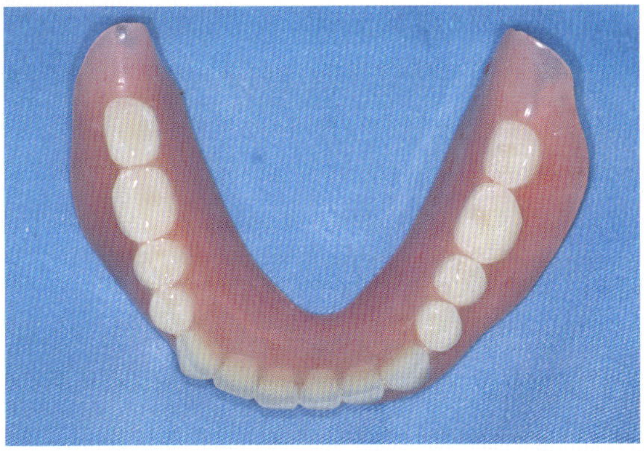

그림 7-8. 하악 구치부는 Pound line보다 약간 외측에 배열하고 혀 운동을 방해하지 않도록 했습니다.

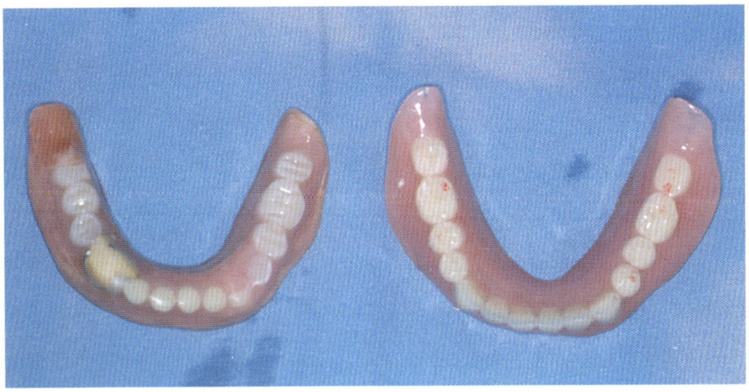

그림 7-9. 하악 구의치와 신의치의 비교입니다. 구의치보다 인공치의 폭과 배열위치를 고려하고 혀 공간을 확보하고자 노력했습니다.

③ 하악 7번을 배열할 때는 치조제 경사에 주의한다.

하악 구치부 인공치를 배열하기 전에 7번 인공치의 배열위치가 근원심적으로 너무 뒤로 오지 않는지 확인합니다. 구후융기의 근심측 치조제는 보통 경사져 있는데 7번 인공치가 그 경사부분에 배열되면 교합 시에 하악 의치에 대해 전방으로 미끄러지는 힘이 작용합니다. 그 결과 의치 기능 시 안정을 저해합니다. 따라서 이 위치에 만약 7번 인공치가 있다면 다음의 방법으로 대응하기 바랍니다(그림 7-10).

- **근원심적 크기가 작은 인공치를 배열한다.**
- **7번 인공치를 배열하지 않는다.**
- **7번 인공치 원심 절반을 삭제한다.**
- **7번 인공치의 교합면을 평평하게 삭제해 교합에 참여하지 않도록 한다.**

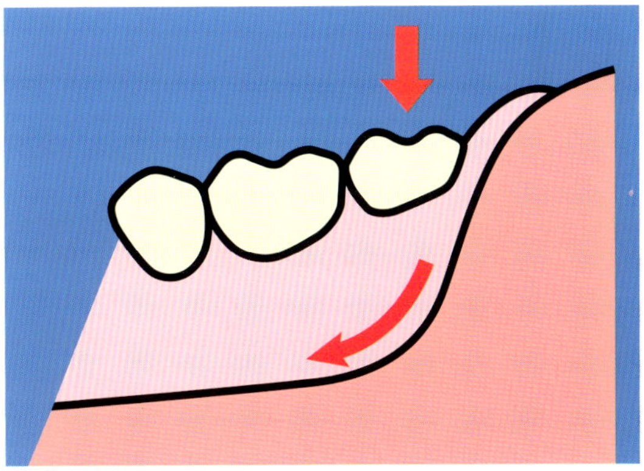

그림 7-10. 7번은 치조제의 경사부에 배열하지 않도록 합니다. 교합 시 의치가 전방으로 이동하는 원인이 됩니다. 만약 이미 이렇게 배열했다면 7번을 삭제하거나 7번 교합면을 낮게 수정해 대응합니다.

이 견해는 일반 의치 검사에도 응용할 수 있습니다. 하악 7번의 위치관계를 보고 구후융기 근심 치조제의 경사부분에 인공치가 있게 되면 그곳의 인공치를 손가락으로 눌러 보기 바랍니다. 이 조작으로 의치가 옆으로 미끄러진다면 7번의 배열위치가 원심으로 너무 치우쳐 있다고 판단할 수 있습니다. '눌렀을 때 의치가 옆으로 미끄러진다면 이곳에 인공치를 배열해서는 안 된다' 고 이해하기 바랍니다.

④ 상악은 하악에 맞춰 배열한다.

하악 구치부를 배열했으면 기본적으로 하악 구치부의 치열에 맞춰 상악 구치부를 배열해 갑니다. 교합양식은 lingualized occlusion을 염두에 두는데 전용 인공치가 아니면 정확하게 재현하기가 곤란합니다. 따라서 상악 설측교두를 외측으로 약간 경사지게 하면서 하악 인공치의 중심와에 강하게 물리도록 배열합니다. 이후는 상하 교합면을 삭제 · 조정해 맞춰 갑니다(그림 7-11).

상악 3번과 심미적 연속성을 중시해 상악 4번만은 하악 4번과의 교합관계가 다소 정확하지 않아도 괜찮다고 생각합니다.

구치부 교합관계의 요점은 5, 6번이라 말할 수 있으므로 이곳을 확실하게 교합시키도록 합니다.

조절만곡은 너무 강하게 주어서는 안 됩니다. 거의 평평하게 완성해도 임상에서 문제가 되지 않는다고 생각합니다.

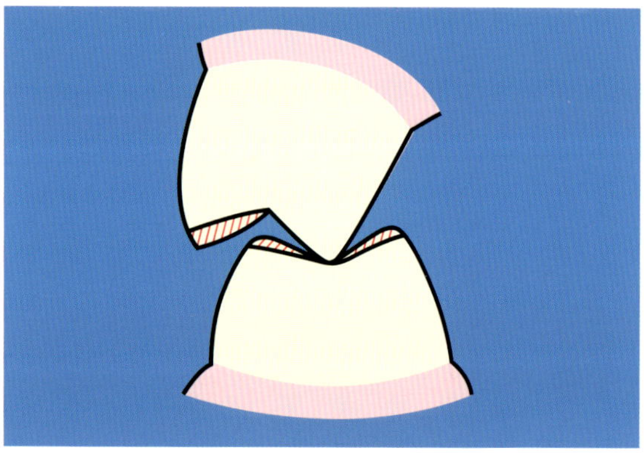

그림 7-11. 구치부는 lingualized occlusion에 가까운 형태로 상하 인공치를 배열합니다. 즉, 상악 인공치를 협측으로 약간 경사지게 하여 상악 설측교두만 하악 구치의 중심와에 물리도록 합니다. 동시에 그림의 사선부분의 상악 협측교두 내사면 및 하악 협측 · 설측교두 내사면을 의도적으로 삭제하고 하악 중심와의 한 점에서 물리도록 교합면을 수정합니다.

3 인공치배열의 기본순서

위에 언급한 인공치배열의 순서를 정리해 보면 다음과 같습니다. 상악 전치부→하악 전치부→하악 구치부→상악 구치부 순서이며, 주의점을 재확인하기 바랍니다.

① 상악 전치부를 교합채득 시에 결정한 아치를 따라 배열

② 하악 전치부를 상악 전치부에 맞춰 배열

- Overjet, overbite는 2mm 정도.
- 상하 전치부는 접촉시키지 않고 살짝 공간을 뜨게 한다.
- 상하 3번의 Ⅰ급 관계를 확보한다.

③ 하악 구치부의 배열

- 구치부의 교합평면을 하악 구후융기를 기준으로 재확인.
- 구치부의 협설적 배열위치를 Pound의 선으로 설정.
- 7번을 원심으로 치우쳐 배열하지 않도록 한다.

④ 상악 구치부 배열

- 하악에 맞춰 배열.
- Lingualized occlusion 또는 그에 가까운 형태로.
- 5, 6번이 확실하게 교합접촉하도록 한다.

4 변칙적으로 배열하는 경우

기본 배열의 견해와 수순을 소개했는데 증례에 따라서는 그대로 진행할 수 없는 경우가 있습니다. 필자의 임상경험을 생각해 보면 악골의 상하적 크기와 위치관계가 표준에서 벗어난 증례, 즉 교정학적으로 골격성 상악전돌 및 하악전돌이 추측되는 증례가 해당됩니다.

실제 측모두부방사선 사진을 촬영하는 것은 거의 곤란하므로 어디까지나 추측이기는 하지만 환자를 문진하고 검사하면 전체적인 경향은 파악할 수 있다고 생각합니다.

먼저 이런 증례를 판단하려면 검사 단계부터 주의 깊은 문진과 검사가 필요합니다. 구체적으로 다음의 점을 들 수 있습니다.

- **치아가 있었을 때 상악전돌이었는지, 하악전돌이었는지 문진한다.**
- **새로운 의치를 제작할 때는 환자가 어떤 안모를 희망하는지 문진한다(과거의 얼굴을 원하는지, 아니면 상악전돌 및 하악전돌을 살짝 수정하길 원하는지).**
- **환자의 옆얼굴을 관찰해 골격성 상악전돌 및 하악전돌 경향이 있는지 확인한다(환자의 안면을 정면은 물론 측면에서 관찰하는 습관을 갖도록 합니다).**
- **교합을 채득한 작업모형을 교합기에 부착하고 상하 전치부 치조제의 전후관계를 확인한다. 전후적 관계가 정상이라면 하악의 전치부 치조제는 몇 mm 원심측에 위치하지만 전후 골격적인 위치에 이상이 있다면 이것은 달라진다.**

상하의 골격적인 위치이상에 대해 교정을 실시했다고 가정했을 때, 그때의 위치관계를 생각하면서 배열합니다. 그 위치관계를 인공치배열에 이용합니다.

즉, 치아가 있었을 때에 상악전돌상태였다면 튀어나온 상태 그대로 재현하지 않습니다. 치아가 있었을 때에 교정치료를 했다면 상하 치열관계가 어떻게 될지를 생각하며 인공치를 배열합니다(이것은 하악전돌의 경우에도 마찬가지입니다).

① 하악전돌이 추측되는 경우

하악전돌 증례는 교정치료 시 상악 전치를 순측으로 기울이고, 하악 전치는 설측으로 기울여 피개관계를 만드는 것이 성인증례의 일반적인 대응방법입니다.

하악전돌이 추측되는 총의치증례도 이 견해를 따라 대응하고 있습니다. 즉, 상악 전치부는 인공치를 순측으로 기울이고, 인공치 자체도 어느 정도 전체적으로 순측으로 이동하게 합니다. 동시에 이 상태에서는 전치가 교합접촉 했을 때 전복될 위험이 있으므로 상악 전치부의 의치상을 두껍게 설정해 변연의 봉쇄를 강화합니다.

하악 전치는 전체적으로 인공치 자체를 설측으로 기울이면서 설측경사를 주어 피개관계를 완성합니다. 그러나 하악 전치를 너무 내면으로 집어넣으면 이번에는 설방이 좁아지는 문제가 발생합니다. 따라서 ovejet, overbite를 얕게 할 수밖에 없는 것이 현실입니다(그림 7-12~7-17).

하악전돌 증례의 인공치배열 예

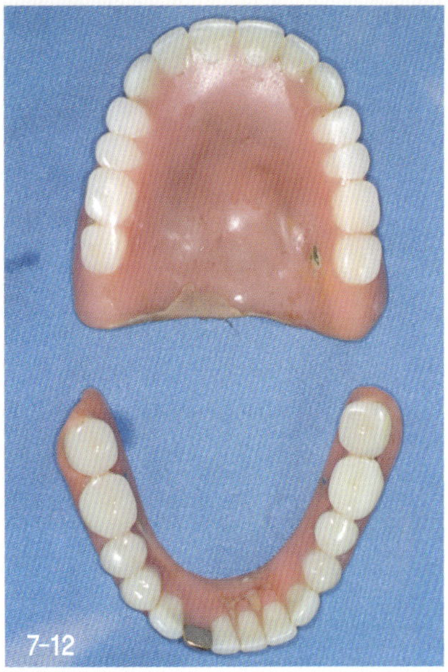

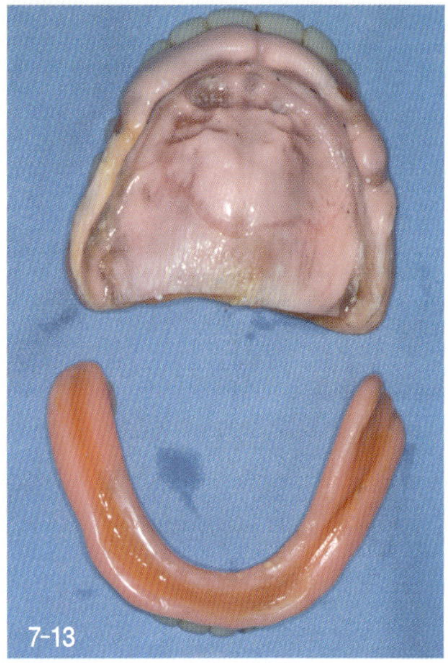

그림 7-12. 구의치의 교합면 모습입니다. 하악의 외형이 충분하지 않다는 것을 알 수 있습니다.
그림 7-13. 구의치의 점막면 모습입니다. 상악의 안정이 불량하므로 항상 의치안정제를 사용합니다.

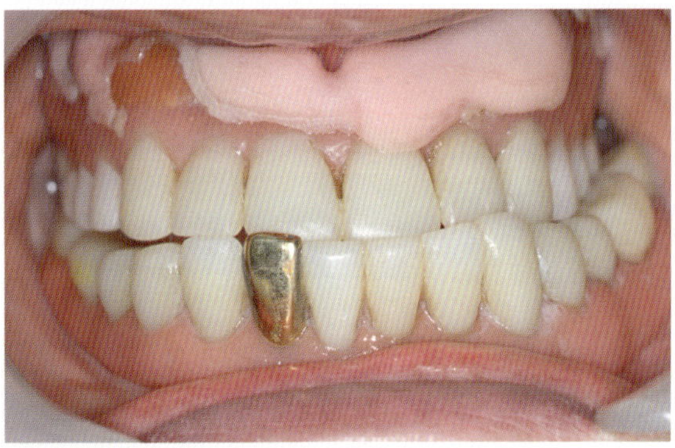

그림 7-14. 구강 내에서 교합한 상태. 전치부는 반대교합 상태를 보이고, 구치부 교합평면은 부자연스러운 경사를 보입니다.

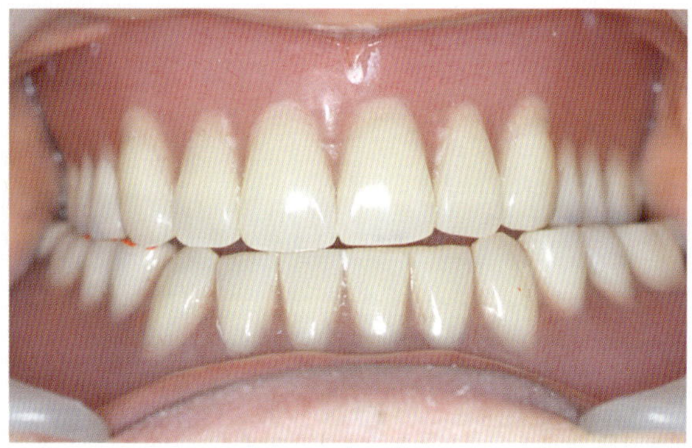

그림 7-15. 신의치를 구강 내에 장착하고 교합한 상태. 절단교합경향이 있는데 피개관계를 회복했습니다. 대구치부는 교차교합으로 처리했습니다.

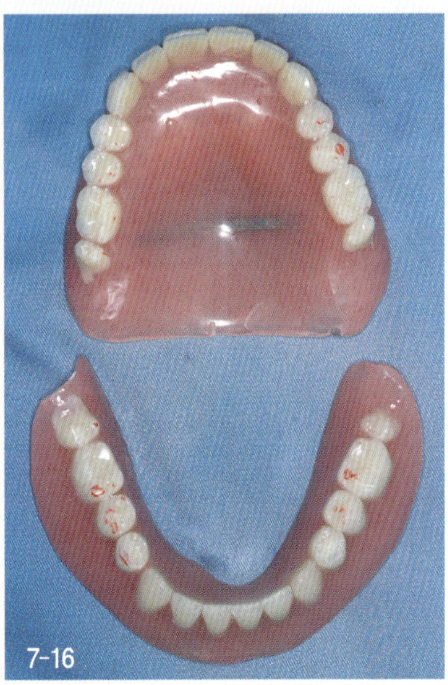

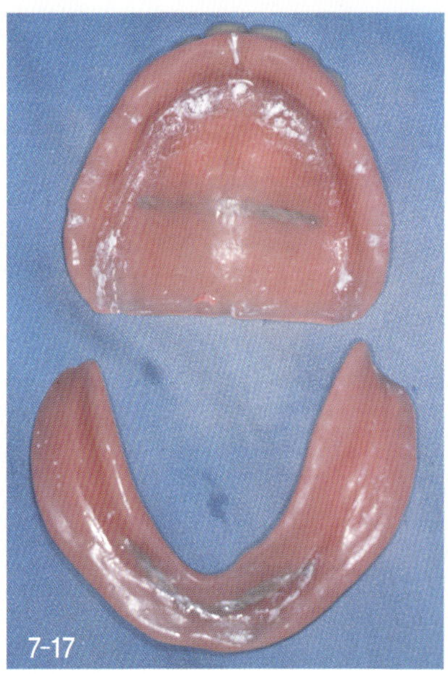

그림 7-16. 신의치의 교합면 모습입니다. 하악 전치부는 혀에 지장을 주지 않는 범위에서 내측에 배열합니다.
그림 7-17. 신의치의 점막면 모습입니다. 상악 전치부의 상연을 두껍게 설정하고 변연봉쇄의 강화, lip support의 회복을 도모합니다.

증례에 따라서는 절단교합으로 재현하는 것이 한계가 있는 경우도 있습니다. 그런 경우에는 일부러 open bite로 처리하는 증례도 있습니다.

하악전돌이 강한 증례 중에 이렇게 대응하기가 곤란한 증례가 있습니다. 교정에서 말하는 ANB가 마이너스 5° 이상으로 추측되는 증례는 위와 같은 방법으로 피개관계를 만들기가 곤란합니다. 그럴 때에는 역피개 상태로 전치부를 배열하는 경우도 있습니다(그림 7-18~7-20).

하악전돌의 경우에는 구치부를 배열할 때 주의가 필요합니다. 하악 치조제가 상악에 대해 전돌해 있을 뿐만 아니라 하악의 골체가 전체적으로 크고 구치부의 경우 그것이 가로 폭의 크기가 됩니다. 그래서 하악 구치부 아치가 상악의 그것보다 큰 경우가 많습니다.

이런 증례를 정석대로 lingualized occlusion 배열하면 상악 구치부가 외측으로 배열되어 전복할 위험이 있습니다. 그렇다고 하악 구치부의 아치를 좁게 만들면 설방이 좁아지므로 좋지 않습니다.

필자는 하악에 대해서는 Pound의 line을 엄수해 아치가 좁아지지 않도록 노력하고, 상악에 대해서는 상악 구치부의 아치를 따르는 생리적이고 자연스러운 아치로 배열하고 있습니다. 그리고 하악 구치부 치조골의 폭이 넓은 경우에는 그곳에서 교차교합으로 배열합니다. 바꿔 말하면 Gysi의 치조정간선법칙으로 교차교합 배열을 하는 것이 아니라 상하악골의 폭이 아래가 큰 경우에 교차교합 배열을 한다는 생각입니다.

평소에는 4, 5번을 정상피개, 6번을 절단교합, 7번을 교차교합배열하고 있습니다. 배열하는 인공치의 형태는 4, 5번은 일반적인 형태로, 6, 7번은 교합면을 평탄하게 삭합해 부교누 형태로 재현합니다(그림 7-21~7-24). 올소시트 인공치 중에 교차교합 전용 형태가 판매되고 있으므로 이 제품을 사용해도 좋습니다(그림 7-25).

② 상악전돌이 추측되는 경우

상악전돌 증례는 교정치료 시 상악 전치를 설측으로 경사시키고 하악 전치는 순측으로 경사시켜 피개관계를 재현하는 것이 성인증례의 일반적인 대응방법입니다.

상악전돌이 추측되는 총의치 증례도 이 견해를 따라 대응하고 있습니다. 즉, 상악 전치는 설측으로 인공치를 기울이고 인공치 자체도 가능한 한 전체를 설측으로 가져 옵니다. 동시에 상악 전치부의 상연은 가능한 한 얇게 처리하고 코 아래 전돌감이 두드러지지 않도록 합니다.

환자 중에 '옛날처럼 위가 튀어나오도록 해 주세요' 라고 희망하는 분도 계십니다. 이런 경우에는 하악 전치 간에 overjet가 생기는 것에 대해 이해를 구한 후 전돌경향으로 배열하기도 합니다.

하악 전치부는 순측으로 기울여 피개관계를 만들고 있는데 경사를 너무 강하게 주면 하악 의치가 기능 시 불안정해집니다. 따라서 상악전돌의 정도가 큰 경우에는 overjet가 생기는데 어쩔 수 없다고 생각합니다.

구치부 배열에 대해서는 하악전돌처럼 까다로운 문제는 없는 것 같습니다. 대부분의 증례에서 정상피개를 부여할 수 있고 상하 아치에 차이가 있을 때에는 아래 구치부를 살짝 외측으로, 위의 구치부를 살짝 내측으로 옮기면 됩니다(참고 증례: 그림 7-26~42).

역피개 상태로 배열한 예

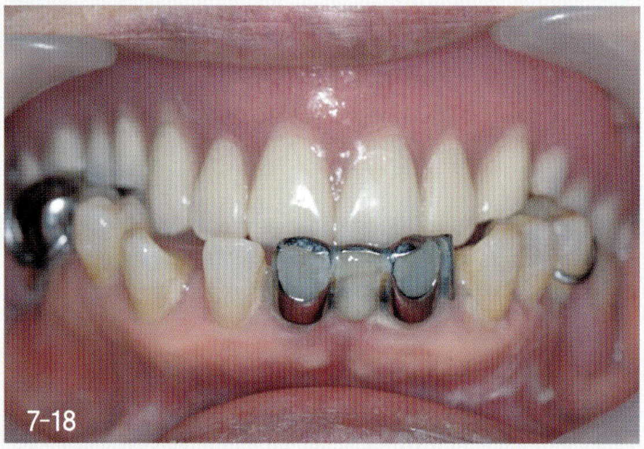

7-18

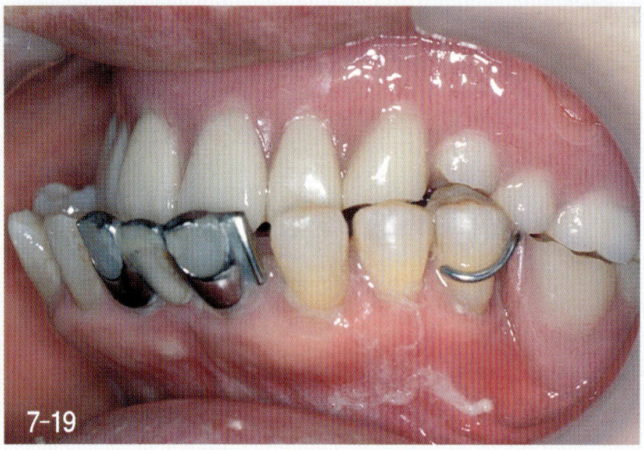

7-19

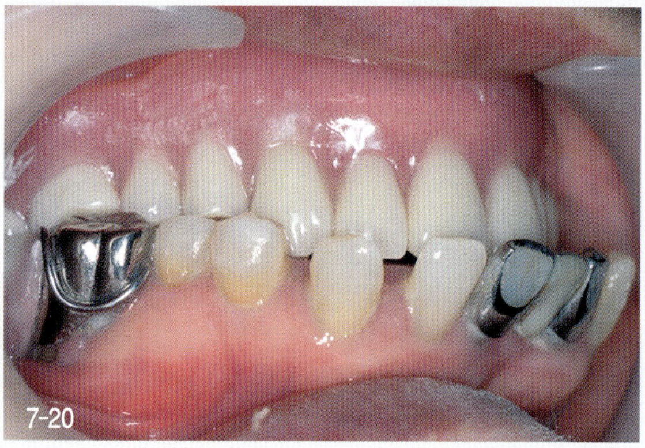

7-20

그림 7-18~7-20. 하악전돌이 강한 증례입니다. 인공치배열 조작으로 정상적인 피개관계를 재현하기가 곤란하다고 판단해 역피개 상태로 배열했습니다.

하악전돌 증례의 교차교합배열의 예

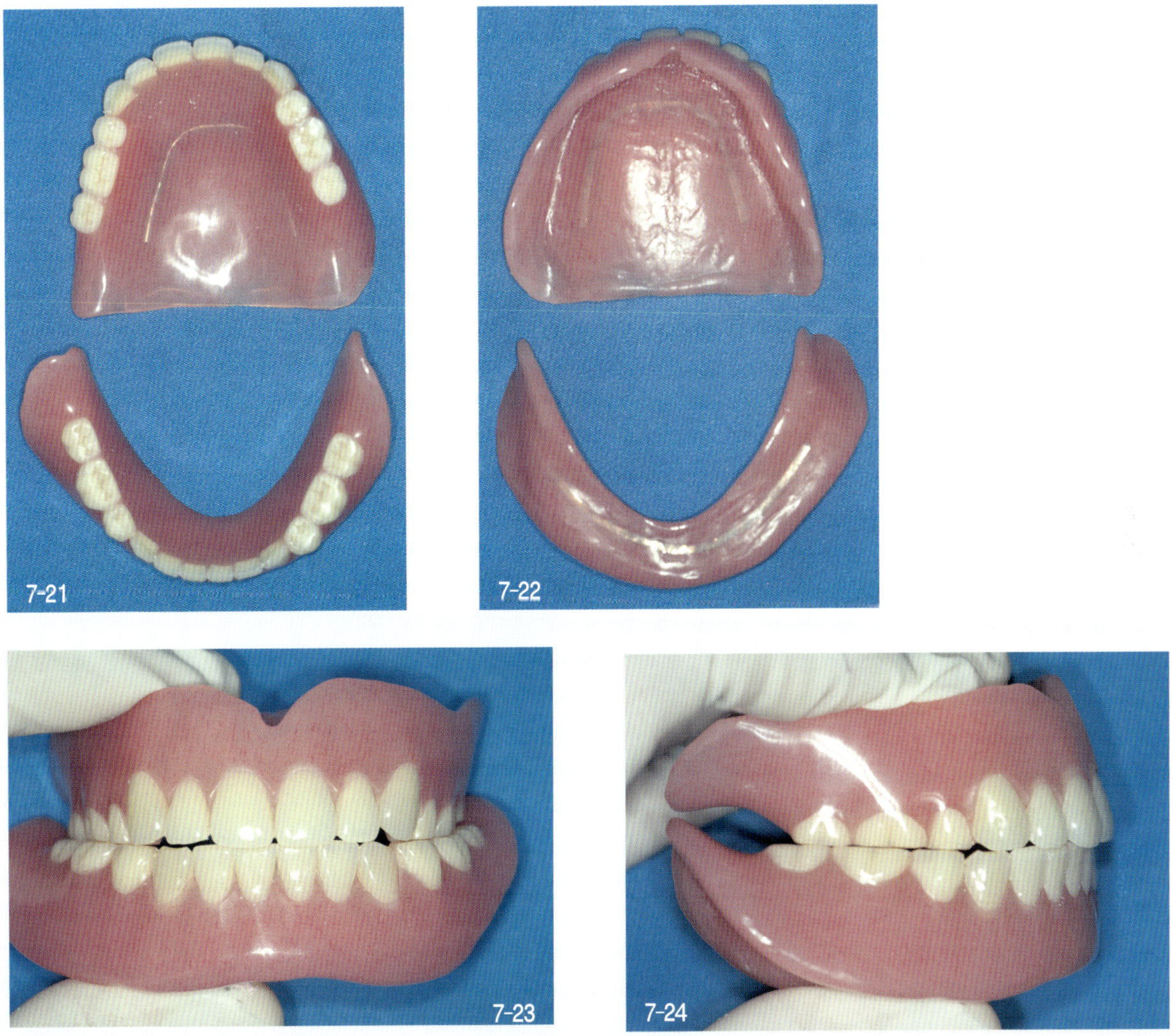

그림 7-21~7-24. 다른 하악전돌 증례입니다.

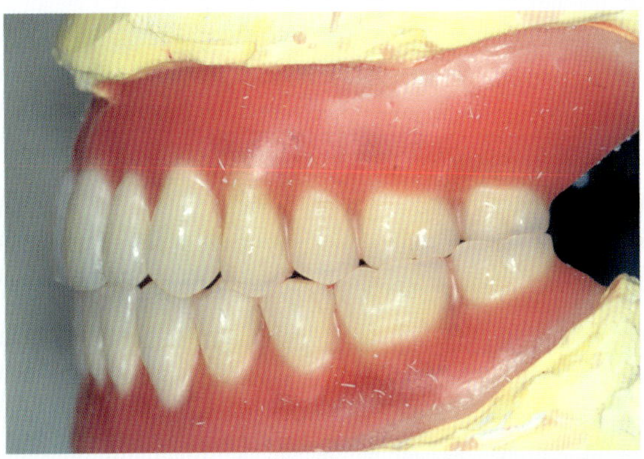

그림 7-25. 다른 하악전돌 증례입니다. 구치부를 교차교합배열한 그림입니다. 이 증례는 교차교합 전용 인공치인 이보크라 인공치(白水무역) N타입으로 배열했습니다.

상악전돌 증례의 참고증례

이 환자는 구의치의 코 아래 전돌감이 강하고, 심미적인 불만을 호소하며 내원했습니다. 문진 결과 유치악 시절에는 코 아래가 더 들어갔었다고 합니다. Angle Ⅱ급 2류가 아닐까 추측했습니다.

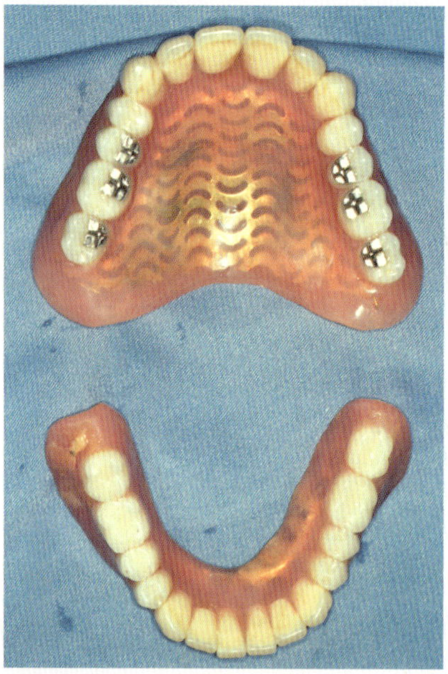

그림 7-26. 구의치의 교합면 모습입니다.

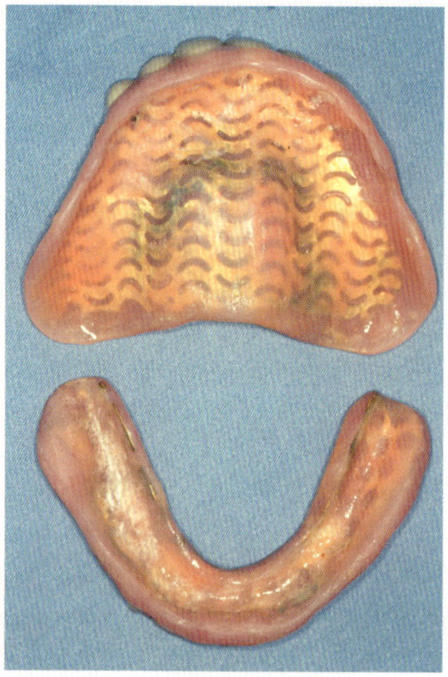

그림 7-27. 구의치의 점막면 모습입니다.

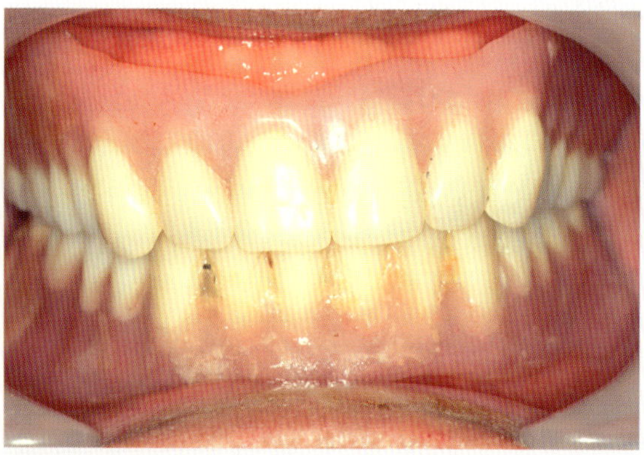

그림 7-28. 구의치를 구강 내에 장착한 사진입니다. 상악 전치부의 상연이 다소 짧은 것 외에는 특별한 문제가 없는 것처럼 보입니다.

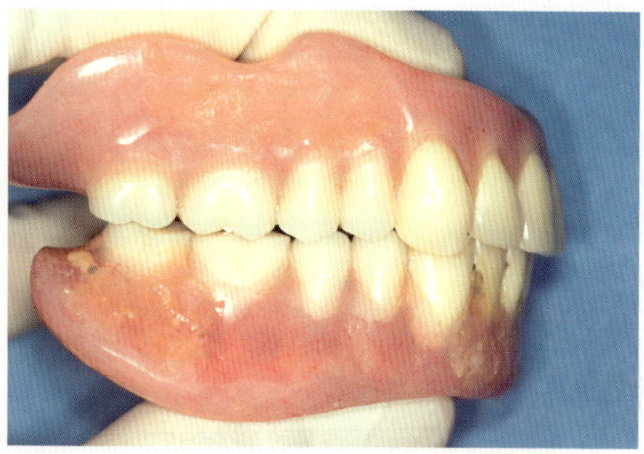

그림 7-29. 구의치를 측방에서 관찰한 사진입니다. 상악 전치부의 전돌감이 있는데 그렇게 심하지 않다고 생각합니다.

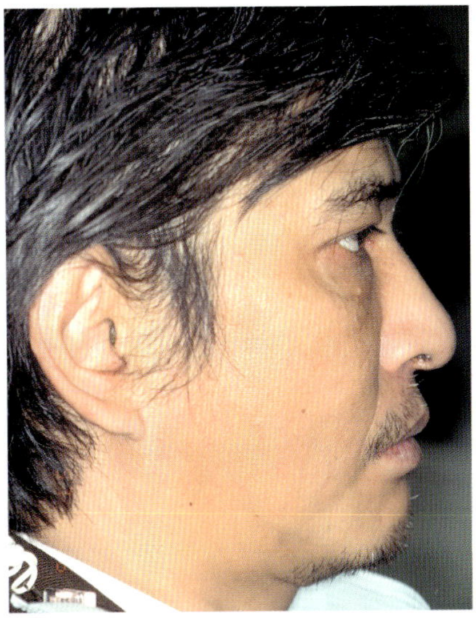

그림 7-30. 구의치를 장착한 상태의 측모입니다. 이 상태에서 환자는 코 아래 풍융이 너무 강하다고 심미적인 불만을 호소했습니다. 골격성 상악전돌이며 일반 인공치배열에 의한 총의치와 비교했을 때 상대적으로 상악 전돌감이 강조되었다고 생각했습니다. 그래서 새롭게 제작하는 의치는 상악 전치부를 의도적으로 집어넣듯이 설계하기로 했습니다.

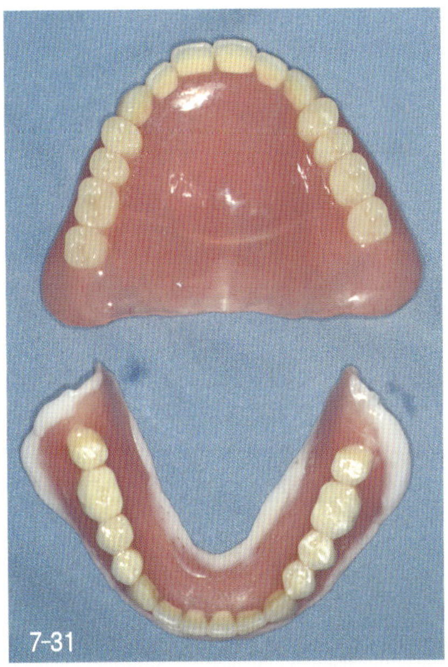

7-31

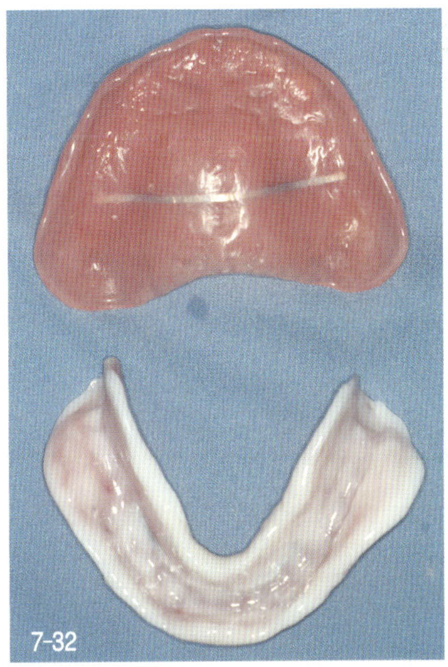

7-32

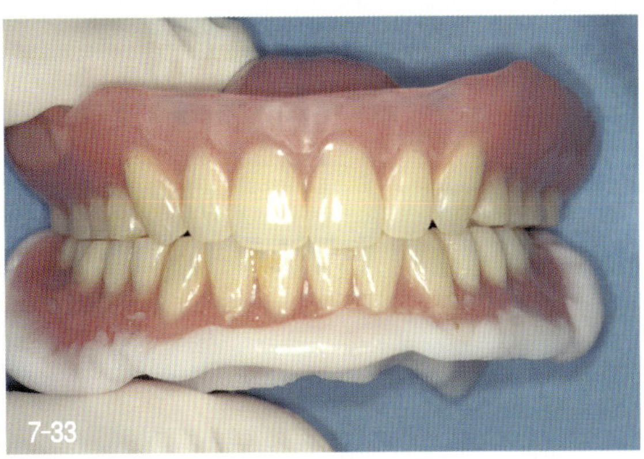

7-33

그림 7-31~7-33. 환자의 납득을 구하기 위해 이 증례는 치료용 의치를 이용하여 형태를 모색했습니다. 상악 전치부의 상연을 얇게 하고 상악 전치부의 경사도 수직에 가깝도록 해 환자의 이미지와 거의 비슷한 상태를 얻을 수 있었습니다.

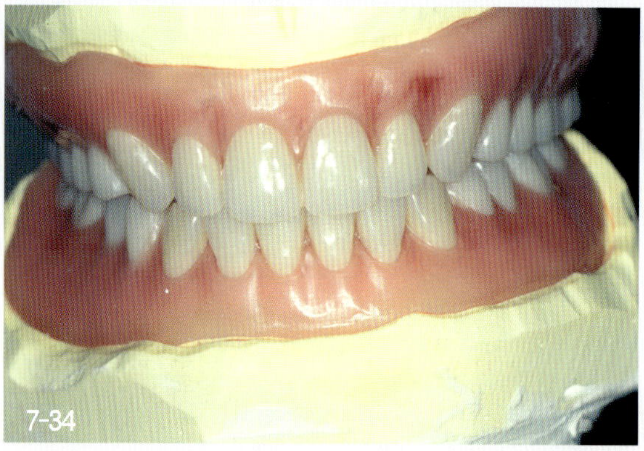

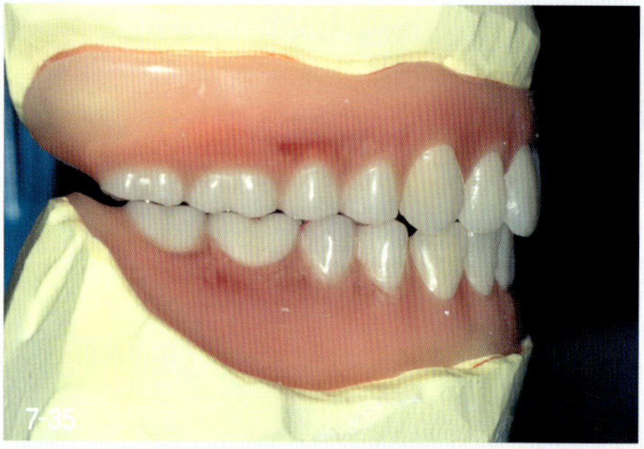

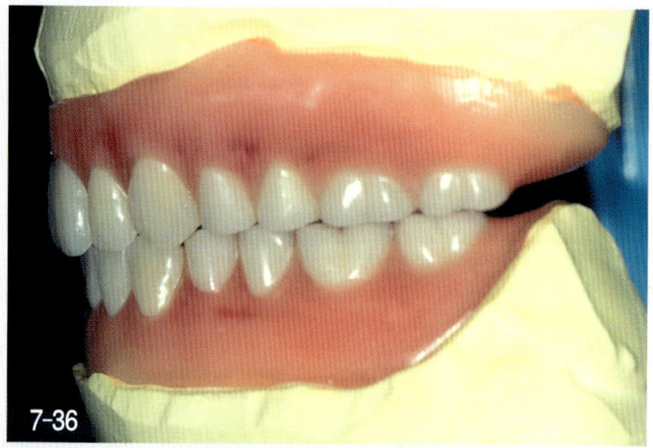

그림 7-34~7-36. 치료용 의치의 정보를 참고하면서 최종의치에 인공치를 배열한 모습입니다.

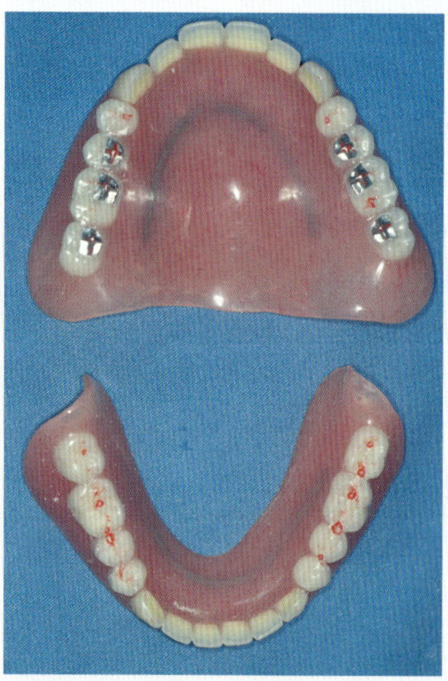

그림 7-37. 신의치의 교합면 모습입니다.

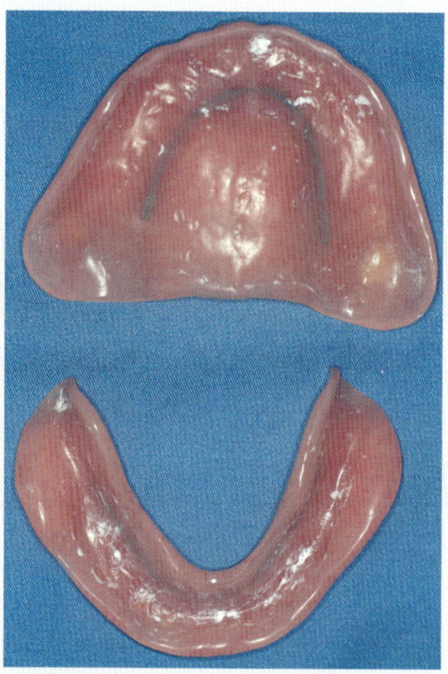

그림 7-38. 신의치의 점막면 모습입니다.

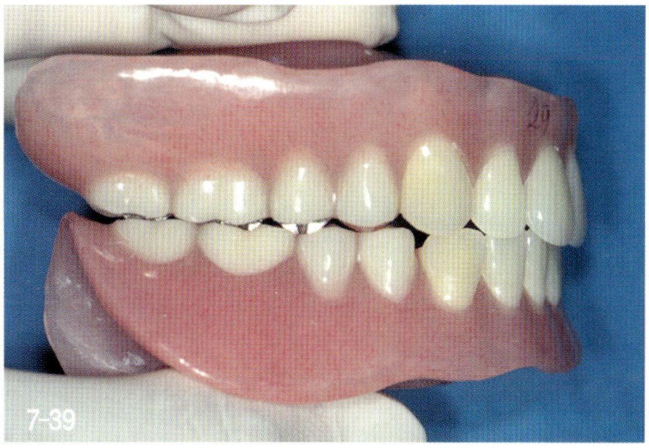

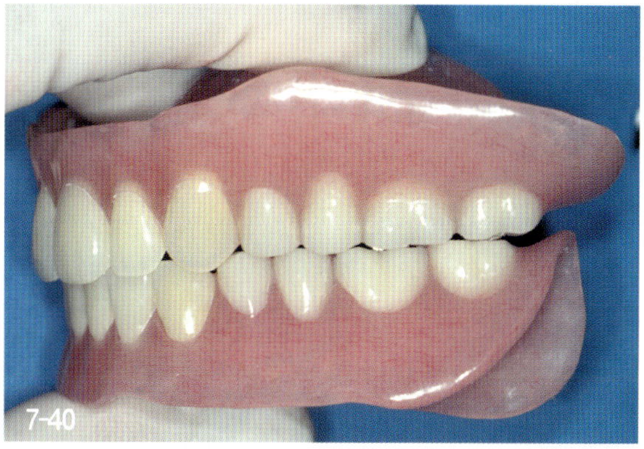

그림 7-39, 7-40. 신의치를 측면에서 관찰한 모습입니다. 상악 전치부의 상연은 얇고 짧습니다. 상악 인공치의 경사도 수직에 가까운 상태입니다. 그 결과 상악 돌출감을 최소화할 수 있었습니다.

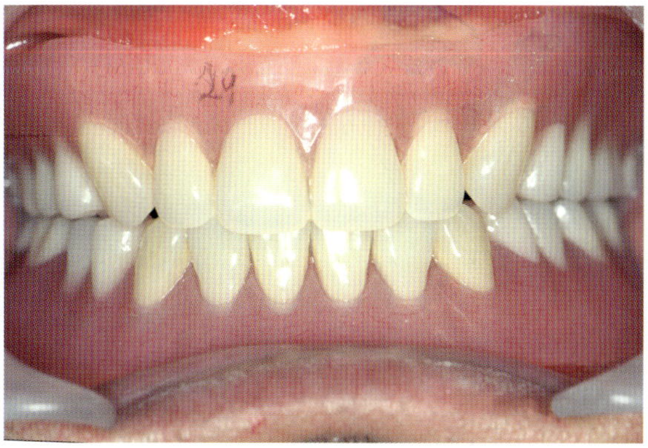

그림 7-41. 신의치를 구강 내에 장착한 상태입니다. 상악의 상연을 의도적으로 짧게 한 것을 알 수 있으리라 생각하는데 골격적으로 상악이 우성이므로 치조제와 주위점막이 항상 접촉해 있고 변연봉쇄는 쉽게 확보할 수 있으므로 흡착에 문제는 없었습니다.

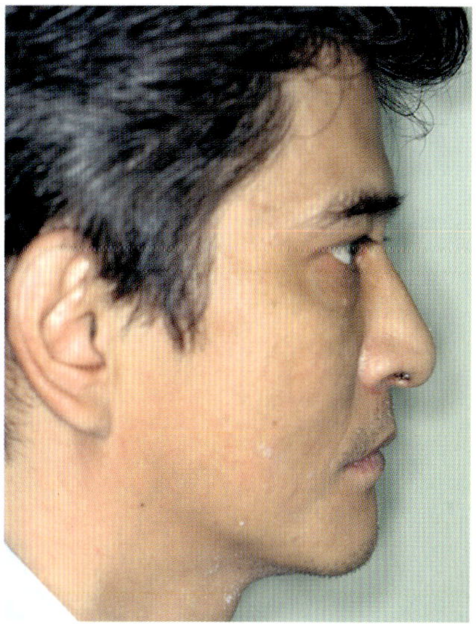

그림 7-42. 신의치를 장착한 상태의 측모입니다. 환자가 희망하는 측모가 달성되었습니다. 그림 7-30과 비교하기 바랍니다.

5 구치부 인공치의 형태수정

'제2장 총의치 교합의 재현법과 조정방법에 대해' 에서 언급한 내용과 중복되지만 구치부의 교합면형태는 해부학적 형태에 연연하지 않고 교합간섭을 일으키지 않도록 미리 형태를 수정합니다. 이러는 편이 교합 시 총의치가 좌우로 움직이지 않고 유리하게 작용합니다.

구치부는 lingualized occlusion에 준하는 교합을 기본으로 합니다. 따라서 기능교두인 상악 구치부의 설측교두 선단부만 삭제하지 않고, 다른 부분은 삭제해 교두전개각이 큰 비교적 평평한 교합면으로 조정합니다.

구체적으로 상악 인공치는 협측교두의 내사면을, 하악 인공치는 협설측교두의 내사면을 미리 삭제합니다.

하악 인공치의 중심와 부근은 최종 교합을 조정할 때 삭제하므로 처음부터 손을 댈 필요는 없습니다(그림 7-43, 7-44).

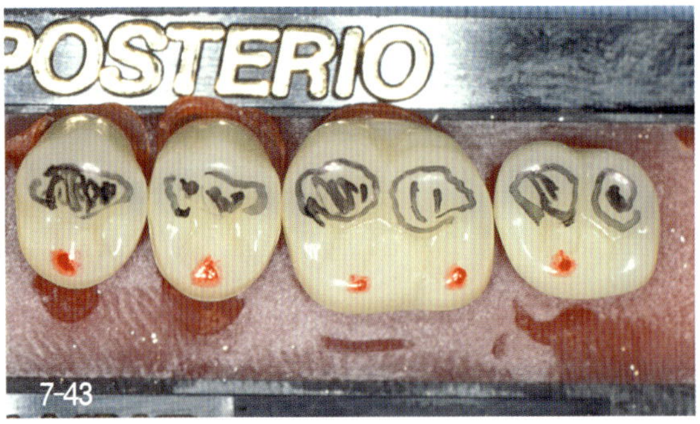

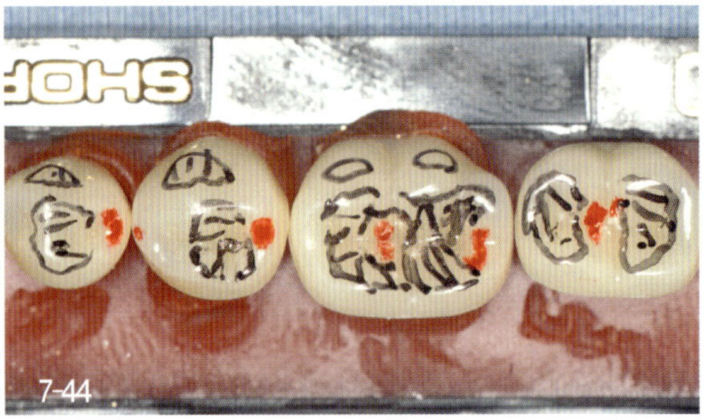

그림 7-43, 7-44. 일반 구치부 인공치를 lingualized occlusion에 준해 배열할 때는 붉은 점은 남기고, 검은 사선부분은 많이 삭제합니다. 그림 7-43은 상악, 7-44는 하악입니다.

6 적절한 두께의 상연이 설정되었는지 재확인

의치상연의 두께는 치조제의 흡수량을 보완하는 형태로 설정한다고 66쪽 '총의치 변연의 두께 설정에 대해' 항에서 기술했습니다. 표준 두께를 3mm 정도로 하고 흡수가 큰 치조제는 그에 맞춰 상연을 두껍게, 흡수가 적은 치조제는 얇게 설정합니다.

상악은 보통 알지네이트 인상을 작업모형으로 사용하므로 모형 상에서 술자가 상연의 외형과 두께를 설정합니다. 인공치배열 단계에서 이 내용을 재확인해 둡니다. 두께는 치과기공사에게 구체적으로 "mm"라고 지시하는 것이 이해하기 쉬운 것 같습니다.

하악은 교좌인상을 사용하므로 기본적으로 교좌인상으로 채득된 인상의 변연이 그대로 최종 의치의 상연의 두께가 됩니다. 그러나 교좌인상 시 인상재의 흐름이 좋지 않으면 변연이 두꺼워지기도 합니다. 이럴 때에는 술자측에서 변연 두께에 관해 상악과 똑같이 구체적으로 지시하는 것이 좋겠지요. 즉, 의치상 변연의 두께는 일관된 계획이 없으면 안 됩니다. 인상을 채득하기 전 단계부터 이것은 몇 mm로 할지, 검사단계부터 계획을 세울 필요가 있습니다.

이와 같이 의치상연의 두께를 배려해야 하는 부분은, 상악에서는 가장 중요한 곳은 전치부이고, 다음이 구치부입니다. 하악에서 가장 중요한 부분은 대구치부의 협측이고, 다음이 전치부가 됩니다.

반대로 아주 얇게 처리할 부분은 상악에서는 구개 후연부, 하악에서는 구후융기 주위입니다. 하악의 설측은 설소대 부근을 제외하고, 평균 3~4mm 두께로 부여하면 큰 문제는 없는 것 같습니다(제3장의 그림 3-57~3-76 참조).

2 연마면의 형태부여 시 기본 주의점

총의치 연마면(의치상연에서 인공치의 치경부까지 외측면)의 형태는 총의치 유지 안정에 중요한 부분입니다. 이 형태를 적절하게 부여하면 주위 근육이 의치를 감싸면서 의치의 안정도를 높인다고 합니다. 무엇보다 연마면만 중요한 것이 아니라 그 전에 교합이 안정되고 적절한 상연의 길이와 두께가 부여된다는 전제가 필요합니다.

다음에 기술하는 핵심을 인공치 배열에 이어 치은형성과 완성 의치의 확인 또는 구의치를 검사할 때 점검하면 의치의 안정성은 더 향상될 것입니다.

1 상악 전치부 연마면

상악 전치부의 연마면은 설정한 의치상 변연의 두께를 계승하는 형태로, 인공치 치경부까지 이행적으로 직선에 가깝게 재현합니다. 상악 2번의 근첨 해당부 연마면은 두께가 있게 되면 의치를 장착했을 때 코 아래가 튀어나오게 되어 안모의 변화를 호소하는 환자가 종종 있습니다. 따라서 이에 관해서는 약간 함몰된 형태를 부여하면 좋을 것 같습니다(그림 7-45).

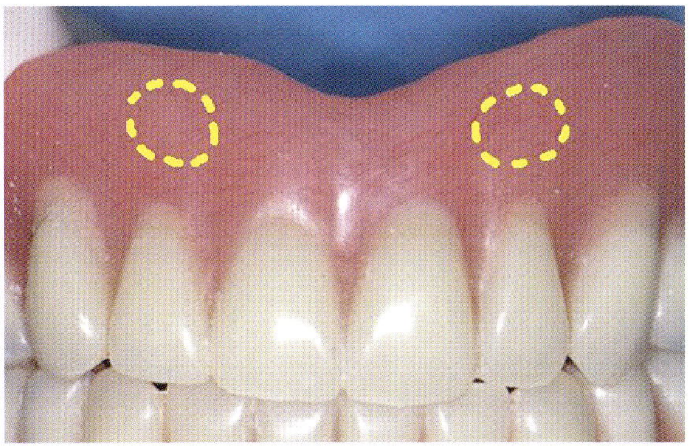

그림 7-45. 상악 2번의 근첨 해당부 연마면을 약간 얇게 처리하면 측모가 아름답게 완성됩니다.

2 하악 전치부 협측 연마면

이 부분은 하순의 긴장도와 관계가 깊은 부분입니다. 하순의 긴장이 강한 환자는 구강 내를 촉진할 때에 손가락으로 하순의 내면을 가볍게 긁으면 구순이 술자의 손가락을 튕기는 듯한 반발력이 전해집니다(그림 7-46). 이런 환자에게는 폐구상태에서 하순과 턱 사이에 근이 긴장되어 가로주름이 종종 관찰됩니다.

이렇게 하순 주위의 긴장이 강한 경우에는 하악 의치의 전치부 상연에서 연마면에 걸쳐 의치 전체를 후상방으로 누르는 힘이 작용하고, 하악 총의치의 흡착 및 안정을 저해하는 요인이 됩니다.

불안정한 요인을 가능한 한 피하기 위해서는 하악 전치부의 의치상연은 하순의 기능운동을 찾아가면서 약간 짧게 설정합니다. 동시에 연마면은 하순의 긴장을 가능한 한 회피하는 의미에서 함몰시킨 형태로 형성합니다. 하악 인공치의 치경부 시작부분을 함몰부의 가장 깊은 부위로 정하고, 그곳에서 순측으로 경사를 주듯이 배열합니다(그림 7-47~7-50).

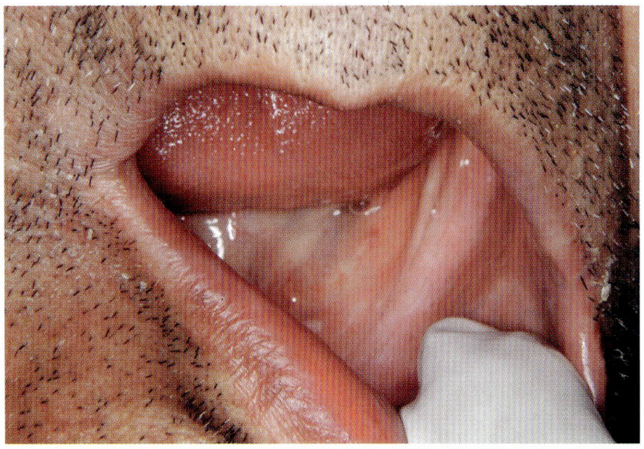

그림 7-46. 술자가 환자의 하구순을 손가락으로 가볍게 당겨 긴장도를 아는 것은 중요합니다. 이 검사로 구순의 긴장이 강하고 술자의 손가락에 반발력이 느껴질 때는 하악 의치 전치부에 대해 부상(浮上)하는 힘이 작용하기 쉽고, 흡착을 방해하는 요인이 됩니다.

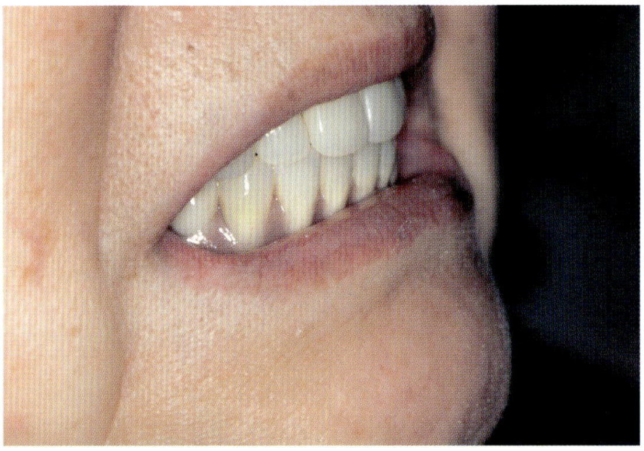

그림 7-47. 폐구시켰을 때 이렇게 구각에 힘이 들어가고 하순 바로 아래 1cm 정도에 가로주름이 생긴다면 구순의 긴장이 상당하다고 보아도 좋습니다. 그림 7-46 검사와 함께 확인이 필요한 내용이라고 생각합니다.

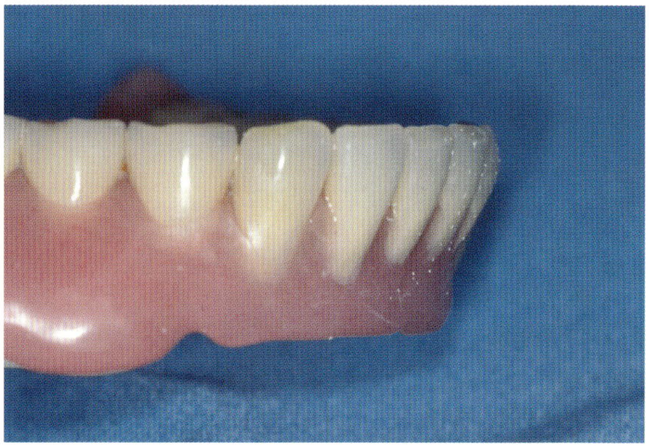

그림 7-48. 그림 7-47 증례에서 제작한 하악 총의치입니다. 순측 연마면을 함몰된 형태로 재현하고 구순의 긴장을 회피하려고 했습니다. 동시에 전치부의 상연 길이도 짧게 했습니다.

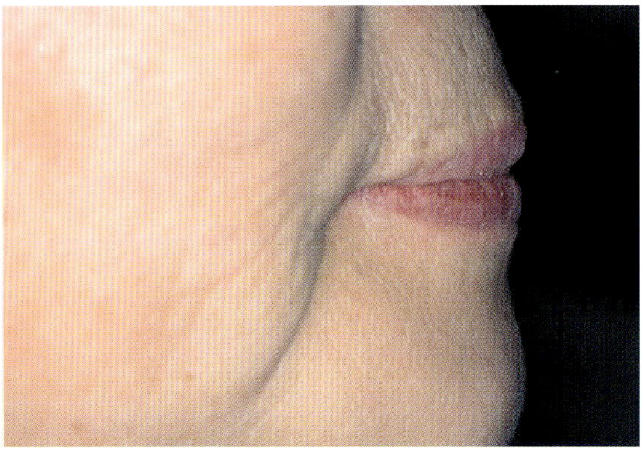

그림 7-49. 같은 경향을 보이는 다른 증례의 하순 상태입니다. 역시 하순 바로 아래에 긴장해서 생긴 주름이 보입니다.

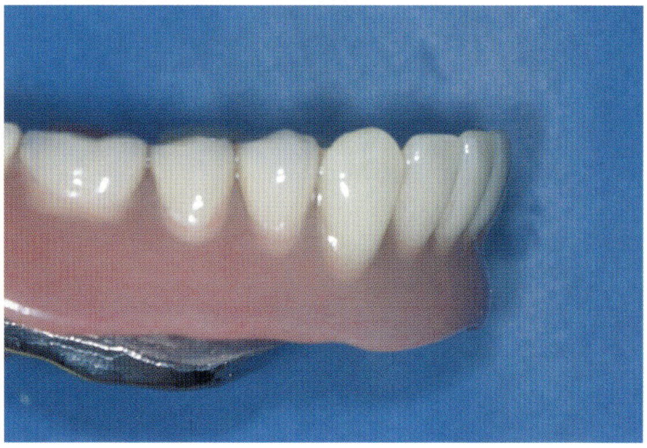

그림 7-50. 그림 7-49 증례의 하악 총의치입니다. 전치부 연마면은 역시 함몰된 형태로 부여했습니다.

3 하악 구치부 협측 연마면

하악 구치부 치조제에 대향해 협근이 근원심방향으로 주행하고 있습니다. 이 협근이 하악 대구치부의 협측 연마면을 감싸 하악 총의치의 안정도는 증가합니다. 따라서 연마면은 볼록하게 처리해 협근과 조화를 이루도록 합니다.

치조제 흡수가 큰 증례는 변연의 두께도 증가하므로 그에 준해 연마면의 형태도 더 둥근 형태가 됩니다(그림 7-51).

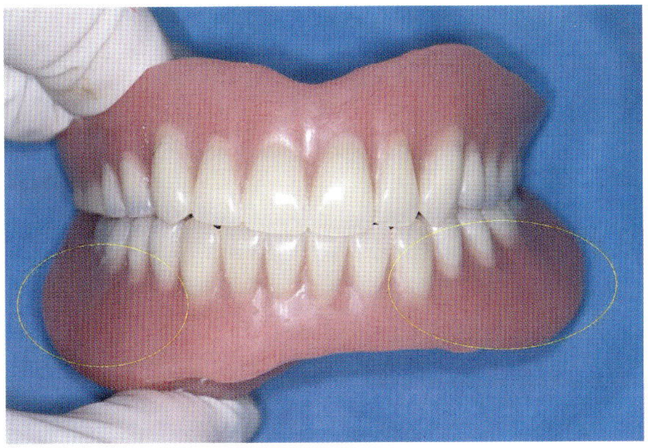

그림 7-51. 하악 구치부의 협측 연마면은 볼록하게 처리합니다. 이 증례처럼 구치부의 치조제가 크게 흡수된 증례는 변연의 두께를 두껍게 설정하고, 그곳에서 연마면과 이행적으로 연결하는 형태가 됩니다.

4 하악 구치부 설측 연마면

이 부위는 혀와의 관련성을 중시하는 부위입니다. 혀는 안정 시에는 하악 의치의 설측상연 위에 위치하고 그 선단은 가볍게 하악 전치부의 뒤쪽과 접촉하는 것이 변연봉쇄를 생각했을 때 이상적이라고 합니다(그림 7-52).

의치의 형상이 불량해 혀가 들어갈 곳이 없게 되면 혀가 후퇴합니다. 이렇게 되면 설소대 주위의 변연봉쇄를 기대할 수 없게 되고 하악 의치의 안정을 저해합니다(그림 7-53).

혀가 하악 의치에 안착하려면 혀 측면의 풍융이 하악 총의치의 설측 연마면과 적합할 필요가 있습니다. 따라서 설측 연마면은 약간 함몰된 형태로 형성하고 혀의 측면이 들어가도록 하는 것이 중요합니다(그림 7-54).

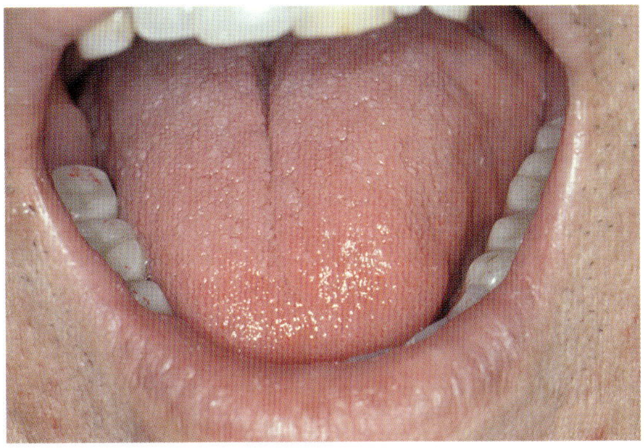

그림 7-52. 이상적인 혀의 위치는 이 그림처럼 치열 내에 혀가 들어가고 설첨이 가볍게 전치부 내측과 접촉하는 상태입니다. 이 상태라면 하악 총의치의 변연봉쇄는 실현하기 쉬워집니다.

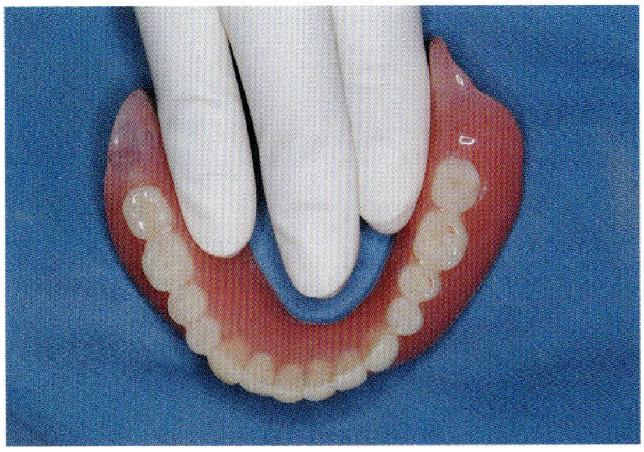

그림 7-53. 술자의 손가락을 혀라고 생각했을 때 혀와 하악 총의치 설측 연마면의 관계입니다. 대구치부의 설측 연마면과 혀가 충돌하면 결국 혀가 후퇴해 총의치의 변연봉쇄와 안정이 곤란해집니다.

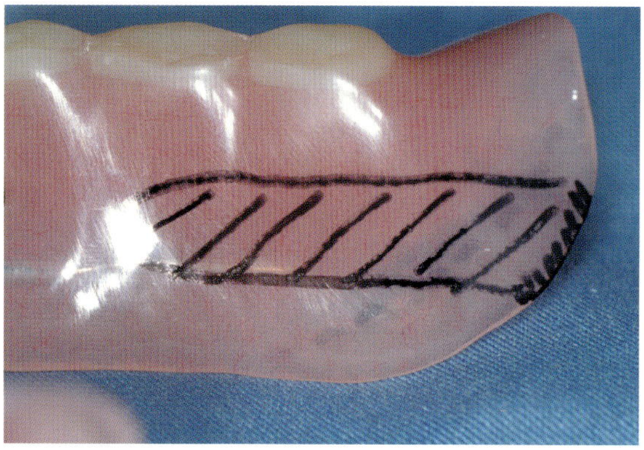

그림 7-54. 혀가 안정된 위치에 들어가기 위한 조건은 사선으로 표시한 부분을 오목하게 마무리하고 혀가 그곳에 자연스럽게 들어가도록 하는 것입니다.

5 하악 구치부 설측 연마면의 최후방부

전 항과도 관련이 있지만 특히 주의할 부분인, 설측 연마면의 최후방부 악설골근선와 부근의 형태에 대해 기술하겠습니다.

이것은 혀뿌리 부분이 하악 의치상에 접촉하는 부분입니다. 혀뿌리 부분은 일반적으로 선단보다 폭이 두껍습니다. 그래서 이 부분의 하악 의치 연마면을 전방부와 똑같이 형성하면 결과적으로 혀뿌리 부분이 연마면에 접촉해 혀의 운동 저해와 위화감 및 혀의 후퇴를 야기할 수 있습니다.

따라서 이 부분에 대해서는 의치의 상연을 더 얇게(1.5mm 정도) 마무리하고, 연마면의 오목한 형태도 더 깊게 부여해 혀가 안정적으로 들어가도록 배려하고 있습니다(그림 7-55, 7-56).

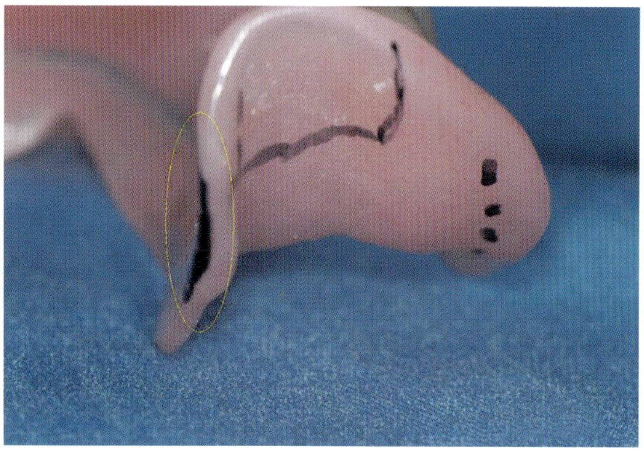

그림 7-55. 하악 설측 연마면의 최후방부는 혀의 폭이 크므로 위화감이 없도록 형태를 부여할 필요가 있습니다. 그림처럼 변연부를 얇게 마무리하고 오목한 형태로 부여합니다.

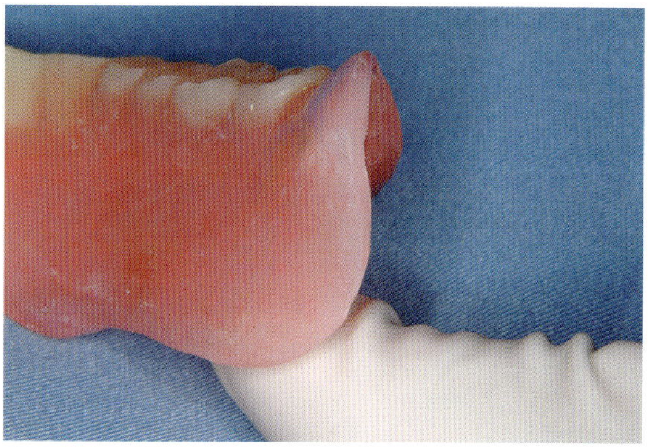

그림 7-56. 실제 증례에서 해당부에 형태를 부여한 상태입니다. 치과기공소에서 보낸 의치는 이 부분이 두꺼운 증례가 많으므로 실제로는 구강 내 혀와의 관계를 보면서 형태수정 하는 경우가 많습니다.

제 VIII 장

증례집

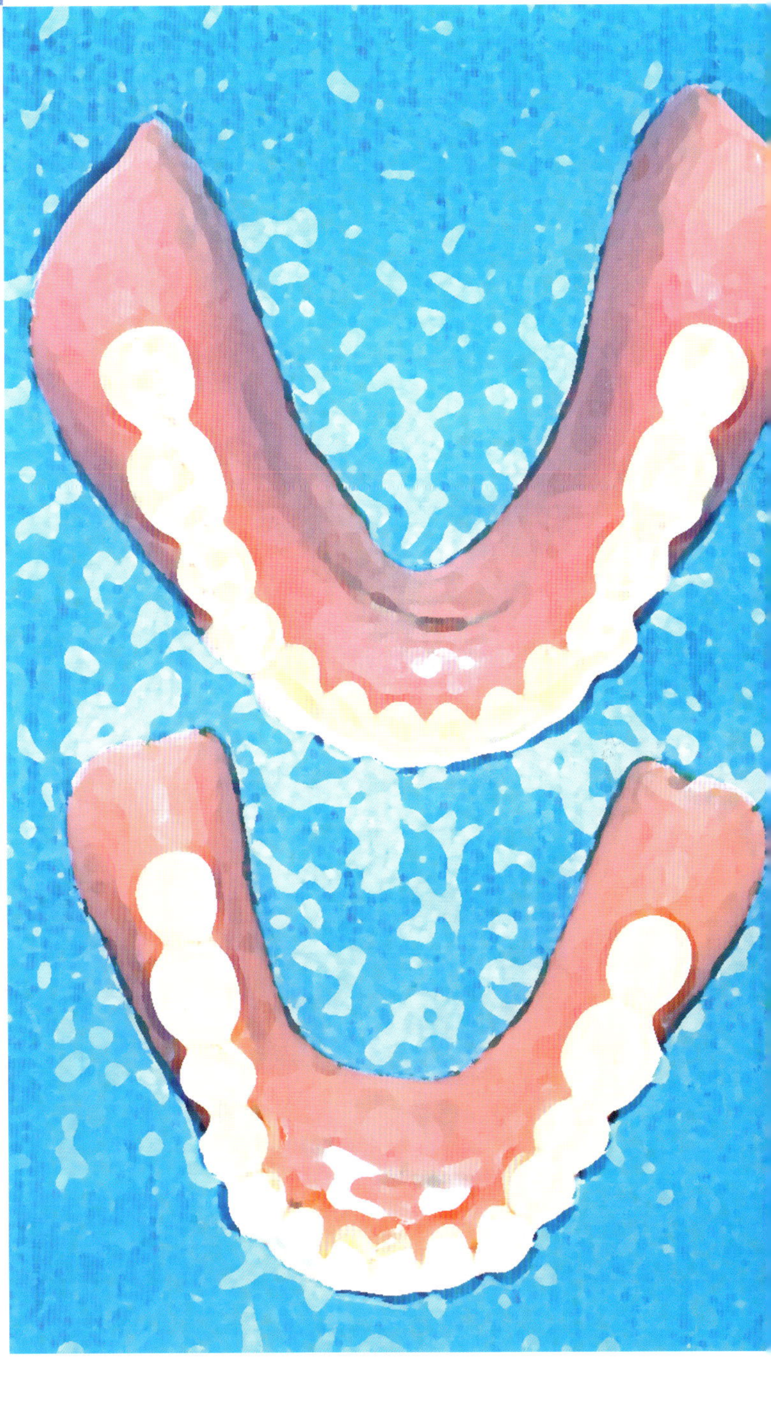

이 장에서는 필자가 다룬 증례 중에 많은 교훈을 얻은 증례를 제시하겠습니다.

이 책의 목적은 총의치 제작에 앞서 명확한 기준을 제시하고 경험이 부족한 분들에게 예후를 예측할 수 있도록 하는 데 있습니다.

그러나 사물에는 예외가 있는 법입니다. 기준에서 벗어난 경우에는 어떤 점이 어느 정도 벗어났는지 그리고 그것을 회복하려면 어떻게 해야 할지, 필자 나름의 고찰과정을 증례 경과와 함께 제시하고자 합니다.

증례 1 어디를 어떻게 수정할지 미리 고찰한다

먼저 정통적인 증례를 제시하겠습니다. 구의치를 진단하고 어디가 불량한지를 파악한 후 어디를 수정할지 항상 생각하면서 신의치를 제작할 필요가 있습니다. 그 실례를 소개하겠습니다.

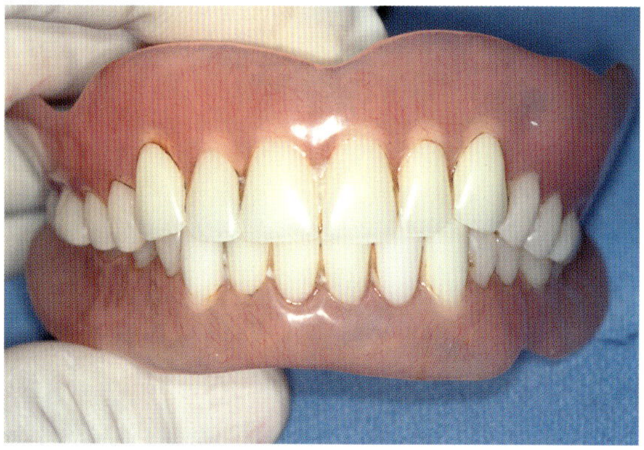

그림 8-1-1. 환자의 구의치의 정면 모습입니다.

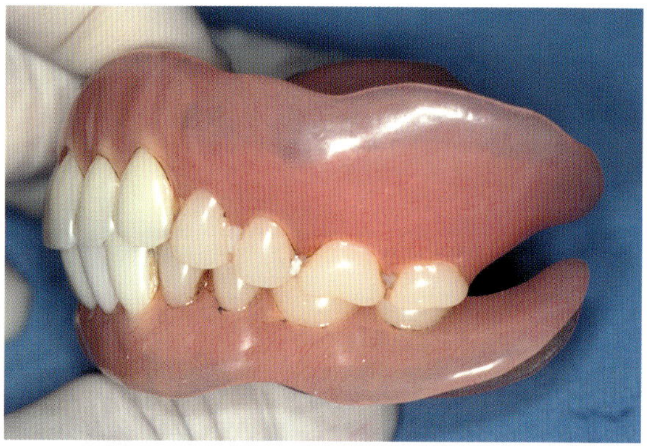

그림 8-1-2. 환자의 구의치의 측면 모습입니다. 구치부의 교합평면이 잘못되어 있는 것을 알 수 있습니다.

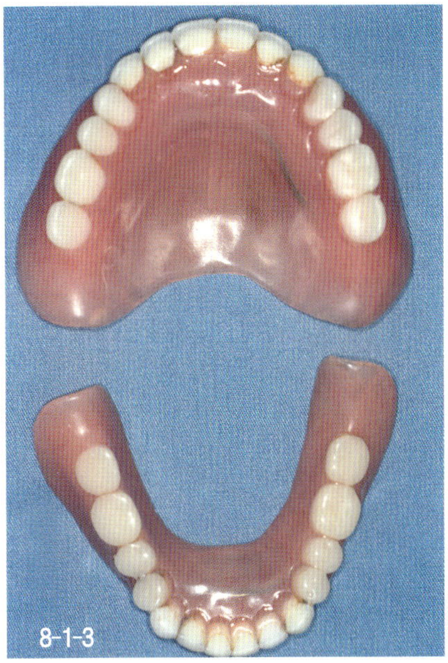

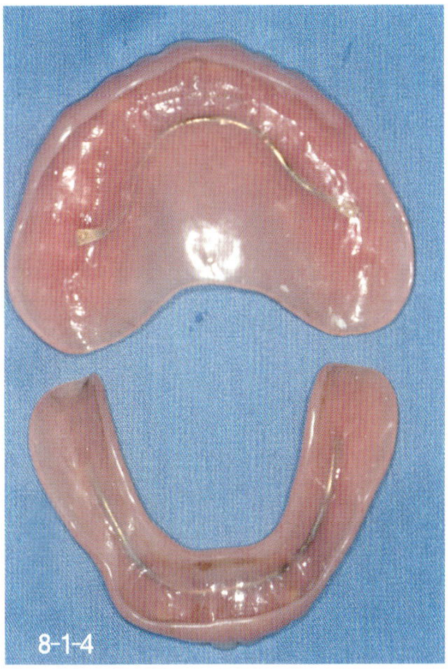

그림 8-1-3, 8-1-4. 구의치의 교합면 모습과 점막면 모습입니다. 인공치의 배열위치는 그럭저럭 쓸 만하지만 상의 외형을 보면 상악에는 구개측의 연장 부족, 하악에는 구후융기, 외사선 및 악설골근선 주위의 연장 부족이 관찰됩니다. 상의 두께도 약간 부족하다고 생각됩니다.

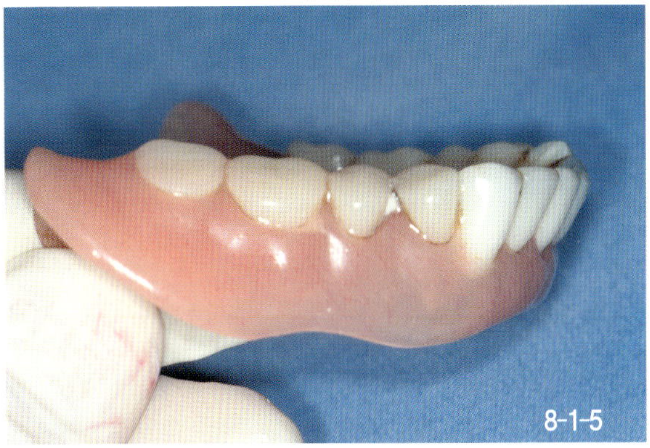

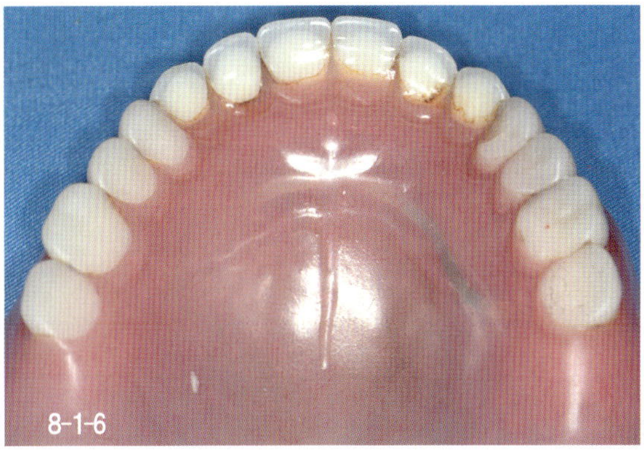

그림 8-1-5, 8-1-6. 구치 인공치가 교모되어 역 Monson 상태를 보이고 있습니다. 이것을 통해 교합고경의 저하를 추측할 수 있습니다.

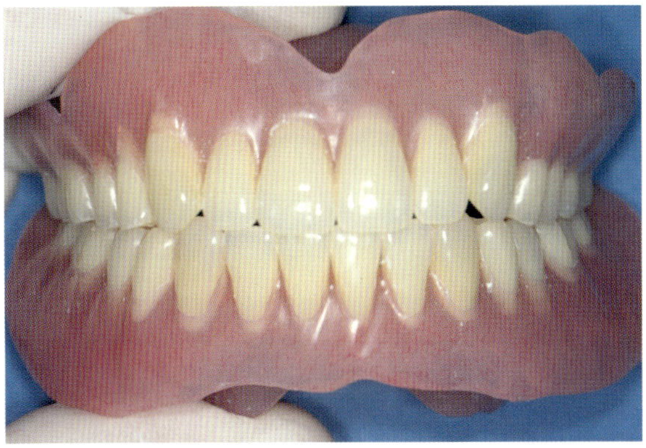

그림 8-1-7. 구의치의 소견을 파악한 후, 이를 참고하여 제작한 신의치의 정면 모습입니다. 수정한 곳은 ① 구치부 교합평면의 시정, ② 적절한 상 외형의 부여(특히 하악의 구후융기 주위), ③ 구치부의 적절한 교합면형태 부여와 저하된 교합고경의 회복입니다. 이상의 3점을 생각하면서 임했습니다.

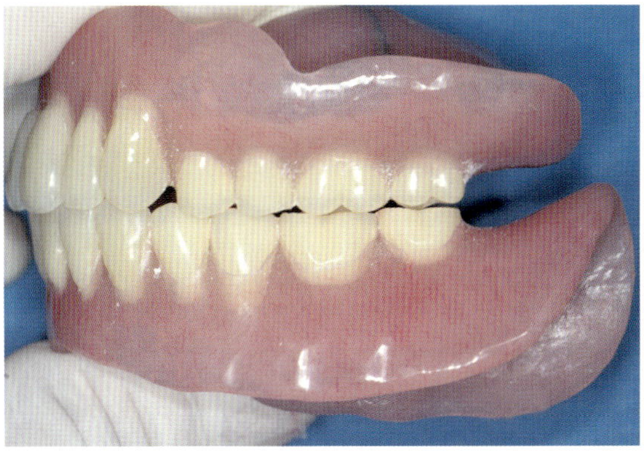

그림 8-1-8. 신의치의 측면 모습입니다. 교합평면, 교합고경 및 하악의 상 외형의 시정을 확인할 수 있습니다.

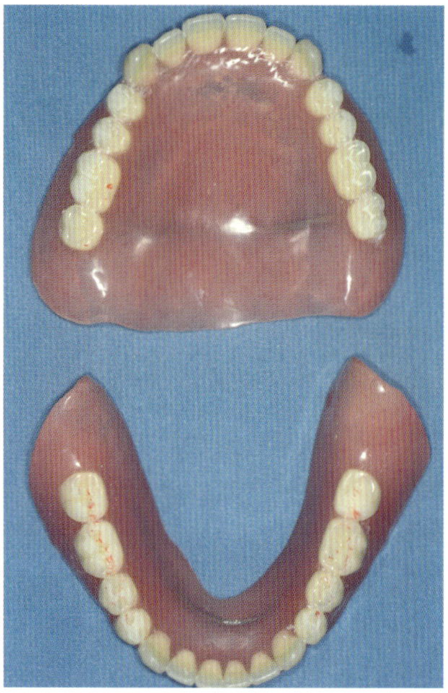

그림 8-1-9. 신의치의 교합면 모습입니다. 상 외형이 적절하게 부여되었습니다. 인공치의 아치는 큰 변화가 없습니다.

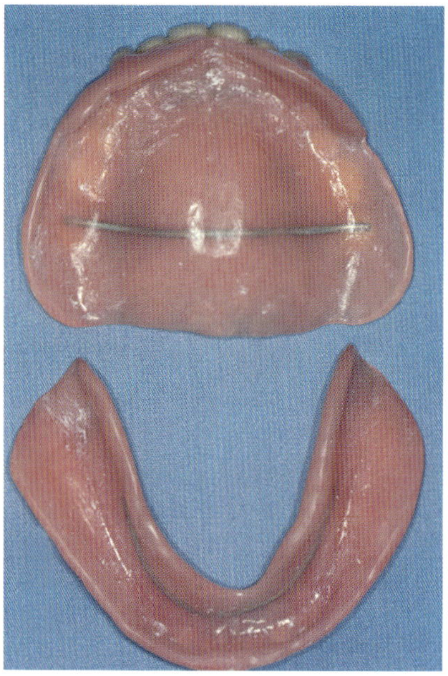

그림 8-1-10. 신의치의 점막면 모습입니다. 상 외형의 부여와 상연의 두께도 부여되었습니다.

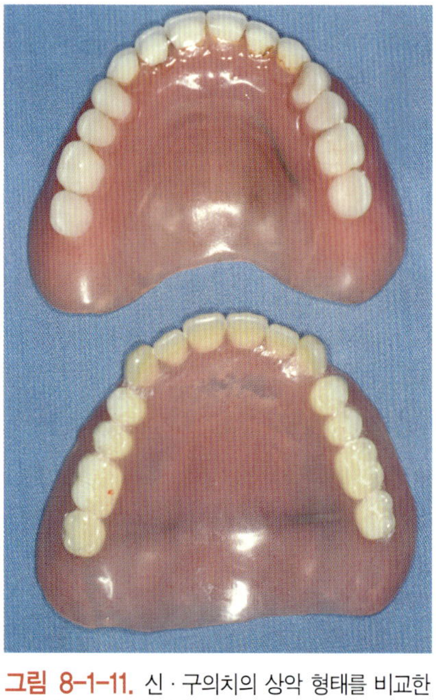

그림 8-1-11. 신 · 구의치의 상악 형태를 비교한 상태입니다. 구개부분 상의 길이에 차이가 있습니다(위가 구의치, 아래가 신의치입니다).

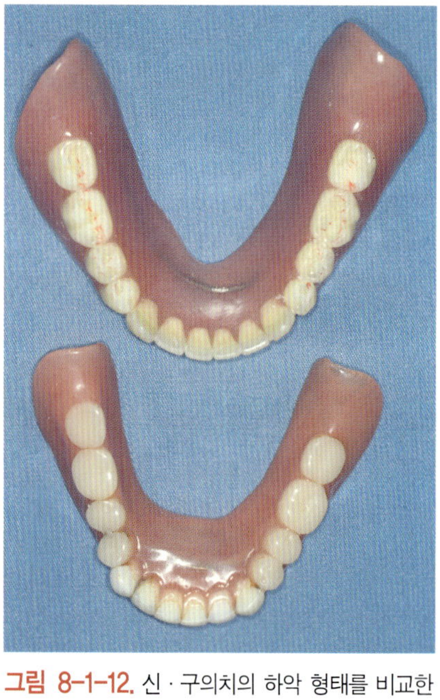

그림 8-1-12. 신 · 구의치의 하악 형태를 비교한 상태입니다. 구후융기 부근의 상 외형에 큰 차이가 있습니다(위가 신의치, 아래가 구의치입니다).

증례 2 하악의 심각한 치조제 흡수 증례에 대응한 예

의치에 통증은 없지만 안정감이 약간 떨어지므로 새로 제작하기를 희망하며 내원한 환자입니다. 구강 내 그림을 보면 알 수 있듯이 하악에 심각한 치조제 흡수가 존재합니다. 의치를 신규로 제작해도 반드시 좋은 예후를 약속할 수는 없다고 환자와 협의한 후 치료에 들어간 증례입니다.

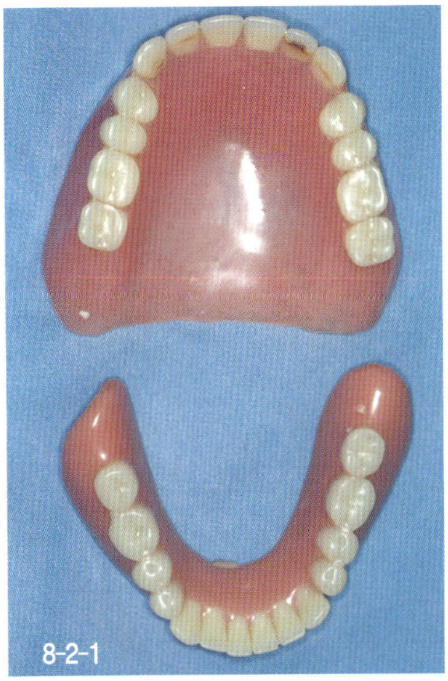
8-2-1

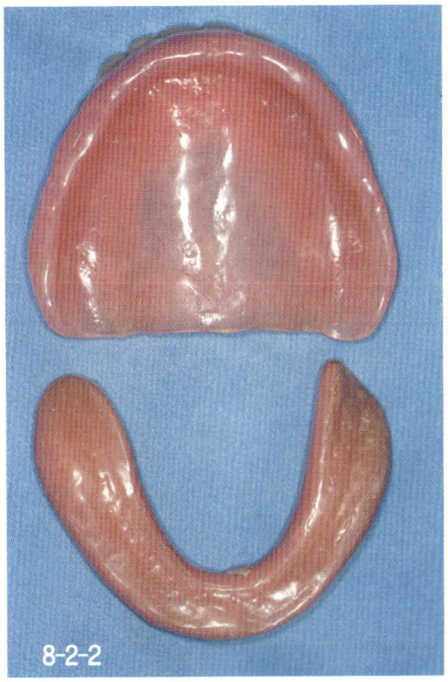
8-2-2

그림 8-2-1, 8-2-2. 구의치의 교합면 모습과 점막면 모습입니다. 상악에 lip support의 부족, 하악에 의치상 외형의 부족이 관찰되는데 구강 내 교합은 안정되고 큰 흔들림은 없었습니다.

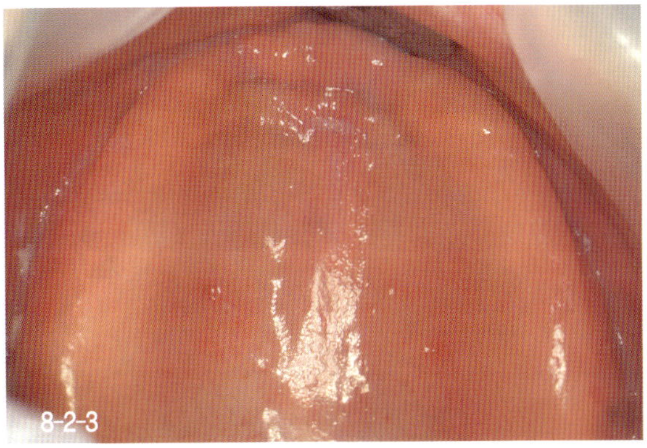
8-2-3

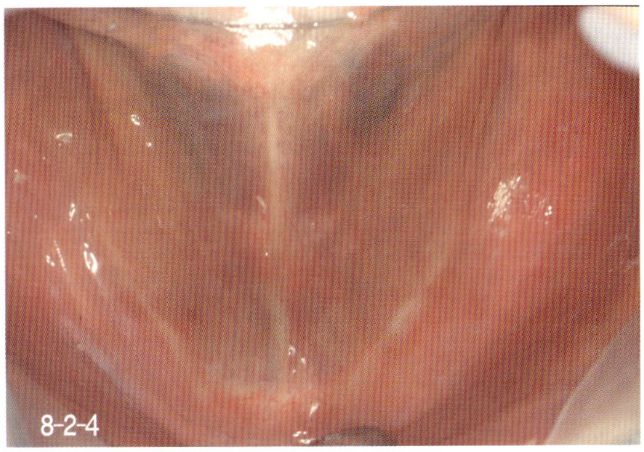
8-2-4

그림 8-2-3, 8-2-4. 상하 구강 내 소견입니다. 상악은 전치부에 flabby gum이 관찰됩니다. 하악은 구치부 치조제가 크게 흡수되고 함몰된 상태를 보여 인상채득이 곤란하리라 예상되었습니다.

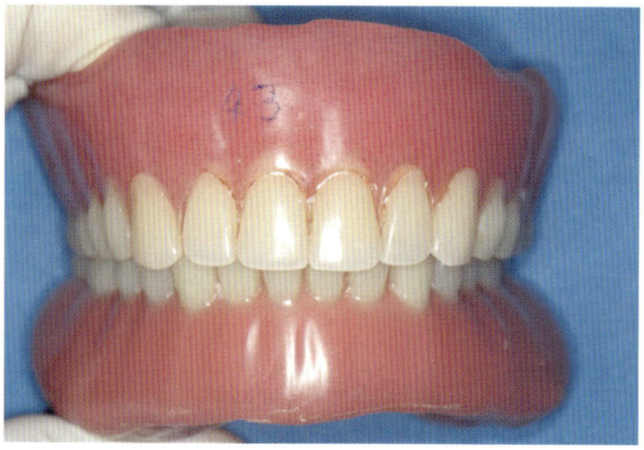

그림 8-2-5. 구의치를 꺼내 교합접촉시킨 상태입니다. 맥그렌의 값을 측정해 보니 43mm이고 평균치를 훨씬 넘었는데 교합고경과 관련된 주소가 없어 일단 이 값을 존중하기로 했습니다.

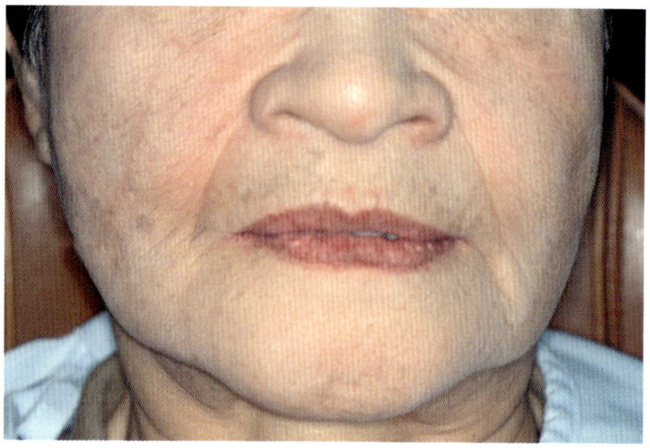

그림 8-2-6. 환자의 정면 모습입니다. 구순의 수평선이 기울어져 있는데 수직적 균형은 이 상태에서 문제가 없었습니다. 그림 8-2-5의 소견을 같이 고려해 볼 때, 이 환자는 골격의 상하적 패턴이 정상치보다 큰 증례라고 추측했습니다.

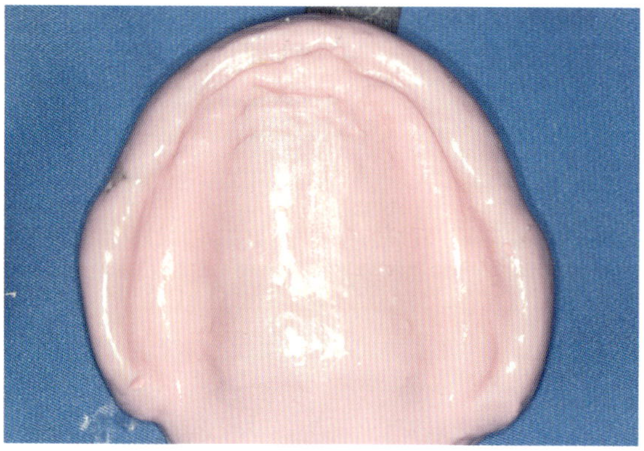

그림 8-2-7. 상악의 인상입니다. 2차 적층인상한 상태입니다.

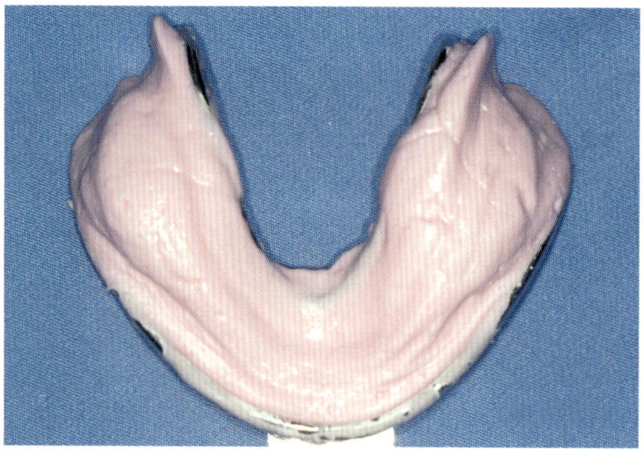

그림 8-2-8. 하악은 아주 되게 혼합한 인상재로 1차 인상을 채득했습니다. 이 상태에서는 트레이 가장자리가 접촉하고 있습니다.

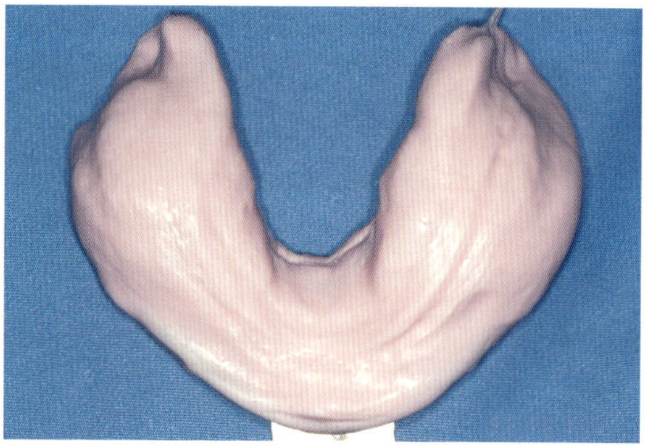

그림 8-2-9. 1차 인상 위에 2차 적층인상을 채득한 상태입니다. 치조제의 골면상태가 적절하게 채득되어 있습니다.

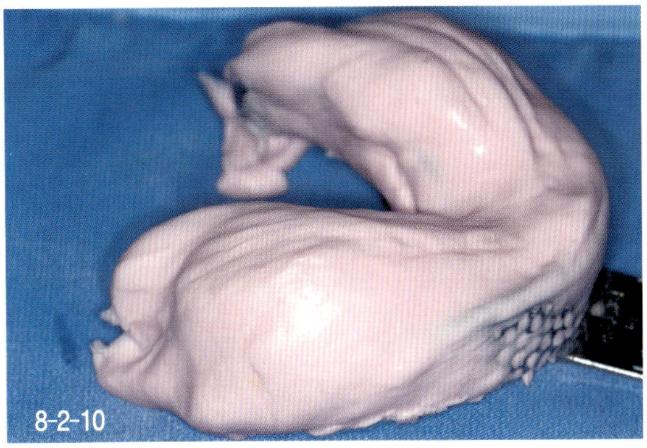

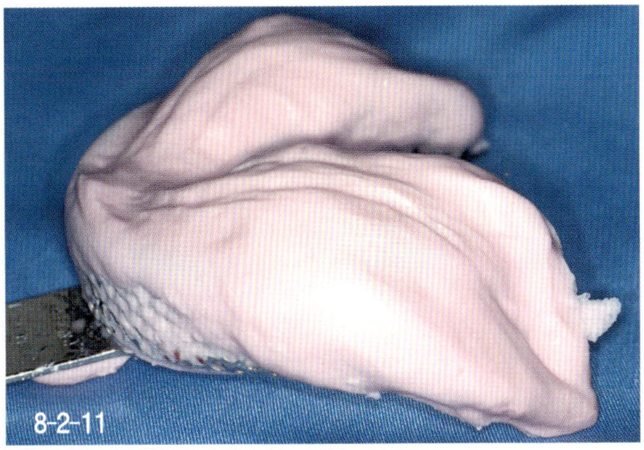

그림 8-2-10, 8-2-11. 그림 8-2-9 인상의 측면 모습입니다. 치조제의 흡수가 크다는 것을 알 수 있는데 이렇게 골면 인상을 채득하듯이 신경 쓰면 구후융기, 외사선 및 악설골근선의 표식을 읽을 수 있게 됩니다.

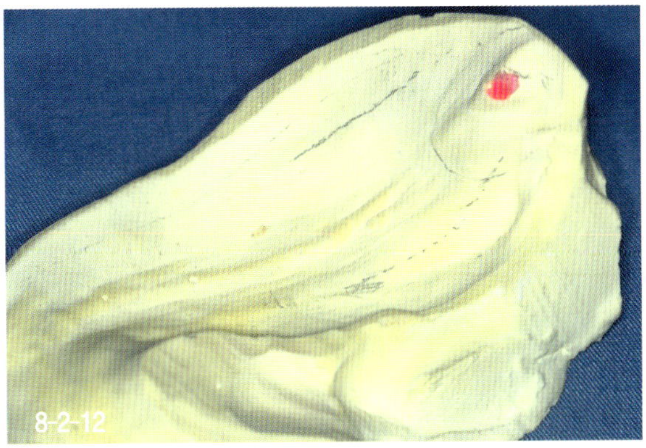

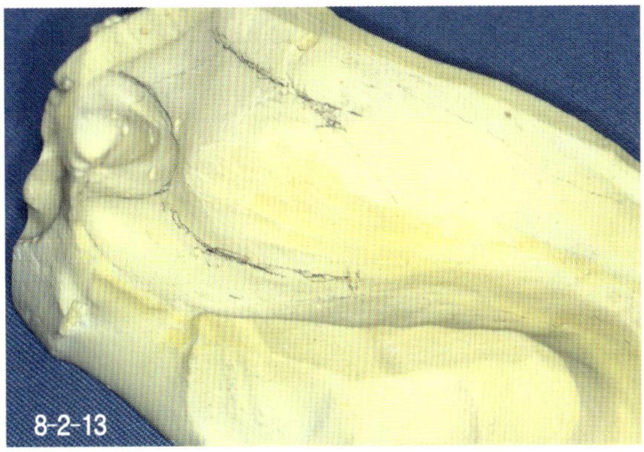

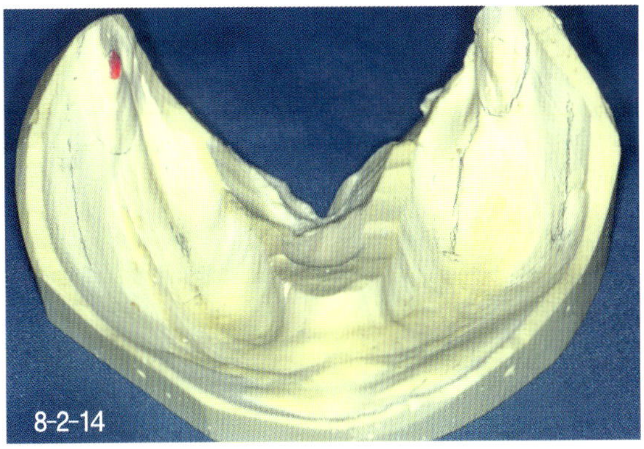

그림 8-2-12~8-2-14. 인상으로 제작한 석고모형 상에서 표식을 확인할 수 있습니다.

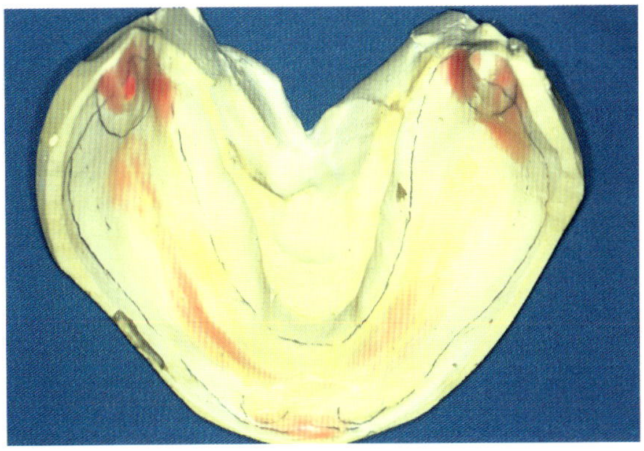

그림 8-2-15. 확인한 표식에서 의치의 외형 예상선을 표시합니다. 치조제가 크게 흡수되어도 인상채득이 적절하다면 그려지는 의치의 외형은 거의 일정한 형태를 보입니다.

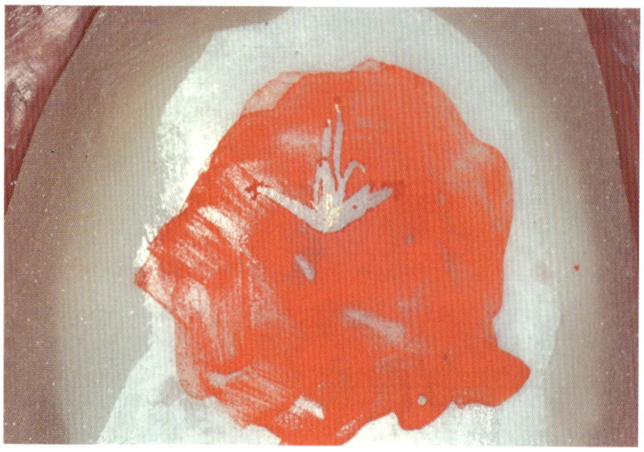

그림 8-2-16. Gothic arch를 묘기해 보았는데 apex가 깨끗하게 그려져 있으며, 교합이 안정된 것을 추측할 수 있었습니다.

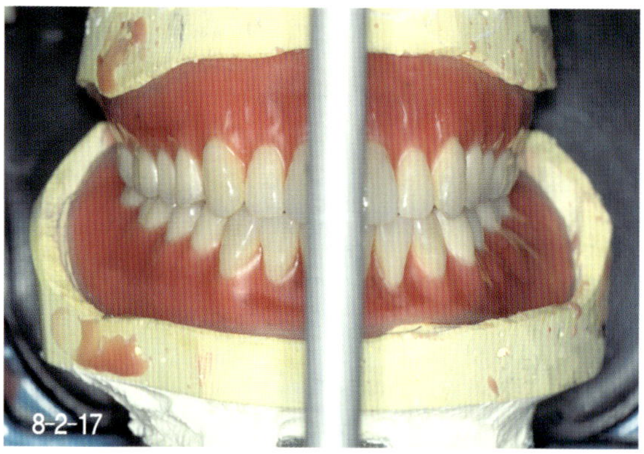

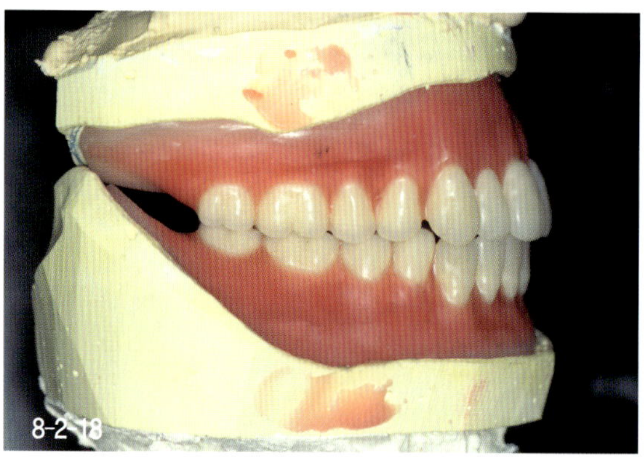

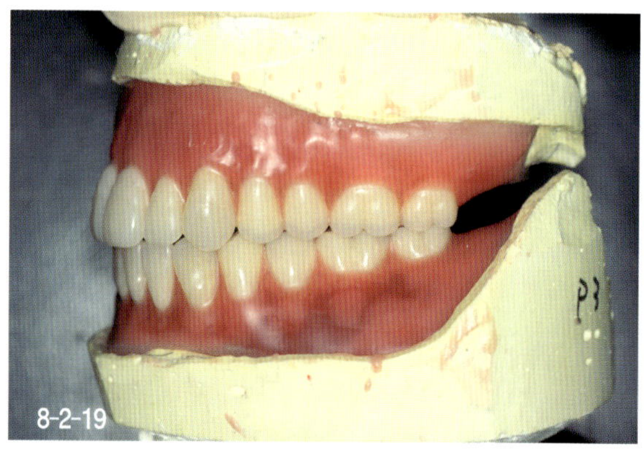

그림 8-2-17~8-2-19. 교좌인상에 들어가기 전 준비로 인공치를 배열했습니다.

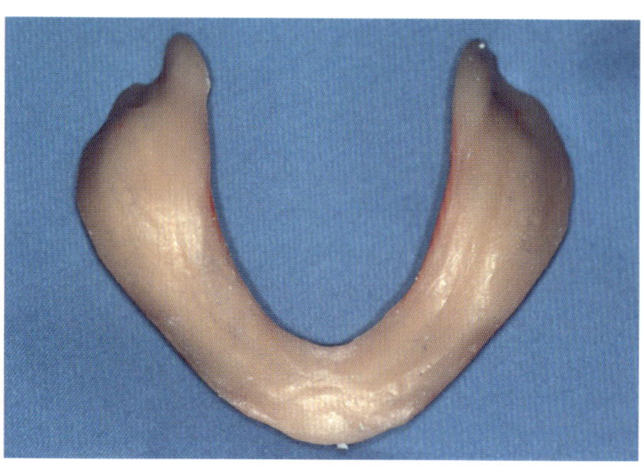

그림 8-2-20. 하악 wax denture의 점막면 모습입니다.

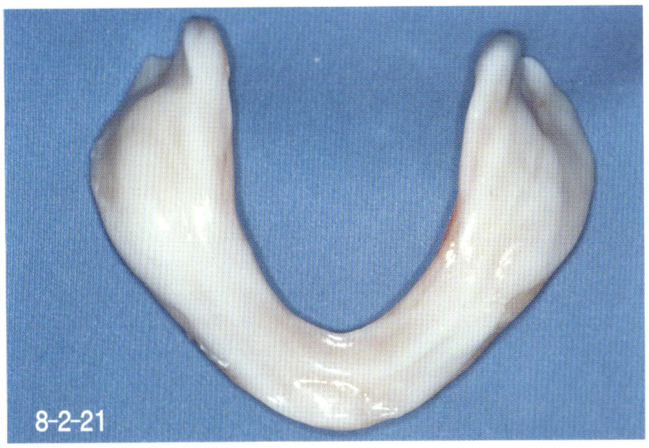

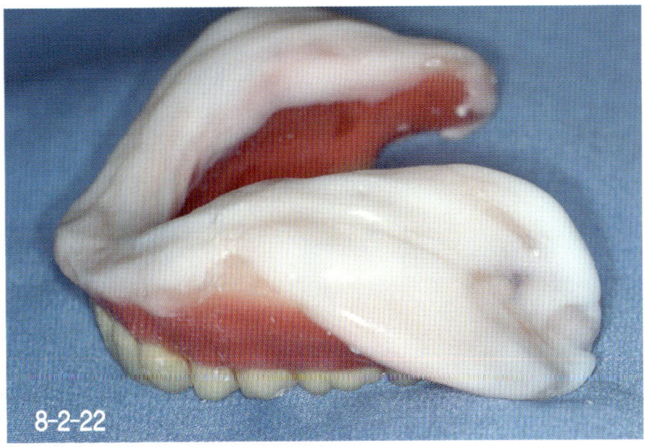

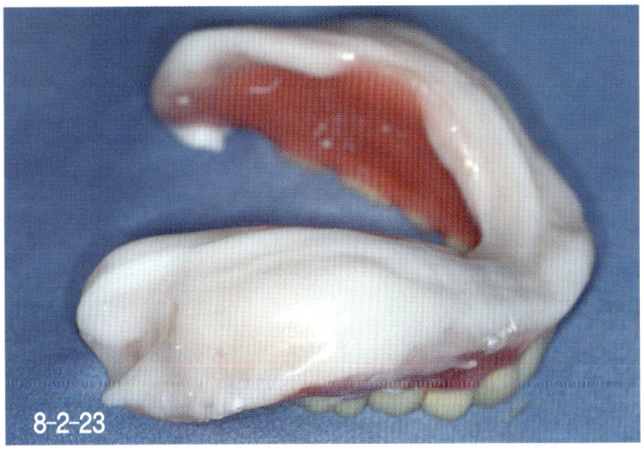

그림 8-2-21~8-2-23. 교좌인상을 채득한 상태입니다. 치조제 흡수가 심한 구치부는 변연부도 둥글게 완성되는 것을 알 수 있습니다.

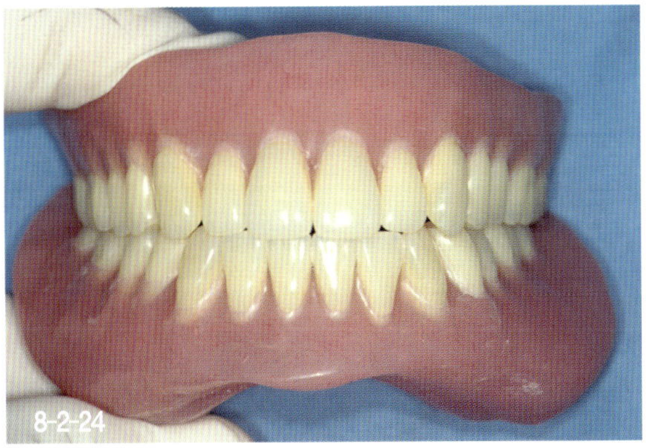

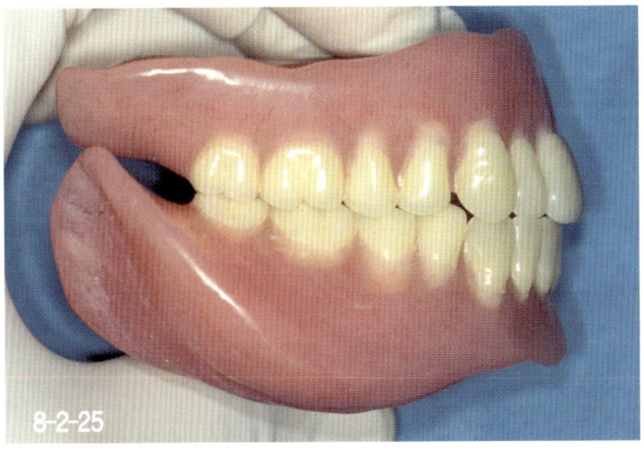

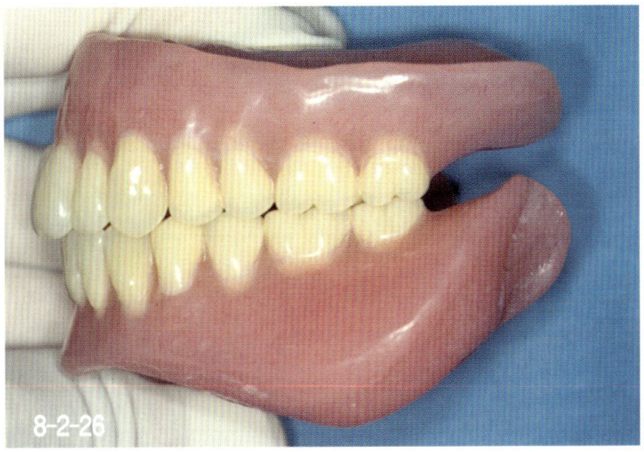

그림 8-2-24~8-2-26. 완성한 상하 총의치입니다. 하악 구치부 레진상의 두께가 치조제의 흡수량에 따라 상당히 두껍게 되어 있습니다.

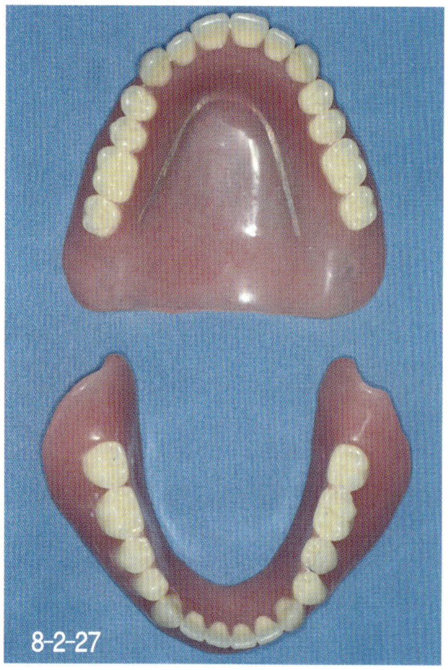

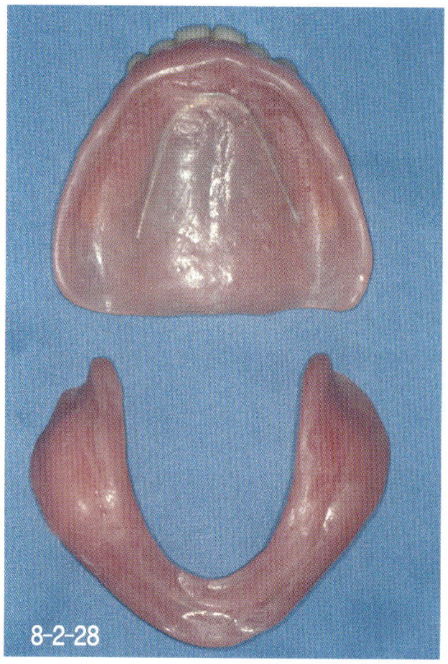

그림 8-2-27, 8-2-28. 완성한 의치의 교합면 모습 및 점막면 모습입니다. 하악 의치의 외형은 치조제가 크게 흡수되어도 표준 형태를 보인다는 것을 이 그림으로 알 수 있습니다.

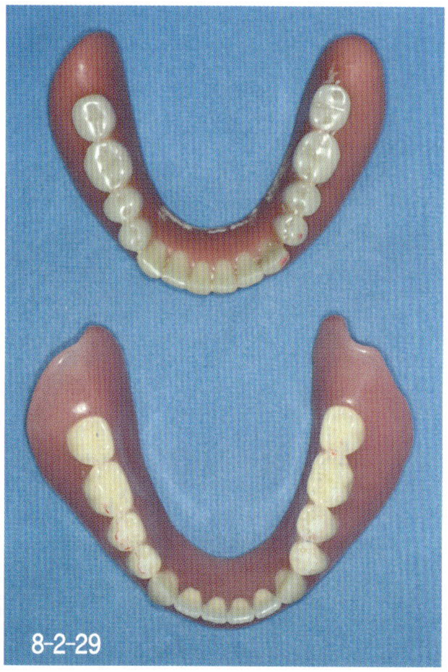

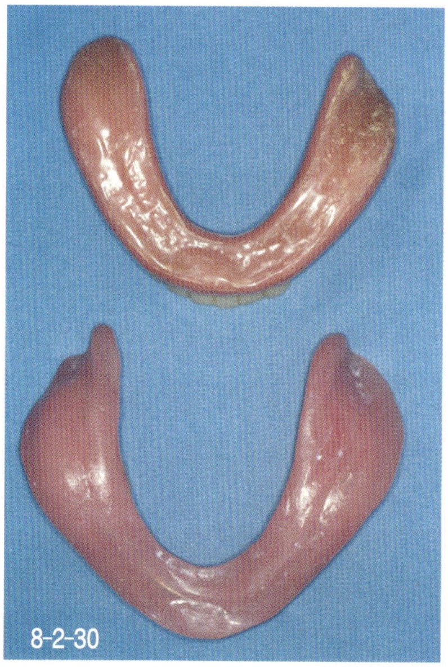

그림 8-2-29, 8-2-30. 신, 구의치의 하악 형태를 비교한 그림입니다. 신의치의 형태가 기준을 따르고 있습니다(위가 구의치, 아래가 신의치입니다).

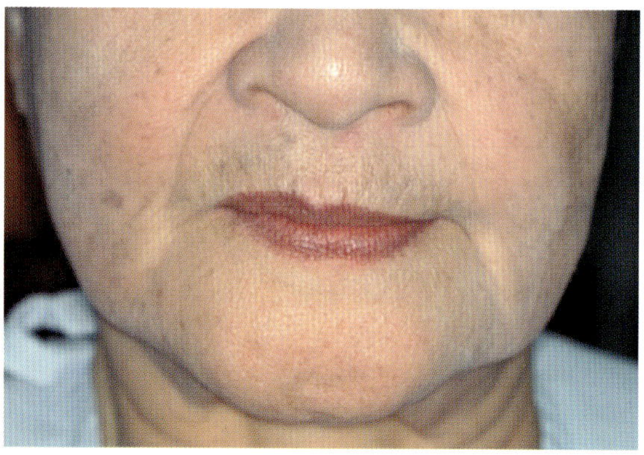

그림 8-2-31. 신의치를 장착한 후 환자의 입 주변입니다. 구순의 경사는 시정할 수 없었지만 의치가 안정되고 긴장감이 해소되었습니다.

Gothic arch 소견에서도 알 수 있듯이, 이 증례의 경과가 좋았던 것은 tapping 위치가 안정된 것이 큰 요인이라고 생각합니다. 교합관계가 안정되면 치조제가 크게 흡수되더라도 비교적 양호한 경과를 기대할 수 있다는 것을 이 증례가 시사하는 것 같습니다.

증례 3 하안면의 길이가 길고 의치의 형태수용이 곤란했던 증례

이 증례의 일부는 교합채득 부분에서 소개되었는데 시사하는 바가 많아 다시 제시합니다.

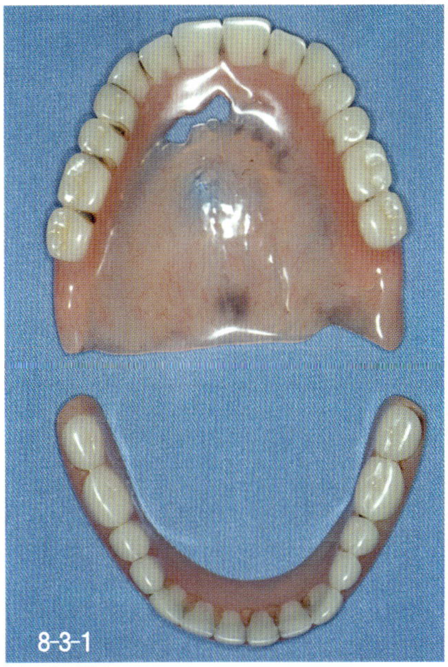
8-3-1

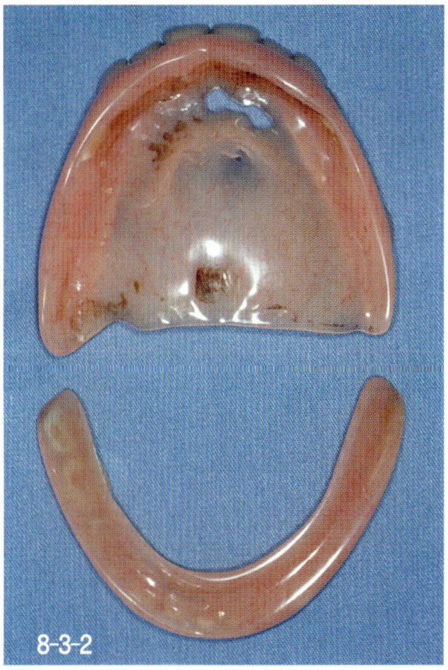
8-3-2

그림 8-3-1, 8-3-2. 환자가 지금까지 사용해 온 상하 총의치입니다. 상악은 구멍이 뚫렸고, 하악은 외형이 너무 작습니다.

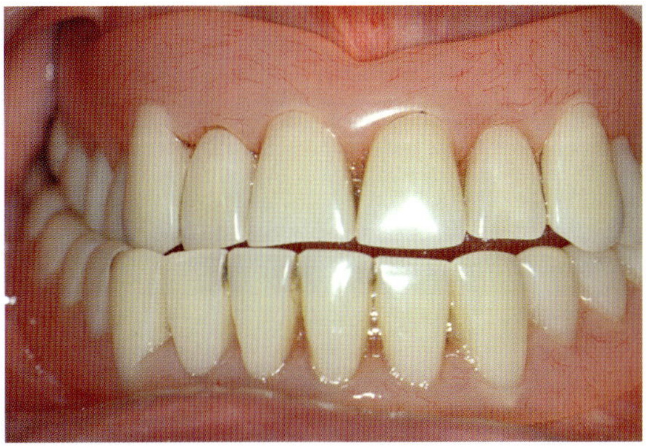

그림 8-3-3. 구강 내에서 의치가 안정되지 않아 결과적으로 교합도 불안정하고 하악이 전방으로 미끄러지는 상태를 보였습니다.

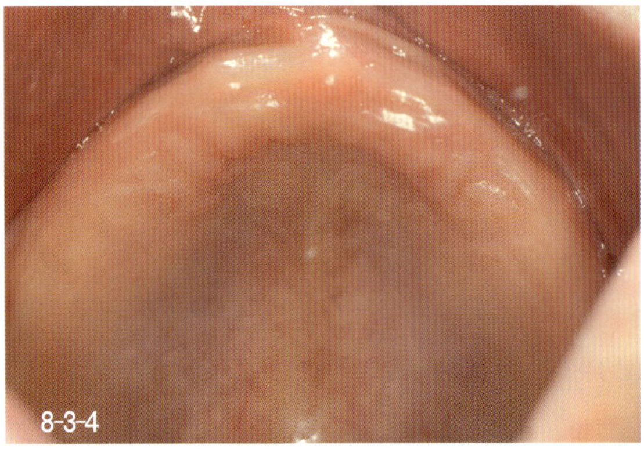

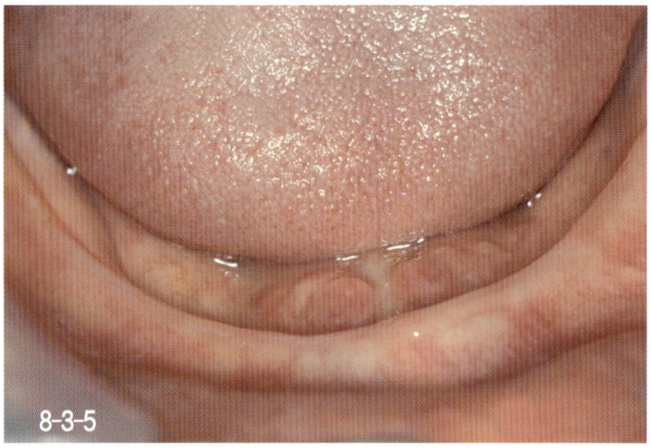

그림 8-3-4, 8-3-5. 상하 치조제는 크게 흡수되지 않았습니다.

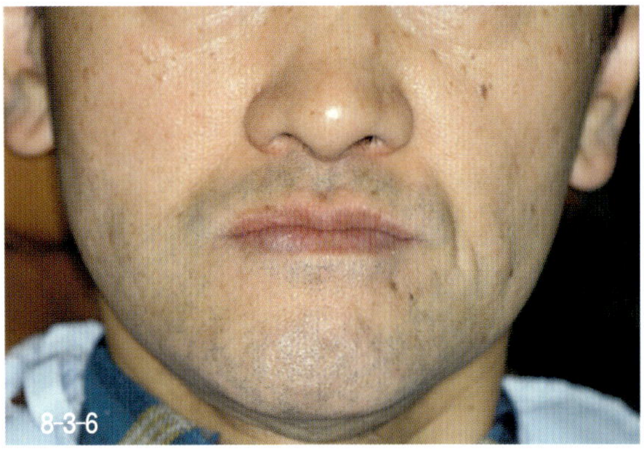

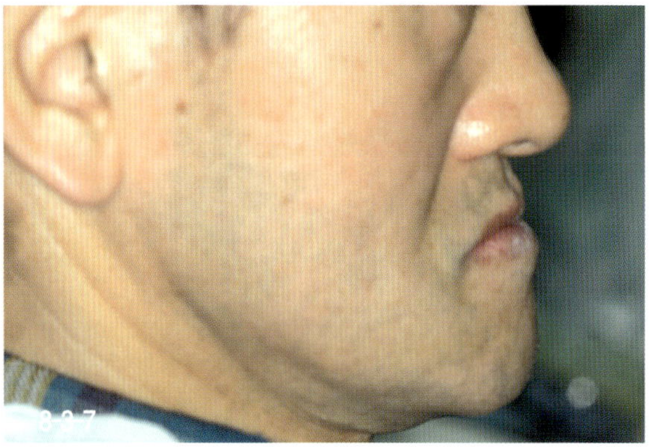

그림 8-3-6, 8-3-7. 환자의 안모이고 하악전돌 및 하안면도 상당히 긴 소위 교정학에서 말하는 high angle 증례라고 생각했습니다. 부적절하고 교합고경이 낮은 의치를 장착하고 있어 하안면이 눌리고 하악이 앞으로 돌출해 부자연스러운 상태를 보이고 있습니다.
이 환자의 악안면 형태는 표준보다 크게 편위되었다고 생각했습니다. 교합고경, 인공치배열 및 외형부여 등을 시행착오적으로 시술할 필요가 있다고 판단해 환자와 상담한 후 먼저 치료용 총의치를 제작하고 이것을 조정하면서 최종의치의 형태를 모색하기로 했습니다.

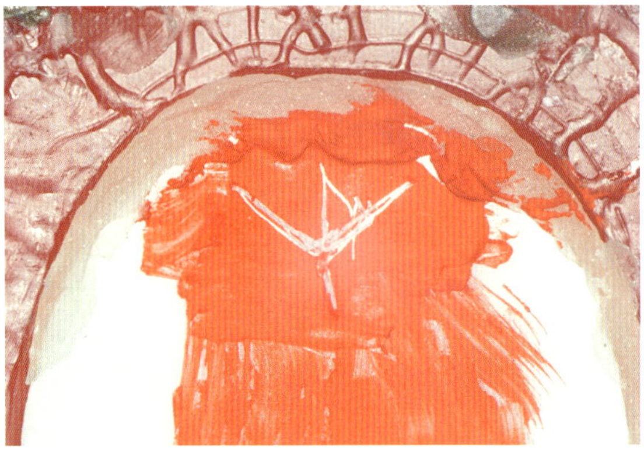

그림 8-3-8. 통상의 교합채득과 교합채득 후 gothic arch를 그려 보았습니다. Apex보다 후방으로 궤적이 움직이는 일부 부자연스러운 부분이 있었지만 대체로 tapping은 안정적이라 판단해 apex로 다시 교합을 채득했습니다.

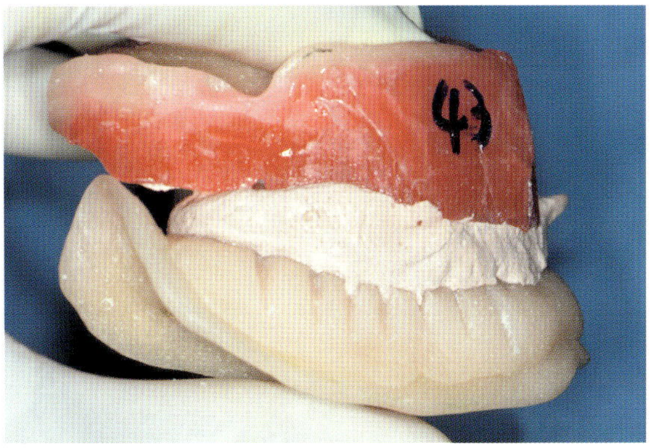

그림 8-3-9. 산타노(xanthano)로 교합을 채득한 상태입니다. 하악전돌 양상을 읽을 수 있습니다.

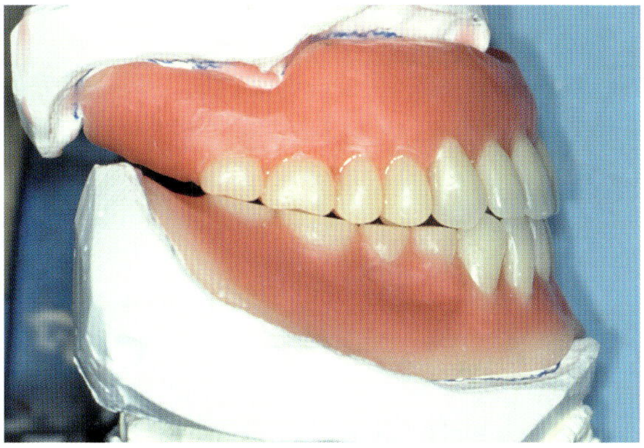

그림 8-3-10. 인공치를 배열한 상태입니다. 전치부 피개관계를 만들기 위해 절단교합에 가까운 형태가 재현되었습니다.

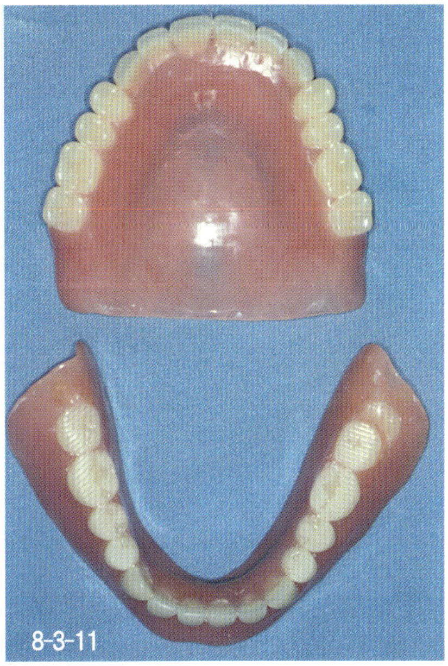

8-3-11

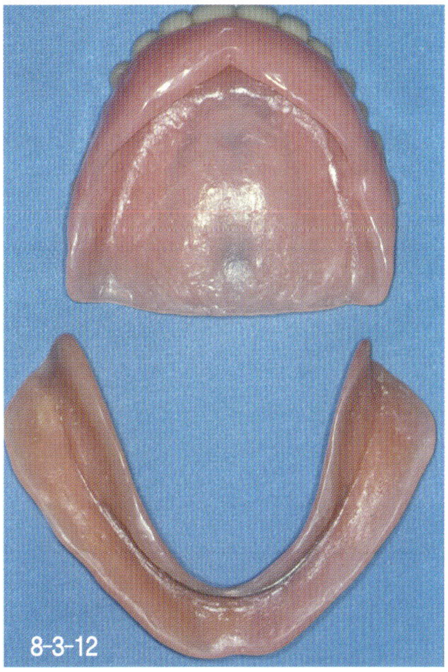

8-3-12

그림 8-3-11, 8-3-12. 치료용 의치를 중합한 그림입니다. 상악 전치부는 상을 두껍게 설정했습니다. 하악은 거의 표준에 가까운 외형을 부여했습니다.

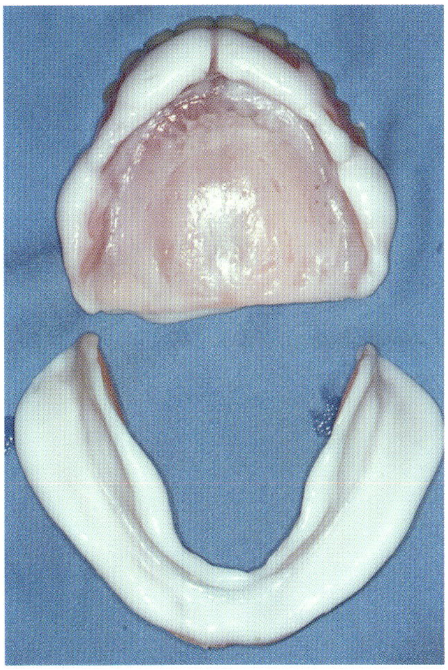

그림 8-3-13. 장착 시에 의치의 점막면에 tissue conditioner를 축성한 상태입니다.

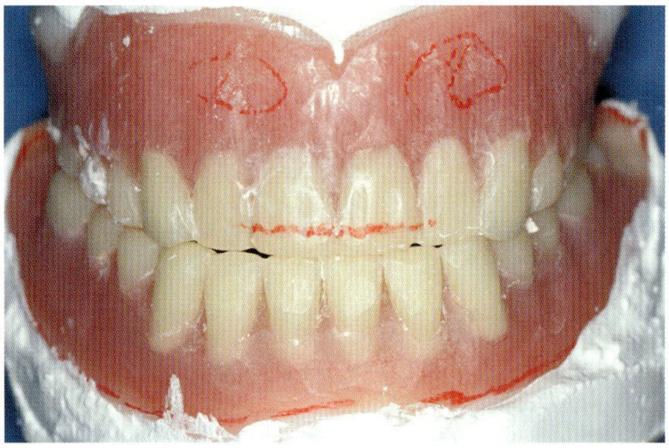

그림 8-3-14. 실제 치료용 의치를 장착해 보니 환자는 많은 불만을 토로했습니다. 상악 전치부의 배열위치가 너무 전방에 있고, 상악 전치의 절연위치가 너무 내려갔다는 환자의 의견을 받아들여 교합기 상에서 재배열했습니다.

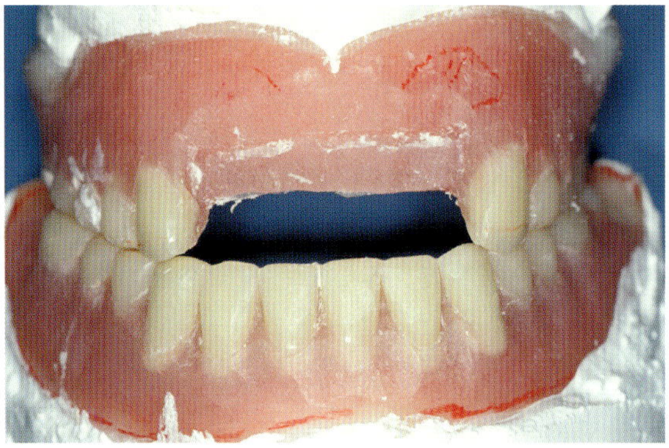

그림 8-3-15. 상악 전치부의 인공치를 제거한 상태입니다.

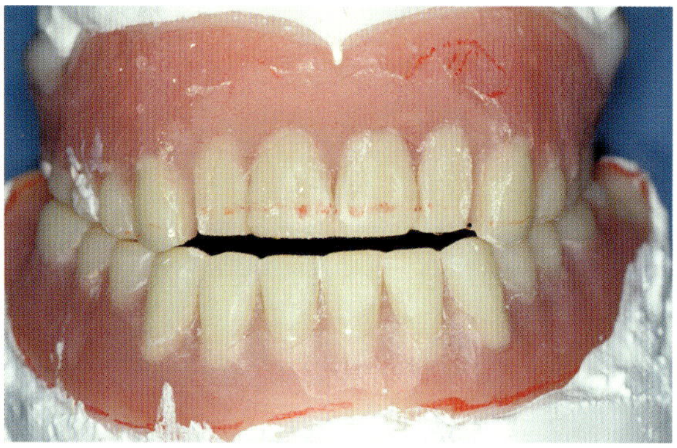

그림 8-3-16. 환자의 요구에 가깝다고 생각하는 위치에 재배치했습니다.

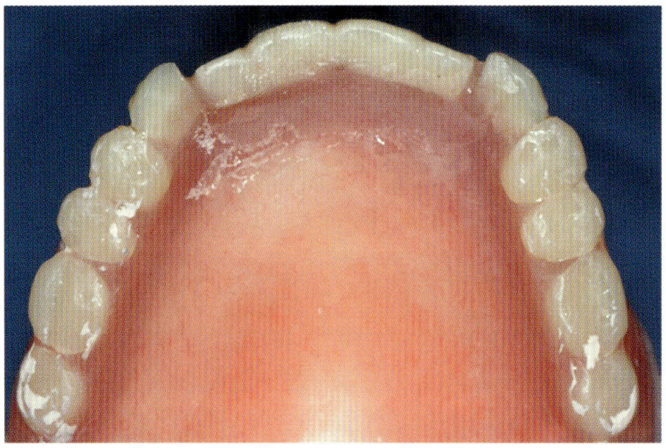

그림 8-3-17. 교합면에서 수리상태를 관찰한 그림입니다. 설측으로 많이 들어가 있습니다.

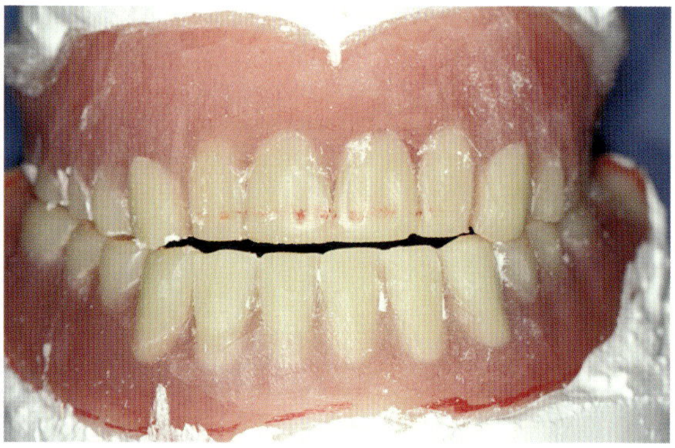

그림 8-3-18. 교합기 상에서 교합을 조정하고 상하 전치가 맞물리도록 했습니다.

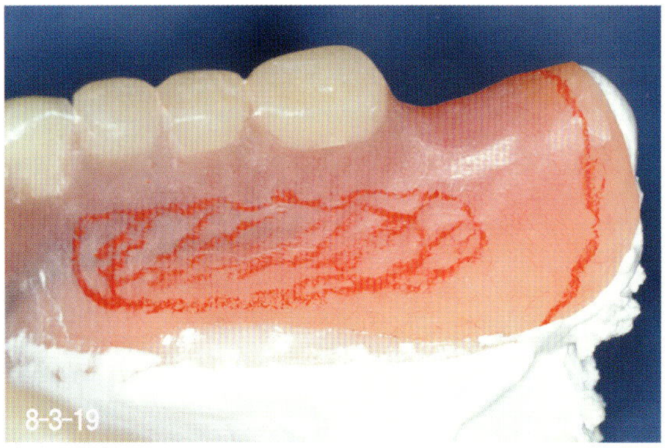

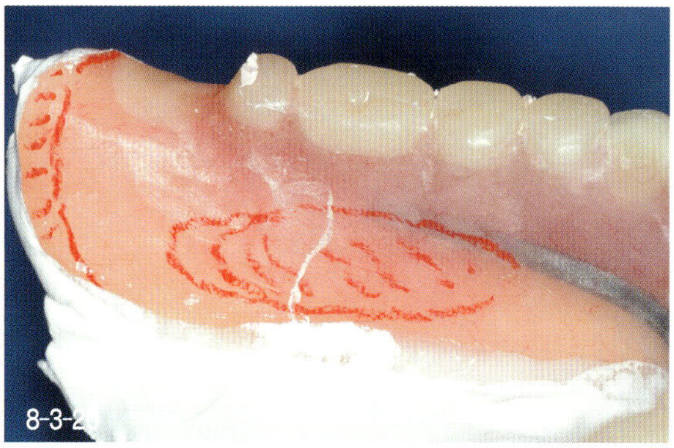

그림 8-3-19, 8-3-20. 환자가 하악의 표준 외형을 수용할 수 없어 다시 수정을 반복했습니다. 붉은 색으로 표시한 부분은 외형을 축소하고 연마면을 얇게 조정했습니다.

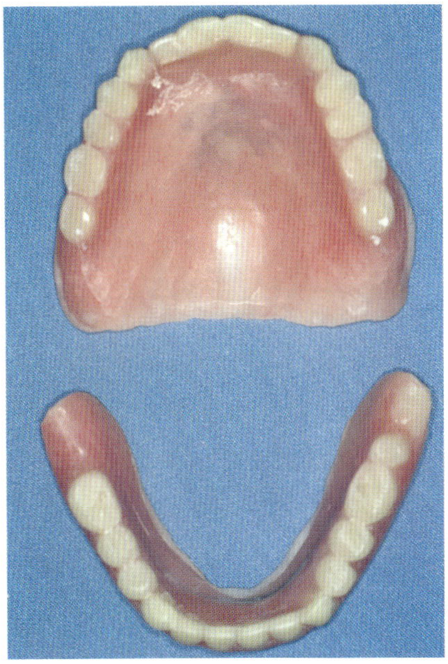

그림 8-3-21. 수개월간 조정한 후에 환자가 수용한 의치 형태입니다. 당초보다 훨씬 축소되었습니다.

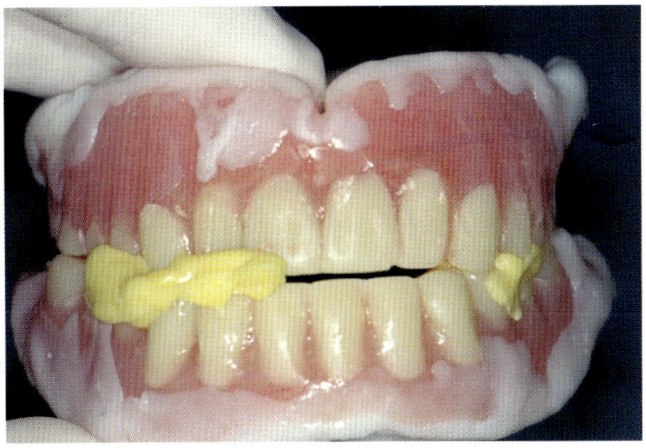

그림 8-3-22. 상하 치료용 의치를 다시 tissue conditioner로 얇게 도포한 후 실리콘으로 바이트를 채득한 상태입니다.

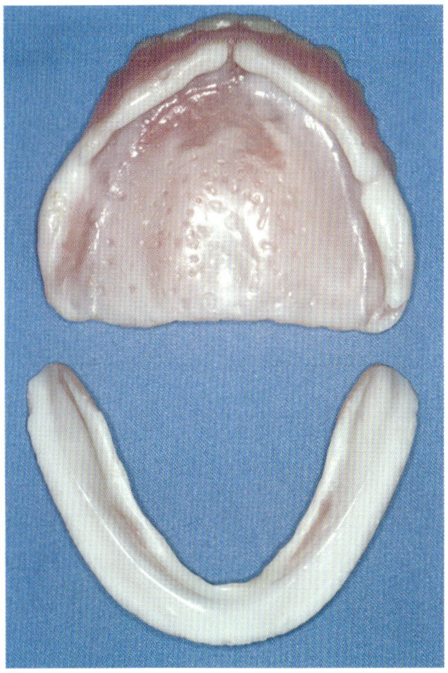

그림 8-3-23. 상하 치료용 의치의 점막면을 최종 완성한 형태입니다. 특히 하악은 표준형태에서 크게 벗어났지만 환자가 이 형태를 가장 만족해 해 이 형태로 결정했습니다.

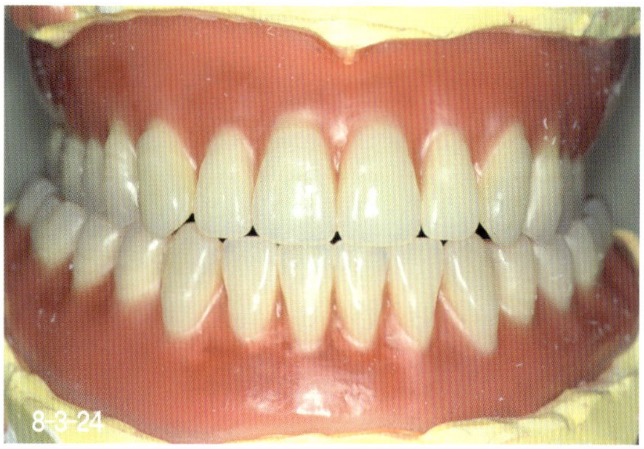

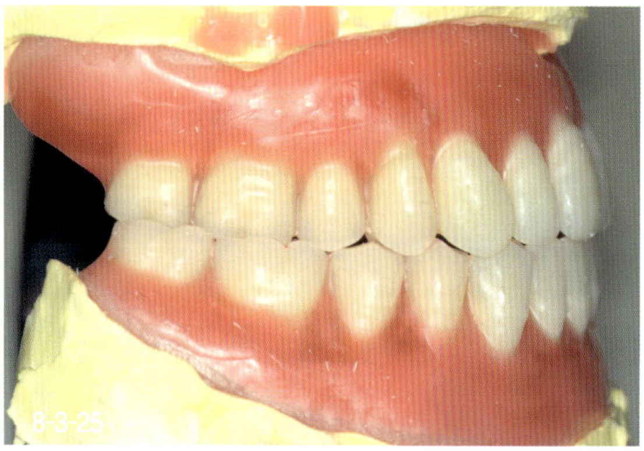

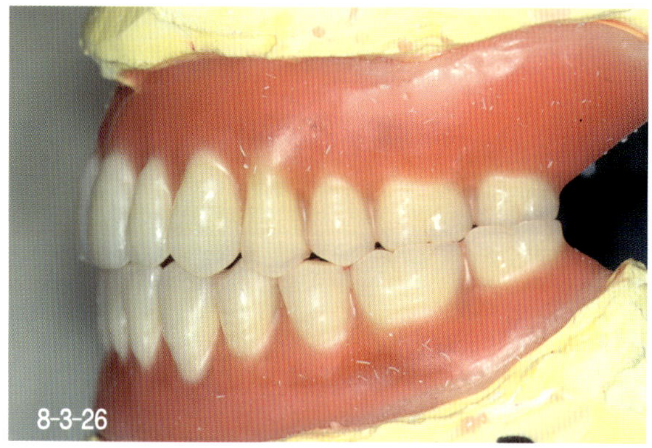

그림 8-3-24~8-3-26. 치료용 의치의 정보를 토대로 최종의치를 제작합니다. 인공치배열은 구치부에 이보크라(Ivoclar)의 교차교합용 인공치를 배열했습니다.

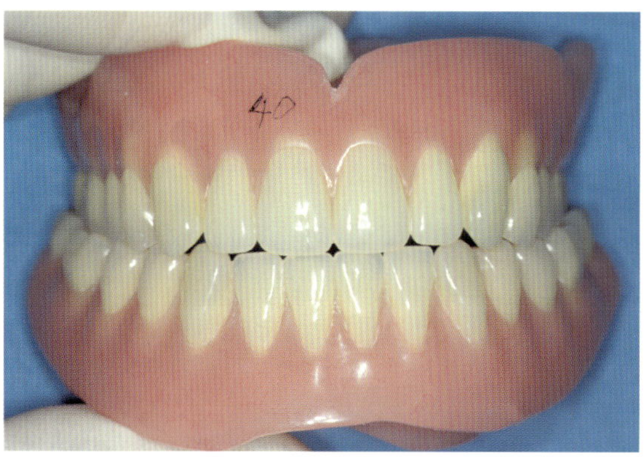

그림 8-3-27. 완성한 최종의치입니다. 맥그렌의 값은 40mm이고, 하안면이 긴 상태에 맞는 수치입니다.

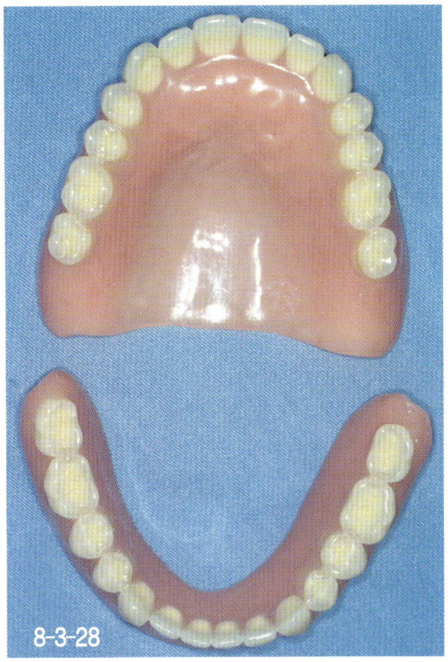

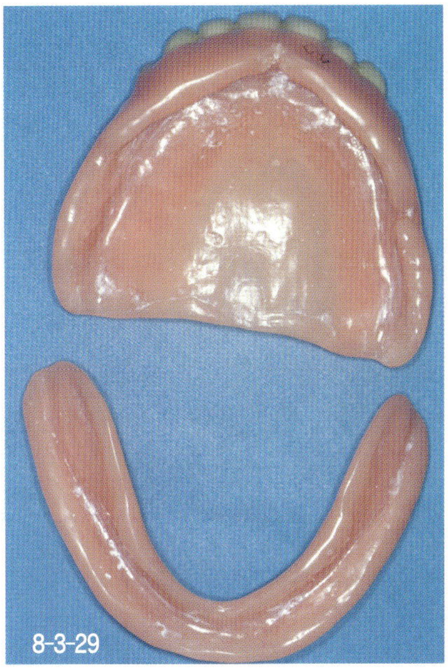

그림 8-3-28, 8-3-29. 완성한 최종의치의 교합면 모습, 점막면 모습입니다.

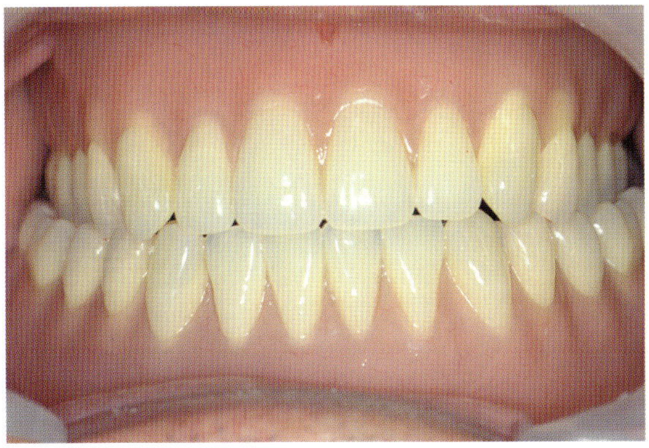

그림 8-3-30. 구강 내에 최종의치를 장착한 상태입니다.

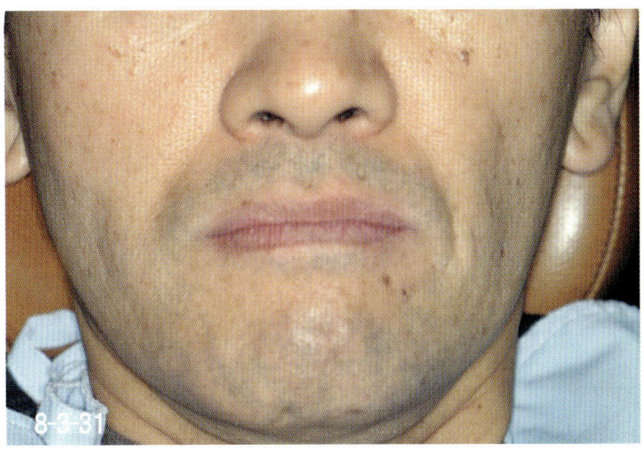

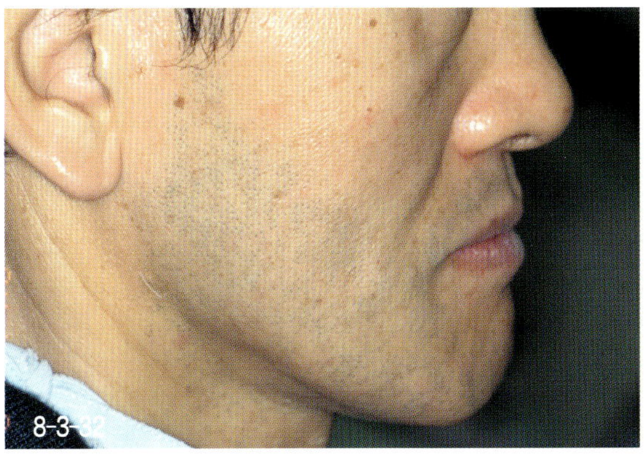

그림 8-3-31, 8-3-32. 최종의치를 장착한 상태에서 환자의 안모입니다. 교합고경이 적절하게 부여되었고 안모의 형태도 회복되었습니다(그림 8-3-6, 8-3-7과 비교해 보기 바랍니다).

증례 4 하악골 수술을 받은 환자의 총의치 형태

이 환자는 태평양전쟁 때 폭탄을 맞아 하악이 날아가 당시에 허리 골(장골)을 이식했다고 합니다. 지금까지 전후 40년간 상하 의치를 장착한 적이 없었는데(다른 치과의원에서 제작을 거절당한 적은 있음) 의치 제작을 희망하며 내원한 환자입니다.

핵심은 하악골의 형태가 정상과 다르며 골량도 없다는 것입니다. 만약 의치를 제작해도 교합압을 약한 하악골이 견딜 수 있을지 걱정되었습니다. 환자에게 예후가 불확실하지만 노력해 보겠다고 설명한 후 동의를 구하고 시술에 들어갔습니다.

환자의 노력과 인내에 힘입어 완성에 이른 증례입니다.

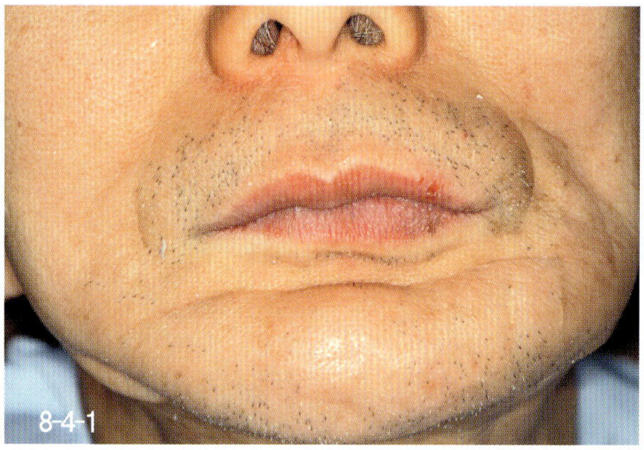

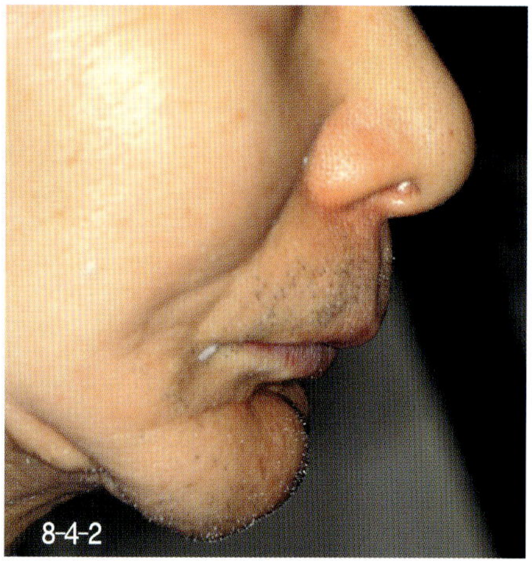

그림 8-4-1, 8-4-2. 초진 시 환자의 입주변(의치는 미장착). 하악에 큰 결손이 있는 것을 알 수 있습니다.

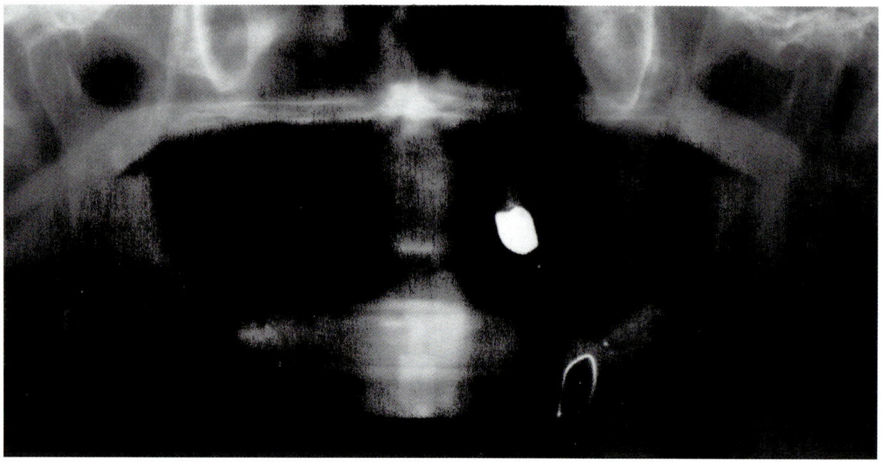

그림 8-4-3. 초진 시 orthopantomogram. 상악 우측의 잔근과 하악 장골 이식의 흔적을 고정용 와이어와 함께 확인할 수 있습니다.

그림 8-4-4. Gothic arch를 그려 보았지만 apex 묘기가 불가능하고 tapping point도 불규칙했습니다.

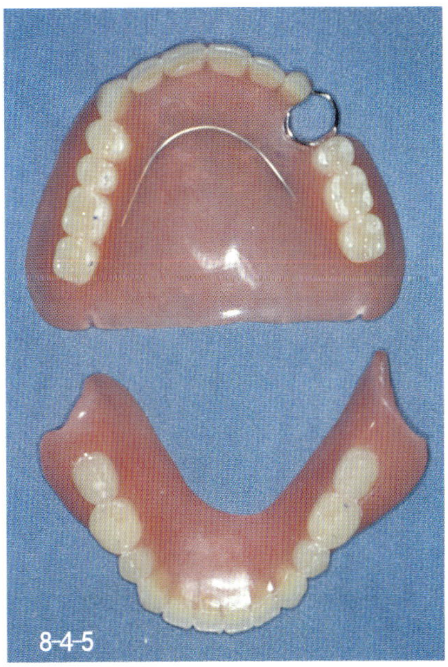

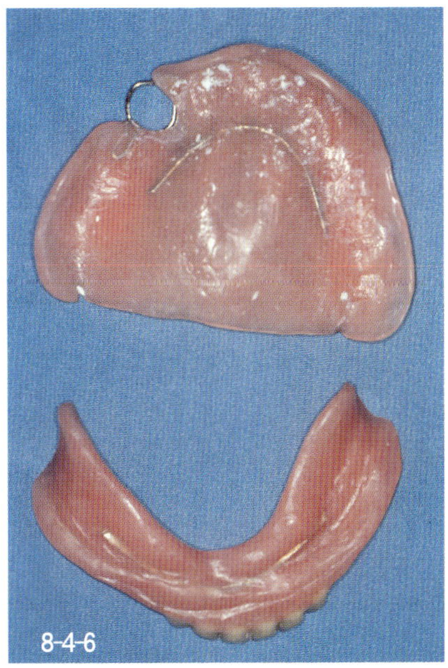

그림 8-4-5, 8-4-6. 필자의 평소 방법으로 제작한 상하 의치입니다. 상악은 좌측 4번을 남겼습니다. 구치부 교합면은 무교두 치아로 제작해 불안정한 교합을 회복하기로 했습니다.

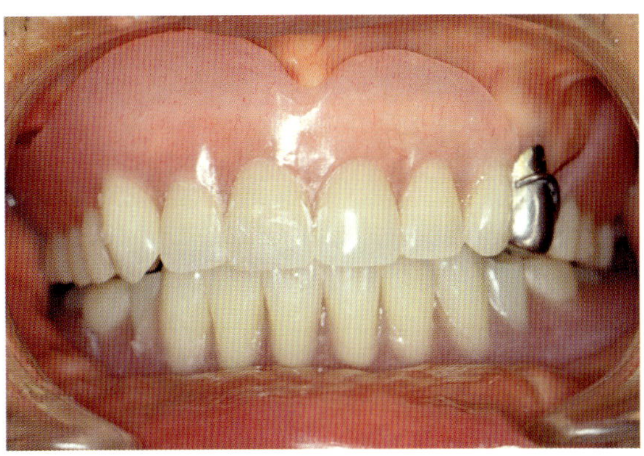

그림 8-4-7. 제작한 의치를 구강 내에 장착한 상태입니다.

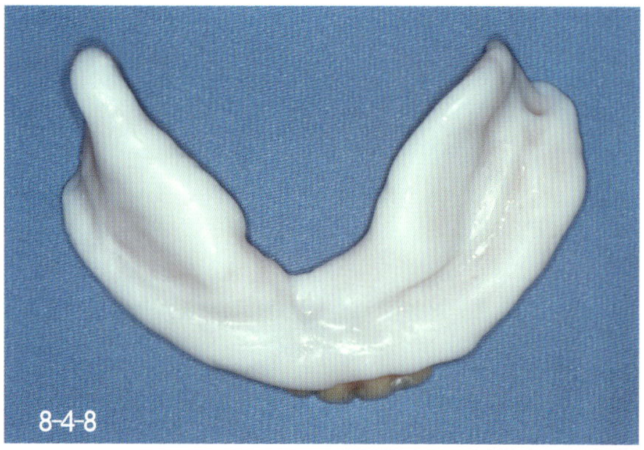

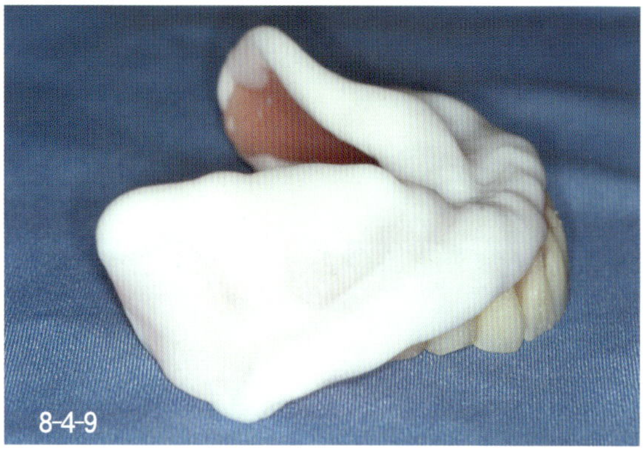

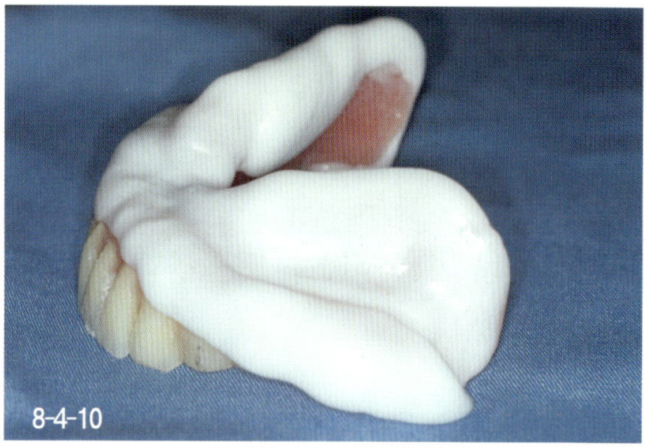

그림 8-4-8~8-4-10. 장착 후 하악의 동통을 많이 호소해 다시 tissue conditioning 했습니다. 설측 상연형태의 좌우 불균형과 전치부 순측 근육의 부착이상을 확인할 수 있습니다. 그러나 이렇게 손을 써도 하악 의치 상하의 동통은 크게 해소되지 않았습니다.

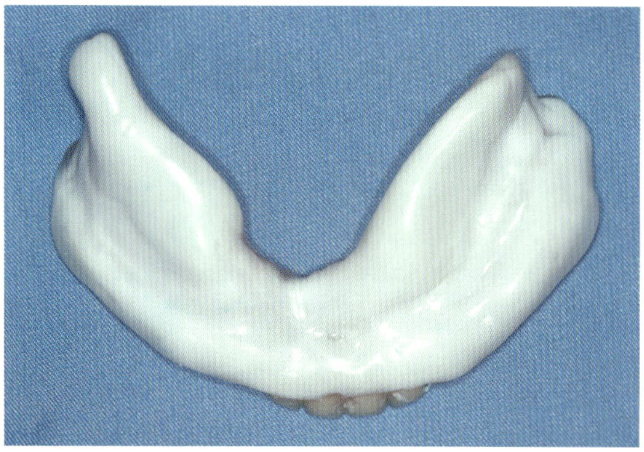

그림 8-4-11. 바쁘다는 이유로 앞의 그림을 마지막으로 2년 6개월 정도 통원이 중단되고 그 후 재내원했을 때 하악 의치의 점막면 상태입니다. Tissue conditioner의 표면성상에는 거친 부분이 거의 없었습니다. 점점 의치의 통증도 해소되어 일상생활에서 불편 없이 사용하고 있다고 했습니다.

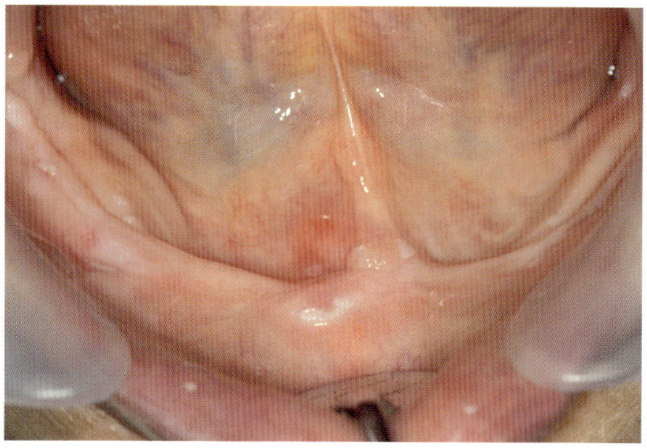

그림 8-4-12. 같은 시기의 하악 구강 내 소견입니다. 흰색 반점이 곳곳에 보이지만 통증을 호소하지는 않았습니다.

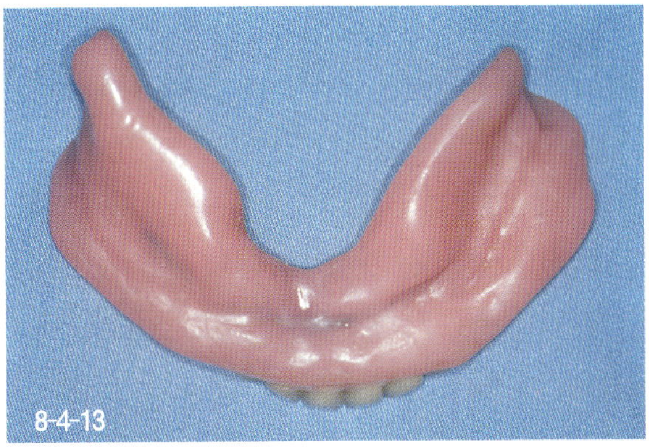

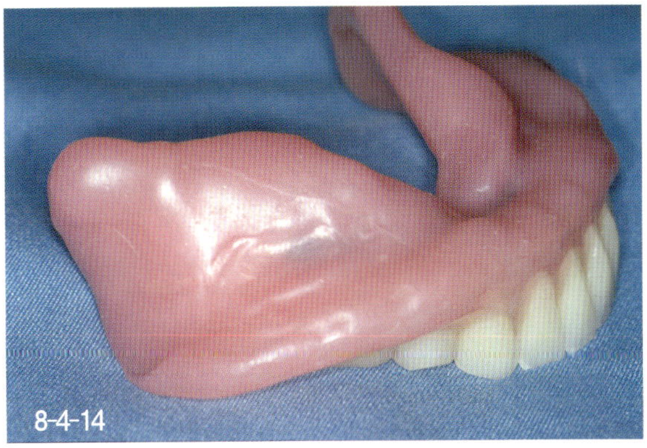

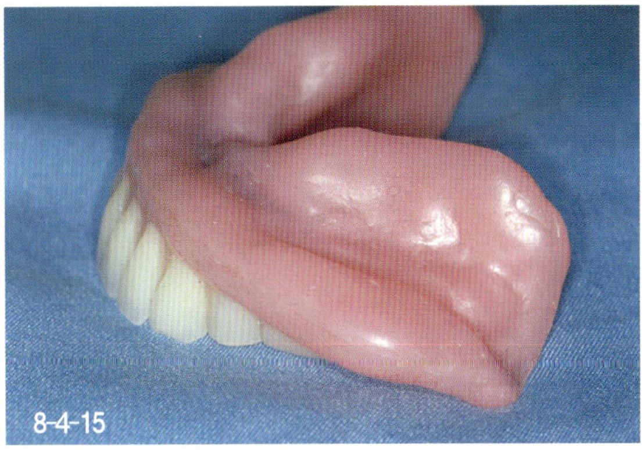

그림 8-4-13~8-4-15. 탄성이장재로 교체한 상태입니다.

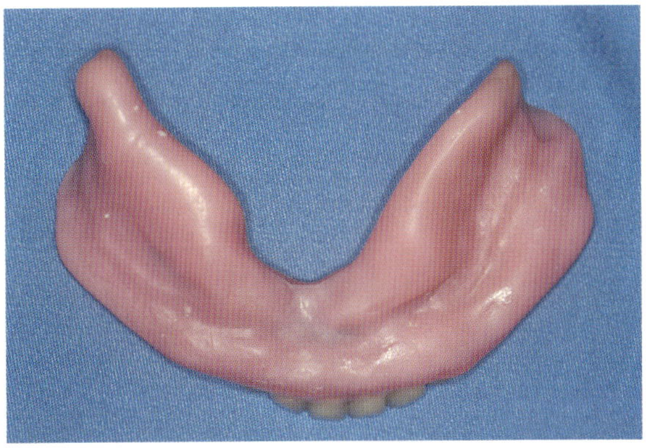

그림 8-4-16. 2년이 경과한(초진으로부터 4년 6개월 경과) 하악 의치의 점막면 모습입니다. 탄성이장재에서 거친 부분은 거의 볼 수 없습니다.

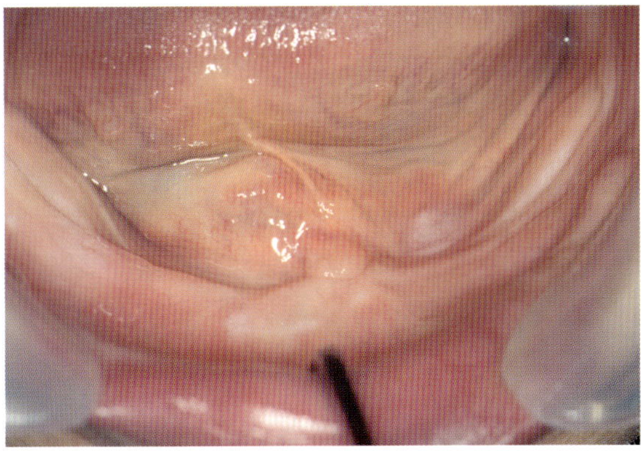

그림 8-4-17. 같은 시기의 하악 구강 내 소견입니다. 하얀 부분이 보이지만 일상에 지장이 없어 특별히 조정하지 않았습니다.

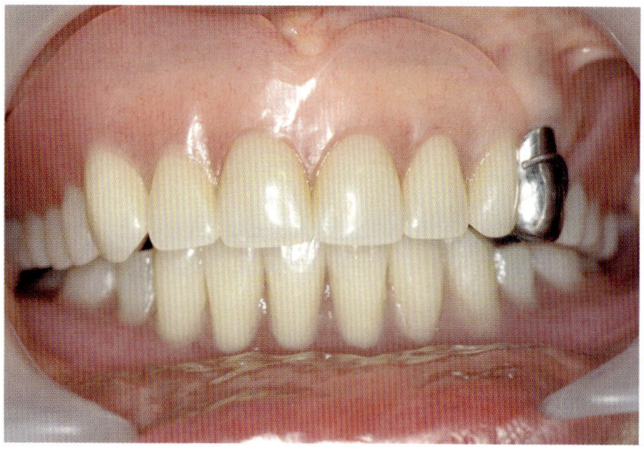

그림 8-4-18. 상하 의치를 구강 내에 장착한 상태입니다. 교합상태의 큰 변화는 초진 시와 비교해 없는 것 같습니다.

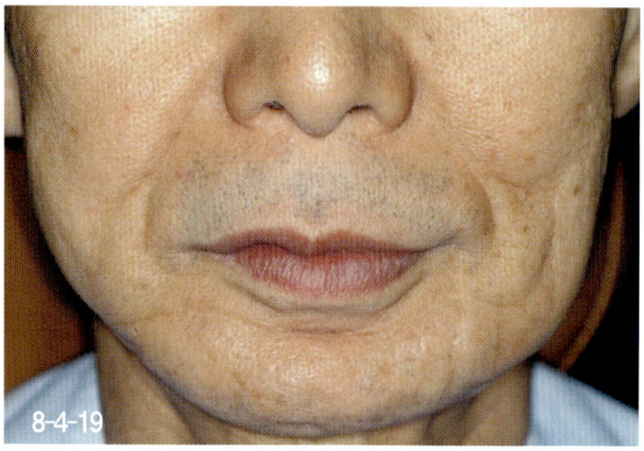

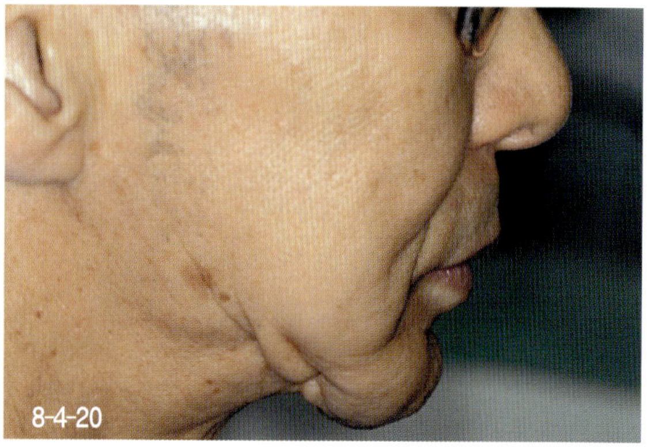

그림 8-4-19, 8-4-20. 의치를 장착한 상태의 안모 소견입니다. 하악 주위의 함몰된 상태는 의치를 장착해도 완전히 해소되지 않았습니다. 의치는 기능적으로 문제없이 사용되고 있었습니다. 술자의 역량 부족을 환자가 해결해 주었다고 생각합니다.

증례 5 재택치과진료를 통해 발치를 하고 총의치 제작

여성 환자로 지역보건센터에서 의뢰를 받아 왕진을 갔습니다. 구강 내에는 다수의 잔근이 있고 만족스러운 저작이 불가능했습니다. 의치를 제작해 식사를 하고 싶다고 했습니다. 또한 재택진료를 강하게 희망했습니다.

기초질환으로 파키슨 병이 있고 약간의 긴장에도 전신적인 경련발작을 일으키는 상태였습니다. 상당히 힘들겠다고 생각했지만 환자의 열의에 눌려 승낙한 증례입니다.

이 증례는 필자에게 재택치과진료의 어려움 그리고 치료에 대한 환자의 강한 의지를 느끼게 해준 귀중한 체험이었습니다.

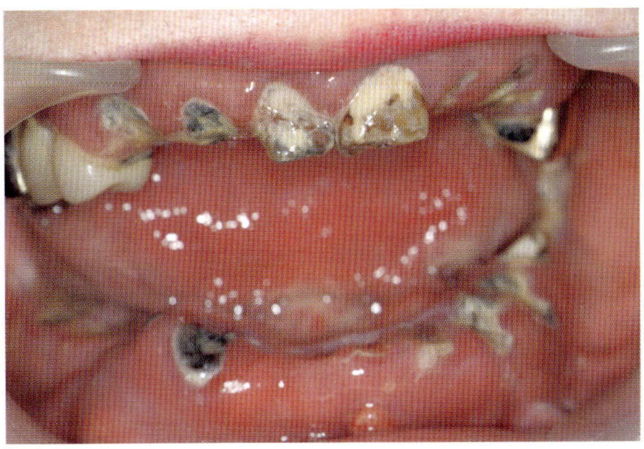

그림 8-5-1. 초진 시 구강 내 소견입니다. 20개 이상의 잔근이 관찰되었습니다. 이것을 모두 발치하고 총의치를 제작하기로 했습니다.

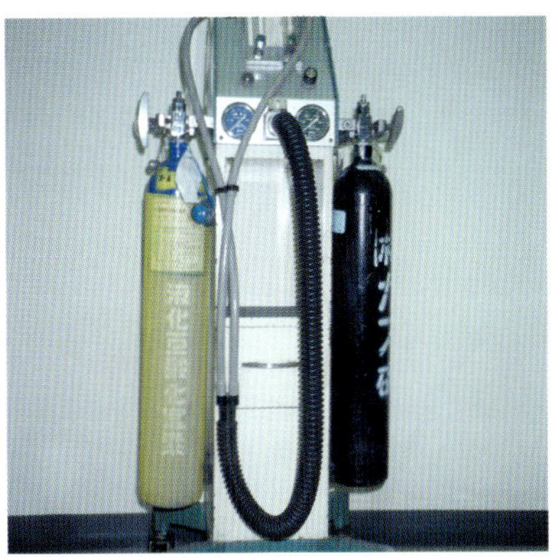

그림 8-5-2. 발치 전에 웃음가스 진정법 본베를 환자 집으로 가져가서 체위와 환자의 전신상태를 모니터하면서 긴장을 풀도록 하고 1~3개씩 발치했습니다. 도중에 입원을 해 중단하기도 하면서, 거의 1년에 걸쳐 발치를 종료했습니다.

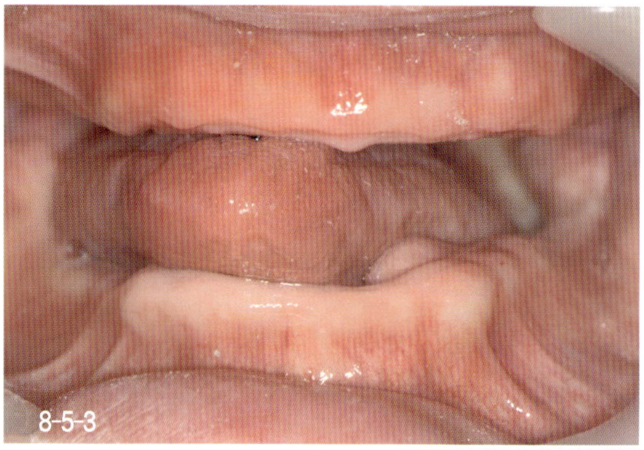

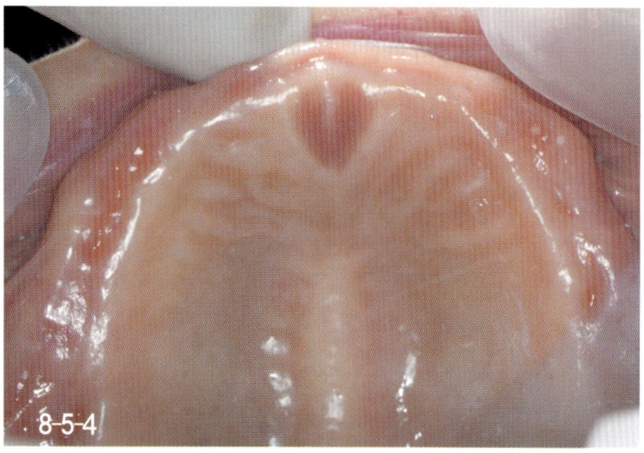

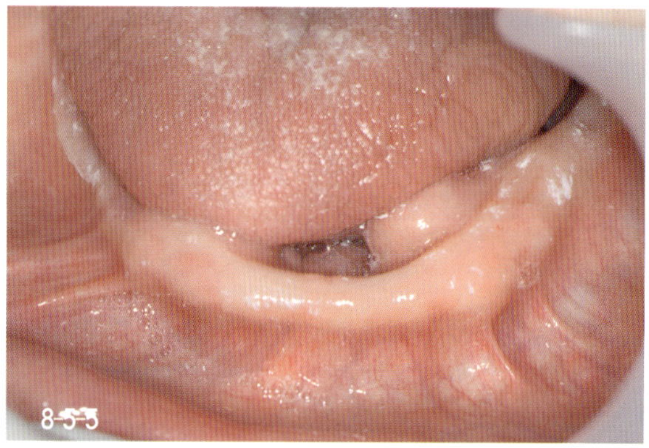

그림 8-5-3~8-5-5. 발치를 종료하고 치조제가 거의 치유된 구강 내 상태입니다. 상악의 형태는 양호합니다. 하악 설측에 큰 골융기가 관찰되었지만 의치상으로 크게 피복해 대응하기로 했습니다.

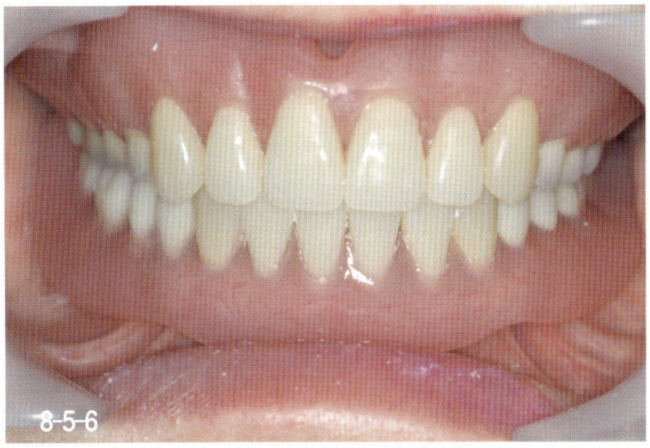

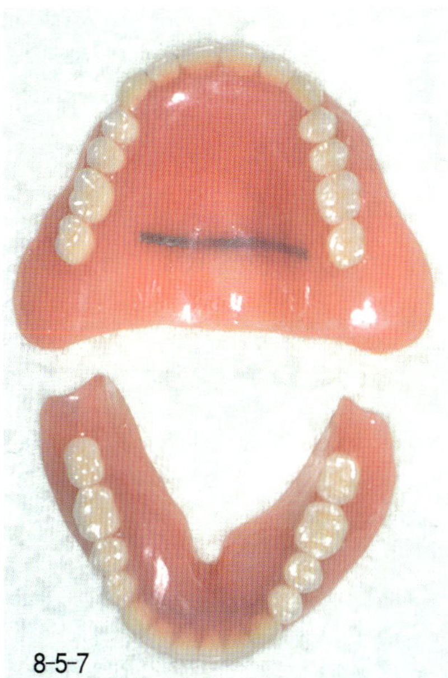

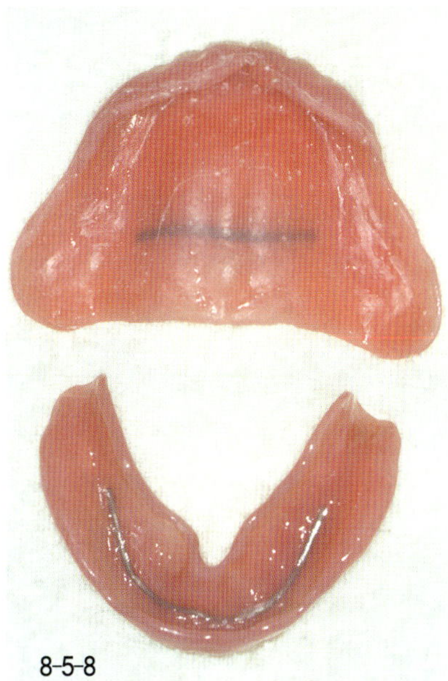

그림 8-5-6~8-5-8. 제작한 상하 총의치와, 구강 내에 장착한 상태입니다. 저작할 수 없는 기간이 길기도 하였고, 파키슨 병에 의한 전신 근력 저하의 영향으로 의치 장착 초기에는 잘 저작할 수 없었지만, 환자가 스스로의 노력으로 수개월 후에는 부드러운 음식을 먹을 수 있게 되었습니다.
심미적으로 안모가 개선되어 화장을 하는 등 심리적 개선도 관찰되었습니다.

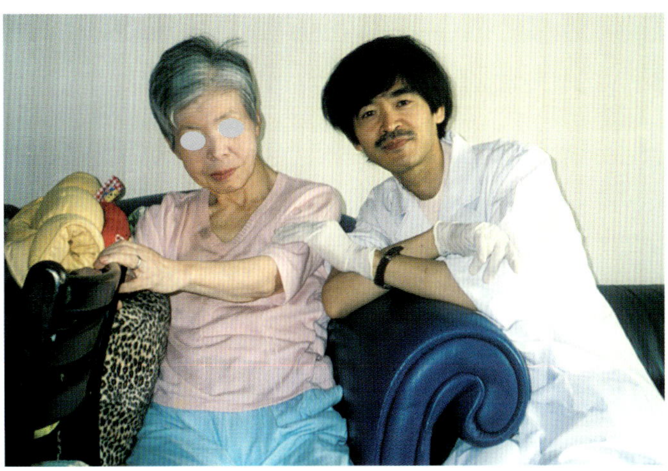

그림 8-5-9. 의치에 의한 저작 rehabilitation과 병행하여 서서 보행하는 rehabilitation도 진행되면서 혼자서 몸을 가눌 수 있게 되었습니다. 필자와 기념사진을 찍었습니다. 이 환자의 진료를 통해 의치 제작은 단순한 저작의 회복이 아니라 환자의 삶의 의미와 인생의 질에까지 영향을 미친다는 것을 통감했습니다. 치과의사 입장에서 의미가 컸던 증례였습니다.

주요 참고문헌

총의치를 종합적으로 학습할 때에 필요하다고 생각되는 문헌을 소개합니다.

자연과학의 학습 전반에도 해당되겠지만 어떤 문제점에 대한 견해와 대응책에 대해서는 복수(複數)의 관점에서 검토하고 타당성을 확인할 필요가 있습니다. 그 한 가지의 수단이 문헌검색입니다.

여기에 소개한 문헌의 견해와 방법만이 절대적이지는 않습니다. 어디까지나 필자가 현시점에서 임상적으로 대응하기에 타당하다고 생각하는 방법들입니다. 독자 여러분은 정통적인 학술고찰을 통해 필자의 생각을 재평가해 주셨으면 합니다.

1) 阿部晴彦: 총의치의 임상 테크닉. 書林, 1977.

2) 阿部晴彦: 총의치의 임상적 lab. work. 書林, 1977.

위의 두 권의 서적은 총의치 기본에 대한 필독서입니다. 구하기 어려울지 모르지만 도서관에서 검색해 보기 바랍니다. 명료한 서술, 광범위하고 적절한 문헌적 고찰 및 이해하기 쉬운 그림과 사진의 삽입 등 잘 쓰여진 책입니다.

3) 阿部晴彦: Complete denture의 임상. 퀸테센스출판, 1991.

앞에 소개한 책들의 속편이라고 할 수 있습니다. 체계적인 총의치 제작을 지향하는 阿部선생의 도달점을 제시하고 있습니다. 기본적인 내용을 습득했다는 전제 하에서 쓰여졌습니다. 소위 총의치 고급반에 해당하는 교과서입니다. 내용은 수기(手技)를 포함해 한층 자세하게 소개되고 있습니다.

4) 早川嚴: 총의치의 연마면형태. 퀸테센스출판, 1991.

과거 주목받지 못한 총의치의 연마면 형태를 조명한 획기적인 도서입니다. 의치 검사의 구체적인 수순 및 최근 인공치배열에 관한 기본견해를 이해하는 의미에서도 중요합니다.

5) Watt, D.M. and MacGregor, A.R.: Complete denture의 설계. 醫齒藥出版, 1979.

'원래 있던 위치에 치아를 배열한다', '상실된 치조제의 형태를 회복한다'는 발상에서 기술된 명작입니다.

6) 榎本貞司: 고령자의 의치보철. 永末書店, 1995.

총의치 임상에 오랜 경험을 갖고 계신 榎本선생이 특히 고령자에 초점을 맞춰 노하우를 해설하고 있습니다. 난증례의 총출동이라는 생각이 드는데 그에 대한 대응이 흥미롭습니다. 또한 문진 · 검사 요령에 대한 귀한 내용이 소개되어 있습니다.

7) 鹽田博文: 의치에게 배운다. 砂書房, 2000.

일상임상에서 의치 제작에 관한 핵심을 쉽게 해설하고 있습니다. 누구나 가능하지만 깨닫지 못한 부분을 지적하고 복잡한 기재(機材)가 좋은 의치를 제작하는 것이 아니라, 간단한 설비를 사용하더라도 세심하게 신경을 쓴다면 좋은 결과를 얻을 수 있다고 역설하고 있습니다.

8) 河邊清治: 河邊 총의치의 임상. 醫齒藥出版, 1989.

의치제작이론 등은 저의 견해와 약간 차이가 있지만 오랜 임상경험을 토대로 쓰여진 만큼 수긍 가는 내용이 있습니다.

9) 加藤武彦: 치료용 의치를 응용한 총의치의 임상. 醫齒藥出版, 2002.

의치개조법을 이용한 총의치 제작법에 대해 이해하기 쉽게 해설하고 있습니다. 또한 재택치과진료의 노하우를 알려 주고 있습니다.

10) 村岡秀明: 村岡秀明의 총의치임상 도감. Dental Diamond, 2002.

村岡 선생의 임상술식이 비교적 평이하고 이해하기 쉽게 기술되어 있습니다.

11) 小林賢一: 총의치임상의 핵심. 村岡秀明, 2001.

총의치의 형태부여와 교합의 부여방법에 대해 체계적으로 해설하고 있습니다.

12) 阿部二郎: 총의치의 임상. 일본치과평론, 1999,

① 하악 총의치를 흡착시키려면, (5)159-174

② 하악 총의치 흡착의 핵심, (6)125-139

③ 완결 · 하악 총의치 흡착을 위한 진단, (7)141-157

누구나 어렵게 느끼는 하악 총의치의 흡착에 대해 체계적으로 기술한 뛰어난 논문입니다.

13) 松下寬: 효율적 · 합리적인 총의치 제작의 한 방법. Dental Diamond, 18(12)22-40, 1993.

14) 松下寬: 속편 · 효율적 · 합리적인 총의치 제작의 한 방법. Dental Diamond, 21(9)30-43, 1996.

13) 松下寬: 규격화 · 효율화를 지향하는 총의치 제작방법의 모색. Dental Diamond, 22(9)54-57, 1997.

위의 세 편은 필자가 저술한 문헌이지만, 지금까지 소개해 온 내용을 이해하는 데 도움이 되리라 생각합니다.

【학술 비디오】

실제 술식을 영상으로 보면 문자로는 이해하기 어려웠던 내용도 쉽게 알 수 있습니다. 술자와 환자와의 미묘한 소통방법 및 손동작의 리듬과 타이밍 등을 배우는 데 비디오가 유효합니다.

문헌을 읽어 보고 "이 부분은 실제 어떻게 하지?" 라고 생각되는 부분을 확인하는 데 활용하면 좋습니다.

16) 보다 쉬운 총의치 제작법(桜井식 무통 denture 조정법). 和田정밀치연주식회사 총의치 비디오.

桜井 선생의 무통 denture 환자를 이용한 임상 술식을 볼 수 있습니다.

17) 무치악 교합채득 gothic arch 묘기법과 tapping point 묘기법. 일본치과의사회 학술연수 라이브러리.

18) Tissue conditioning의 실제. 일본치과의사회 학술연수 라이브러리.

저자약력

松下 寬(MastuSita, Hiroshi)

1982년 동북대학 치학부 졸업
1986년 동북대학대학원 치학전공과 진학(치학임상계) 수료 치학박사
1986년 동북대학 치학부 치과보존학 제1강좌 입국
1988년 퇴직
현 재 동경도 板橋구에서 의료법인사단 寬眞會 마미치과,
世田谷구에서 의료법인 사단 寬眞會 마쯔시타치과 개업
ISO 9001 품질관리책임자
일본치과보존학회 회원
일본임상치내요법학회 인정의
일본악교합학회 회원

(연락처)
(154-0012) 동경도 世田谷구 驅澤 2-27-8 의료법인 사단 寬眞會 마쯔시타치과 개업
e-mail : QWS02526@nifty.com

역자 약력

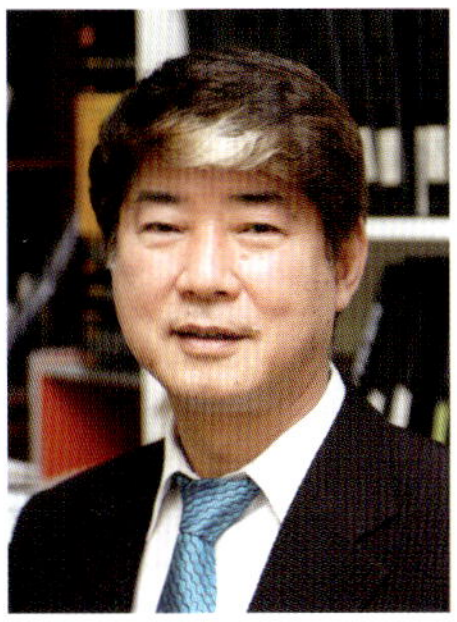

최 대 균 교수

경희대학교 치과대학 졸업
일본대학교 치학부 보철학교실 유학 (박사학위 취득)
일본대학교 치학부 조수
일본대학교 치학부 전임강사
미국 University of Nebraska at Lincoln 방문교수
경희대학교 치과대학 부속치과병원 병원장
(현재) 경희대학교 치의학전문대학원 교수
E-mail : choi@khu.ac.kr

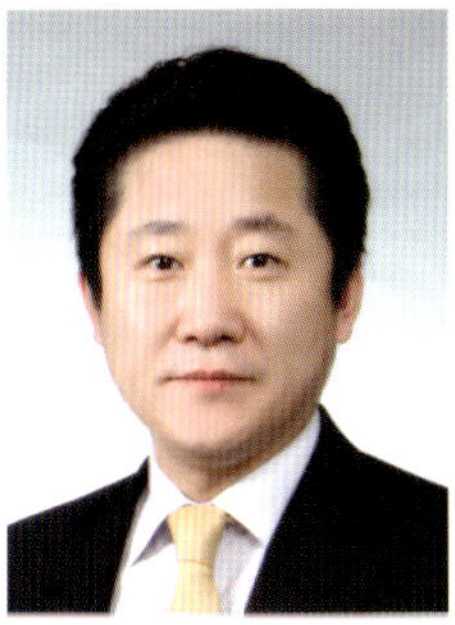

권 긍 록 교수

경희대학교 치과대학 졸업
경희대학교 치과대학 부속치과병원 보철과 수련
경희대학교 치과대학 부속치과병원 보철과 임상강사 (박사학위 취득)
스위스 Geneva 대학 치학부 보철과 방문교수
미국 Harvard 대학 치학부 Dept. of Restorative Dentistry & Implantology 방문교수
(현재) 경희대학교 치의학전문대학원 부속치과병원 보철과장
(현재) 경희대학교 치의학전문대학원 교수
E-mail : krkwon@khu.ac.kr

명쾌한 총의치 제작

발행일 2010년 4월 23일
저 자 松下寬
발행인 최 대 균 · 권 긍 록
편 집 이 은 의
표 지 이 은 의
발행처 **대한나래출판사**
등 록 제2012-000051호(1994. 12. 14)

주 소 서울특별시 성동구 성수2로 147 (성수동2가 289-319번지)
아이에스비즈타워 903호
전 화 (02) 922-7080
팩 스 (02) 922-0841
이메일 nrpub@chol.com

Copyright ⓒ 2010 DaehanNarae Publishing, Inc.

ISBN 978-89-5741-187-2 **정가 70,000원**

본 서는 *砂書房*과의 협약에 의해 **대한나래출판사**에서 발행합니다. 본 서의 내용 중 본사의 서면동의 없이 일부 또는 전부를 무단으로 복제하는 것은 법으로 금지되어 있습니다.

* 파본은 교환해 드립니다. **www.dhpub.com**